好きになる救急医学 第3版

病院前から始まる救急医療

小林國男 著
Kunio Kobayashi

講談社サイエンティフィク

ブックデザイン──安田あたる
カバーイラスト──角口美絵

まえがき

　拙書『好きになる救急医学』の第 3 版が出版されることになりました。
　初版が世に出た 2006 年から 10 年の歳月が過ぎましたが、この間に多くの方々にご愛読をいただきました。また、救急救命士などの医療関連職を育てる専門学校や大学において副読本としてご活用をいただいております。
　我が国の救急医療体制は、この 10 年の間にいくつかの変革がみられました。心肺停止傷病者にのみ許されていた、いわゆる救急救命士の行う「特定行為」の内容が広がり、心肺機能停止前の傷病者に対する静脈路確保と輸液、血糖測定とブドウ糖液の投与などが、訓練を受けた救急救命士に許されることになりました。また、メディカルコントロール体制の整備も進められてきました。高齢化の進展に伴い、心肺停止に代表される重症傷病者が増加し、搬送と医療との連携が進んでいるのは喜ばしいことです。
　一般市民の間においても心肺蘇生法についての感心が高まっていますが、5 年毎に改正される心肺蘇生法の国際ガイドラインが 2015 年 10 月に公表されました。
　このような諸般の事情から、大きく動きつつある我が国の救急医療の現状を読者に正しくお伝えするために本書を改訂することにいたしました。また、これまでに読者の皆様からいただいた要望を基に加筆、修正を行いました。
　本書は、救急救命士はもとよりナースや他の医療関連職を目指して勉強している人たちを主な対象として、救急医学の全体像を分かりやすく解説した入門書です。犬のベルちゃんとの会話で話が進められますので、気楽に楽しみながら救急医学を学ぶことが出来ます。
　改訂された「ベルちゃんの本」がこれまでと同様に多くの皆様にご愛読いただけることを願っています。

2016 年 2 月 18 日

小林國男

好きになる救急医学 第3版

contents 目次

第1章 救急車 1

1.1 救急車はどのように運用されてきたのか 2
1.2 救急医療の黎明期 3
1.3 救急医療体制の整備 5
1.4 119番通報 8
1.5 救急車の中にある資器材 10

第2章 救急救命士の資格と業務 14

2.1 救急救命士制度誕生の背景 15
2.2 救急救命士の資格と業務 16
2.3 救急救命士の責任 19
2.4 救急救命士制度とメディカルコントロール 21

第3章 プレホスピタルケア 27

3.1 救急車内で行われる処置 28
3.2 ドクターカーとドクターヘリ 33

第4章 呼吸・循環と心肺停止 36

4.1 呼吸と循環のしくみ 38
4.2 心肺停止の病態 40
4.3 心肺停止の原因疾患 43

第5章 心肺蘇生法を習得しよう（一次救命措置；BLS） 45

5.1 "救命の連鎖"と心肺蘇生法 45
5.2 心肺蘇生法 48
 C：Chest Compression（胸骨圧迫） 48

A：Airway（気道確保）　49
　B：Breathing（呼吸）／人工呼吸　51
5.3　心肺蘇生法のプロトコール　55
5.4　除細動と AED　59
5.5　異物による気道閉塞と異物除去　62
5.6　小児の心肺蘇生法　63

第6章　救命救急センターの見学　68

6.1　救命救急センターの整備　68
6.2　救命救急センターの中の様子　70
6.3　どんな患者さんが救命救急センターに搬送されるのか　71

第7章　救急蘇生室での救命処置（二次救命処置；ALS）　76

7.1　二次救命処置の ABCD　77
　A：Airway（気道確保）　78
　C：Circulation（循環）　80
7.2　心肺蘇生法に関わる倫理的、法的問題　83

第8章　外傷　85

8.1　外傷の種類と受傷の状況　86

8.2　外傷初期診療ガイドライン（JATEC）　91
8.3　外傷治療における画像診断と動脈塞栓術　94
8.4　頭部外傷　96
8.5　胸部外傷　101
8.6　腹部外傷　105
8.7　脊椎・脊髄外傷　112
8.8　骨盤・四肢外傷　114
8.9　多発外傷　116
8.10　外傷の合併症　118

第9章　熱傷　122

9.1　熱傷の受傷の状況　123
9.2　熱傷の重症度　123
9.3　熱傷の病態　126
9.4　熱傷の治療　129
9.5　気道熱傷　131
9.6　電撃症　132

第10章　急性中毒　134

10.1　急性中毒の現状　135
10.2　急性中毒の治療　136
10.3　代表的な中毒起因物質　139

第11章 環境障害による疾患　143

11.1　熱中症　143
11.2　偶発性低体温症　146
11.3　減圧症　147
11.4　酸素欠乏症　148
11.5　高山病　148

第12章 その他の特殊救急疾患　150

12.1　異物　150
12.2　溺水　152
12.3　縊首　153

第13章 救命救急センターでみる代表的な内因性の病態　155

13.1　意識障害　156
13.2　急性心不全　158
13.3　急性呼吸不全　162

第14章 ショックって何？　166

14.1　ショックの概念　167
14.2　出血性ショックの病態　168
14.3　アナフィラキシーショックの病態　173
14.4　感染性ショックの病態　174
14.5　ショックの分類　176
14.6　ショックの症状と重症度評価　177
14.7　ショックの治療　178
14.8　ショックの合併症（多臓器不全）　179

第15章 救命救急センターICUでの患者管理・治療　183

15.1　救命救急センターのICU　184
15.2　呼吸管理　184
15.3　循環管理　187
15.4　体液管理　188
15.5　栄養管理と感染対策　191
15.6　血液浄化法　192

第16章 救急症候学って何のこと？　195

16.1　発熱　196
16.2　頭痛　197
16.3　めまい　198
16.4　けいれん　199
16.5　胸痛　200

16.6 腹痛　204

16.7 吐血　206

16.8 嘔吐・下痢　208

16.9 血尿　208

第17章　災害医療　211

17.1 災害の種類　211

17.2 災害医療とは？　213

17.3 災害医療体制　213

17.4 災害時の医療活動　217

第18章　救急医療の流れと展望　221

18.1 救急医療の3本柱　221

18.2 プレホスピタルケア（病院前救護）の向上　222

18.3 救急初期診療と救急医のあり方　230

18.4 重症救急患者の管理で大切なこと　232

家庭での応急手当

1. けがに対する応急手当　236

　　切り創など出血のある場合　236

　　打撲など外出血のない場合　238

　　犬などに咬まれた場合　238

2. やけどに対する応急手当　240

Tea room

　心肺蘇生法を身につけたいと思うのですが…　67

　知っておきたい略語　234

参考図書　242

索引　243

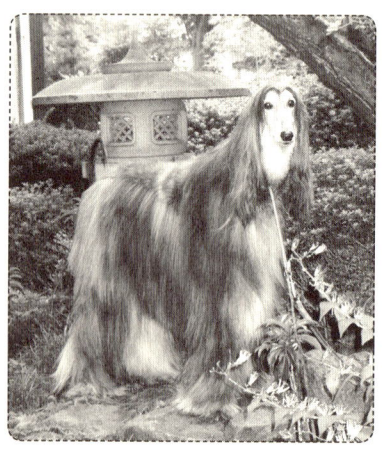

主人公の
ベルです。

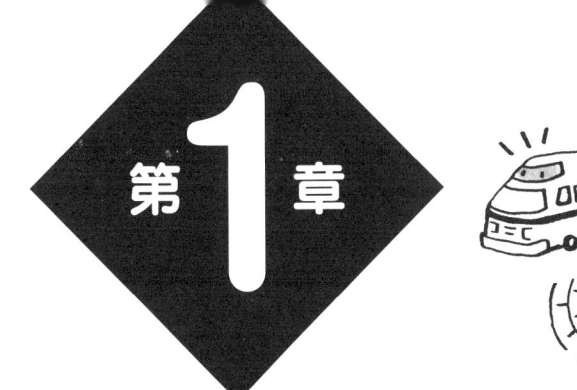
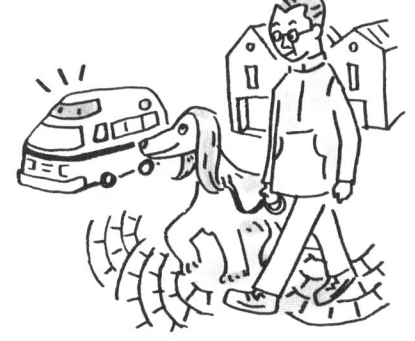

第1章

救急車

　ベルちゃんは3歳の雄のアフガンハウンド犬だ。犬なのに好奇心が旺盛で、なんでも知りたがる。散歩のときは、飼い主の先生にいろいろ質問をして困らせている。でも、先生はベルちゃんとの散歩をとても楽しんでいる。なんといっても小1時間も歩くのだから健康にいい。気持ちも晴れ晴れとするし、都会にいながら、季節の移り変わりもよくわかる。

ベル「先生、今朝はとてもいいお天気だよ。早く散歩に行こうよ」

先生「よし、わかった。では出かけよう。だけど途中で駄々をこねるのはご免だよ」

ベル「うん、わかった。ベルも今朝は気分爽快だから楽しく歩けるよ。速く歩くから、先生もしっかりついてきてね」

先生「ほんとにいい天気だ！　微風が適度にあって散歩には絶好の日和だね」

　●●ピーポ、ピーポ、ピーポ、ピーポ、……。●●

先生「あっ、救急車だ。近づいてくるようだから、ここで待っていよう。ベルちゃんはいろいろな音に敏感だけど、救急車の音は平気なんだね」

ベル「都会ではよく聞く音だからね。慣れておかないと。あっ、あの大きなお宅の前で止まったよ。誰か急病になったのかなぁ。確かあのお宅には、かなり高齢のご婦人がいたよね」

先生「急に具合が悪くなったとき、救急車って頼りになるね」

ベル「救急隊員が家から出てきたよ。あっ、胸を押してる！　胸骨圧迫だ。やっぱり、あのお年寄りのご婦人が急病になったんだ」

　●●ピーポ、ピーポ、ピーポ…。●●

第1章 救急車

先生「救急車が急いで行ったね。あのご婦人、助かってくれるといいね。ところでベルちゃんは、日本で最初に救急車が走ったのはどこだか知っているかい」
ベル「僕の生まれる前の話だから知らないよ。そうだ、先生は大学で救急医学を教えていると聞いたけど本当なの？ 救急車のことをもっと教えてよ」
先生「よし、わかった。我々もかなり歩いたからそろそろ帰って、家でベルちゃんにゆっくり救急車の講義をしてあげよう」

1.1 救急車はどのように運用されてきたのか

救急車（救急自動車）の白い車は、赤い消防自動車と並んで消防署にあるのは、みなさんご存知の通りです。急病人やけが人が出たときに救急車を呼びますが、なぜ消防機関で救急車が運用されているのでしょうか（消防とは消火と防火（災）を意味します）。

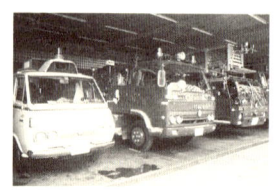

消防署の救急車と消防自動車

火事の現場でけが人が多いからなのでしょうか？ 消防機関と救急車の関係や救急車の役割について、歴史をさかのぼってみましょう。

(1) 救急車は警察が運用していた

戦前、つまり昭和20年（1945年）以前は、消防組織は警察の指揮下に属していました。その当時から、いくつかの都市には救急車が少数ながら走っていましたが、これらは警察が運用していたことになります。

日本で最初の救急車の運用は、昭和7年の日本赤十字社大阪府支部によるものですが、消防機関での救急車運用は、神奈川県警察部が昭和8年に横浜市の山下消防署に配置（民間から寄贈された救急車）したのが最初です。翌昭和9年には愛知県警察部が救急車を初めて購入しました。東京（当時は東京府）では、昭和11年に警視庁消防部が救急車6台を購入して救急業務を開始しています。

(2) 終戦後、警察と消防が分離

昭和20年の終戦とともに、米軍司令官マッカーサーにより行政機構の改編が始まり、昭和22年に消防は正式に警察組織から分離独立し、市町村が管理する自治体消防として再出発することとなり、翌23年から実施に移されました。この改編を受けて救急車は自治体の消防機関で運用され

るようになったのです。

(3) 当時の救急車の役割は？

戦後しばらくの間は医療環境が整備されておらず、急病患者への対応は主として開業の先生方が往診することにより行われていました。そして当時の消防法では、「救急業務とは事故の傷病者を搬送すること」とされていました。戦後の混乱期で自動車も交通事故も少ない時代でしたから、事故による外傷といえば労働災害によるものぐらいでした。したがって、当時は救急車の需要はそんなに多くはなく、救急車による搬送は自治体のサービス業務として行われていたわけです。

ベル「救急車は今も消防のサービス業務、つまり自治体のサービス業務として走っているの？」

先生「国は国民の生命、財産を守る義務があるよね。その意味では、救急車は国民の生命を守るための行政のサービスには違いないのだが、以前のように自治体によって施行されるサービス業務ではないんだ。今では政令で定める市町村は救急業務を行わなければならないことが法制化されているのだよ。その経緯については、次に話してあげよう」

1.2 救急医療の黎明期 ～交通事故傷病者の救急搬送～

(1) 交通事故の多発と救急医療（サービスから法制化された業務へ）

わが国の救急医療体制の整備は交通事故の多発と深い関係があります。昭和30年代に入って戦後復興は加速し、昭和39年（1964年）の東京オリンピックに向けて急速なモータリゼーションが起きました。自家用車が普及し、高速道路などの建設が進みました。その結果、交通事故による外傷患者が激増したのです。（図1.1）

急病の患者さんに対しては、医師が往診に行くことで済まされましたが、交通事故の患者さんに対しては救急車が患者さんを医療機関へ運ばなければなりません。そこで昭和38年に消防法が一部改正され、救急車による交通事故傷病者の救急搬送が「消防の救急業務」として明記され、翌39年から実施されたのです。

この当時、すべての市町村で救急業務を行うことは困難でしたが、一定

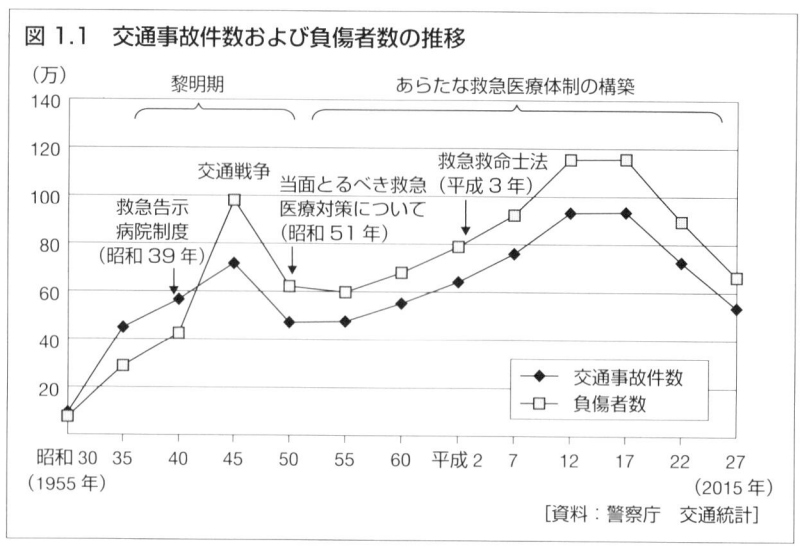

図 1.1　交通事故件数および負傷者数の推移

[資料：警察庁　交通統計]

以上の人口を持つ政令指定の市町村の消防では、救急車の要請があると患者搬送をしなければならなくなりました。そうなると、受け皿としての医療機関の確保が必要になります。こうして昭和39年に救急病院等を定める厚生省令が出され、いわゆる救急病院（救急告示病院・診療所）の制度が発足しました。

(2) 初期の救急病院　～外傷患者の治療に目が向けられた

「事故傷病者の搬送」が消防の救急業務であったことから、受け皿としての救急病院の要件等も、外傷患者の治療を対象として決められていました。これが日本の救急医療が社会の制度として整備された最初であり、日本の救急医療の黎明期と言えます。

ベル「先生、交通事故などの事故の傷病者は救急車を利用できるけど、急病の患者さんは利用できないというこの頃の制度は、おかしいね」

先生「その通りだね。実際、急病の患者さんが次第に増えてきて、事故の傷病者しか搬送できないことが大きな問題になってきたんだ。そこで**昭和61年に消防法が一部改正されて、一般の急病患者の搬送も消防の業務となった**。救急病院の要件も昭和62年の厚生省令で、それまでの外傷患者中心の医療機関から広く救急疾患を扱う医療機関に広げられたというわけだ」

ベル「そうか。それを聞いて安心した。今ではどんな救急患者も救急車で運んでくれるんだね」

先生「では、初期の救急医療制度がどのように整備されていったか、流れを追ってみよう」

1.3 救急医療体制の整備

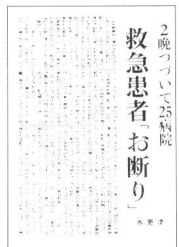

昭和45年の朝日新聞の記事

(1) いわゆる"たらい回し"事件

さて、その後昭和40年代も交通事故はさらに増えつづけ、昭和45年(1970年)には交通事故件数70万件、負傷者数100万人に達し、"交通戦争"と呼ばれるほどに大きな社会問題となりました。車の性能も良くなり、道路も整備されてきたために、車の走行速度が速くなり、交通事故の負傷者も重症患者が増えてきました。

その当時は、慢性的な病床不足の状態(患者さんを受け入れるベッドが不足している)であったうえに、重症外傷患者に対応できる救急病院が相対的に少なく、「満床」、「医師不在」、「手術中」などの理由で受け入れを断る病院が後を絶ちませんでした。そして、最終的に受け入れた病院で"手遅れのため死亡"する患者が多数発生しました。いわゆる"たらい回し"事件と呼ばれるもので、マスコミで連日のように報道されました。

(2) 救急医療体制構築への着手とその後の改善

やがて厚生省(当時)は昭和51年(1976年)に有識者を集めて「救急医療懇談会」を組織して対応策を審議し、「当面とるべき救急医療対策について」とする答申(沖中報告書)を基に、新たな救急医療体制の構築に着手しました(救急医療対策実施要綱)。その骨子は大きく3つに要約できます。

①救急医療体制を初期・二次・三次に分けて整備する(図1.2、図1.3)。
- 初期救急医療は軽症患者が対象で、開業の先生に輪番で担当してもらう。
- 二次救急医療は入院治療を要する救急患者が対象で、地域の総合病院に輪番で対応してもらう。
 (初期および二次救急医療は休日夜間の診療体制を確保する事業で、救急病院の制度を補完する位置付けとされています。)

図1.2　救急医療機関の階層構造

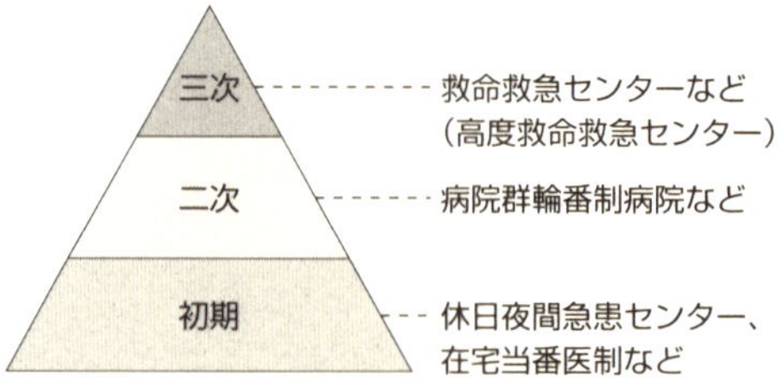

- 三次 —— 救命救急センターなど（高度救命救急センター）
- 二次 —— 病院群輪番制病院など
- 初期 —— 休日夜間急患センター、在宅当番医制など

（注）高度救命救急センターは、切断肢の再接着、重症熱傷や急性中毒の治療など、高度な医療を行う、地域の中心的な救命救急センターです。

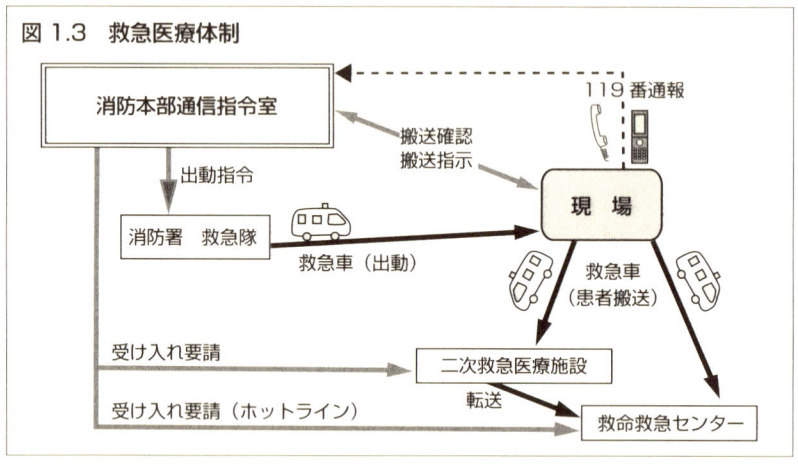

図1.3　救急医療体制

・**三次救急医療**は重篤な救急患者を対象とするもので、新たに救命救急センターを全国に設置して対応する。

②三次救急医療施設として全国に救命救急センターを設置する。

③円滑な救急医療を確保するために、都道府県に広域救急医療情報センターを設置する*（図1.3）。

　以上の施策は少しずつ手直しを受けながらも、わが国の救急医療体制の大きな枠組みとして今日に至っています。しかし、救急医療機関については、「救急告示病院の制度」と「初期・二次・三次の枠組み」の2つの制度が混在して、わかりにくい制度になっています。2つの制度の一元化が、平成9年（1997年）の「救急医療体制基本問題検討会報告書」で提案さ

＊平成8年度（1996年度）より、災害時にも対応する「広域災害救急医療情報システム（EMIS）」の導入がはかられている。

れましたが、最近になってやっと一元化に向けた動きが進められるようになりました。

現在も、増え続ける救急患者や多様化する疾患に対応するため、救急医療体制の整備がさまざまな形で続けられています。平成22年（2010年）から、小児救急電話相談事業が全国で始まり、全国同一の短縮番号＃8000で、小児科医師・看護師から適切な対処の仕方や受診する病院等のアドバイスを受けられるようになりました。大人の救急電話相談事業も各自治体で推進されています（東京は＃7119）。

また、平成26年（2014年）の「救急医療体制等のあり方に関する検討会報告書」では、高齢者搬送の増加に対応して、各都道府県や市町村が地域の実情に応じて、救急医療情報キット＊の活用やICT（情報通信技術）を用いた救急医療情報システムの導入を進めるべきだと提案しています。

ベル「日本の救急医療体制がどのように整備されてきたか、だいたいわかった気がするよ。でも、輪番制とかいわないで、急に具合が悪くなったり、けがをしたときには、いつでも診てくれる病院があるといいけどね」

先生「その通りだよ、ベルちゃん。これまでは医療側の視点で救急医療が行われていたけど、最近になって患者さんの視点に立つ病院が増えてきているよ。患者さんは、24時間、365日、いつでも必要なときに診てもらいたいと思っているからね。救急患者を診る病院については、後でゆっくり話してあげよう」

ベル「ところで、先生。救急車を呼ぶには119番通報するのは知っているけど、なぜ119番なの？」

先生「ベルちゃんはなんでも知りたがるんだね。面白い質問だけど、119番の由来は実はあまりはっきりしないのだ。昔は電話がダイアル式だったから、8、9、0などの番号を回すと時間がかかるよね。そこで1、1、となったが最後が9になったのは、その間に

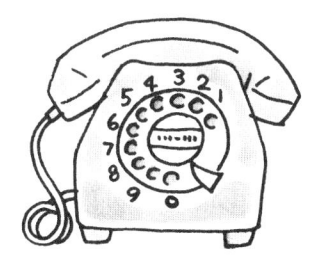

＊［救急医療情報キット］既往歴や受診医療機関等などの医療情報を入れた容器。どの家庭でもあり、わかりやすい場所ということで、冷蔵庫などに入れておき、救急時に救急隊員がその情報を確認し、迅速な救急活動につなげるというもの。とくに高齢者や障がい者などを対象としている。

気持ちを落ち着かせる効果を狙ったのではないかと言われているんだよ。でもはっきりした由来はわからない。ちなみにアメリカやヨーロッパの一部の国では、救急通報は911番だよ。よく似ているところが面白いね」

ベル「僕は119番通報をしたことがないけど、先生はあるの？」

先生「先生も幸いなことに119番を使用した経験はないね。でも、東京消防庁によく行くから119番通報についてはいろいろ知っているよ。今からベルちゃんに話してあげよう」

1.4 119番通報

(1) 救急要請であることを伝える

119番通報をすると、その地区の消防本部に通報が入ります（図1.3参照）。東京であれば、区部は大手町にある東京消防庁災害救急情報センターへ、多摩地区は立川市にある多摩災害救急情報センターに繋がります。119番は救急だけでなく、火災や救助の要請にも使用されますので、救急要請であることを告げることが大切です。一般に通報者と指令員で次のような会話になります。

指令員「こちら〇〇消防本部。火事ですか救急ですか」

通報者「救急です」

指令員「どうしましたか」

通報者「("交通事故です" などと具体的な内容を告げる)」

指令員「何市(区)、何町、何丁目、何番、何号ですか」

通報者「(住所あるいは大きな目印となる建物の名前などを告げる)」

指令員「電話番号を教えてください」

通報者「0000－0000です」

指令員「わかりました」

---

(2) 携帯電話からの通報

家庭や職場の電話、公衆電話からの通報であれば、発信地自動表示システムによりただちに事故現場が特定され、直近の消防署に対して出動指示が出されます。しかし、最近では携帯電話が普及して、携帯電話からの119番通報が増加しています。携帯電話などの移動電話からの通報では、

場所の特定が困難なことがときどきあります。通報するときには、目標となる建物や近くに見える住居表示を確認してから通報してください。

　携帯電話からの通報要領をまとめると以下のようになります。

> ①所在・目標を確かめてから通報する。
> ②携帯電話からの通報であることを告げる。
> ③自動車内からの通報は、一旦停止して、現場の状況を確認してから行う。
> ④救急情報センター（119番通報を受けた場所）からかけ直すことがあるので、通報後10分は携帯電話の電源を切らない。

　このように自分で、あるいは近くに居合わせた人が119番通報すれば、都市部では平均約8分で救急車が来てくれます。

　また、救急隊が到着する前に一刻も早く応急手当を開始するために、指令員が通報者に胸骨圧迫などのやり方（心肺蘇生法）を電話で伝えることもあります。

(3) 緊急通報システム

　最近は、身体に障害を持つ人や健康に大きな不安を持つ高齢者などが一人で生活する機会が増えています。このような人が突然倒れて、電話のある場所まで行けない、あるいは会話ができないこともあります。このような人のために、自動緊急通報システムが地域によっては整備されています。首にぶら下げたペンダントを押すと、119番通報されるとともに、協力員が駆けつけてくれるシステムです。

　また、地域によっては、駆けつけた救急隊員が迅速に救急活動をできるよう、「救急医療情報キット」(p.7)を高齢者などに配布しています。

(4) 民間救急搬送

ベル「119番通報するときには、いろいろと注意しておくことがあるんだね。ところで先生、最近、民間救急という記事を新聞で読んだけど、119番とは関係ないのかな」

先生「119番は消防だけの専用番号さ。話が出たから民間救急についても触れておこう。高齢社会を反映してか、最近、救急搬送件数が全国的に増えている。とくに東京などの大都市で増加が著しく、パンク寸前の状態だ。救急車の利用を抑制する方法が検討されているが、その一つが民間救急（有料）の

活用だ。最近、都市部では、病院間の患者搬送や入退院の足として民間救急が使われているが（緊急自動車の認可はまだ受けていない）、将来的には活動範囲が拡大して消防の救急車と同じような仕事をすることも予想されるよ」

ベル「先生、もう一つ聞いてもいい？　救急車の中には一体どんな器材が積んであるの？　一度見てみたいな」

先生「ベルちゃんがそんなに救急車の中を見てみたいのなら、消防署にお願いして見せてもらうことにしよう」

1.5 救急車の中にある資器材

従来型の救急車は患者を単に搬送するためだけの車で、救急車内でなんらかの処置を行うことは想定しておりませんでした。平成4年（1992年）に救急救命士が誕生して、救急車内でいろいろな観察や処置が行われるようになるとともに、救急車も次第に広い空間をもつ高規格救急車に代わりつつあります。高規格救急車には種々の傷病者に対処できるように、多種多様な資器材が搭載されています（図1.4）。その一部を例示します。

- 搬送用資器材

  メインストレッチャー、サブストレッチャー、スクープストレッチャー、バックボードなど。

- 観察用資器材

  聴診器、血圧計、パルスオキシメータ、体温計、舌圧子、耳鼻電灯、血糖測定器など。

- 呼吸・循環管理用資器材

  自動体外式除細動器（AED）、酸素吸入装置、バッグ・バルブ・マスク、自動式人工呼吸器、経口・経鼻エアウエイ、ラリンゲアルマスク、食道閉鎖式エアウエイ、気管内チューブ（気管チューブ）、喉頭鏡、マギール鉗子、吸引器、開口器、舌圧子、心肺蘇生用ボード、自動式心マッサージ器、ショックパンツ、輸液セットなど。

- 創傷保護用資器材

  ネックカラー、梯状副子、陰圧ギプス、砂嚢、はさみ、三角巾、滅菌ガーゼ、滅菌アルミホイル、包帯、絆創膏など。

1.5 救急車の中にある資器材

図 1.4 救急車の内部と搭載されている資器材

(1) 救急車の内部

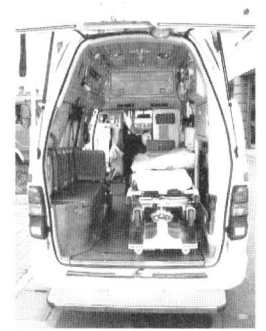
（後方より見る）

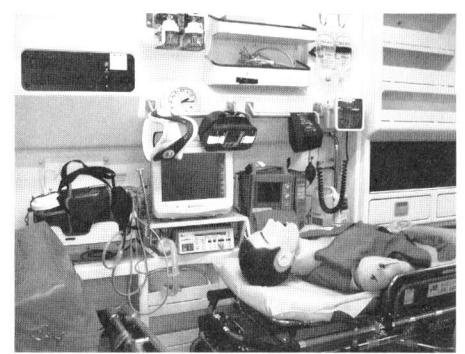
（内部の様子［実習用の高規格救急車を撮影］）

(2) 搭載資器材
【運搬用】

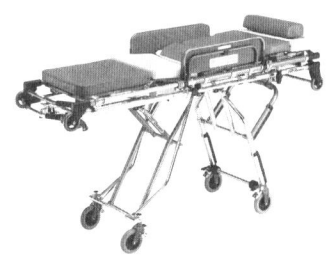
メインストレッチャー

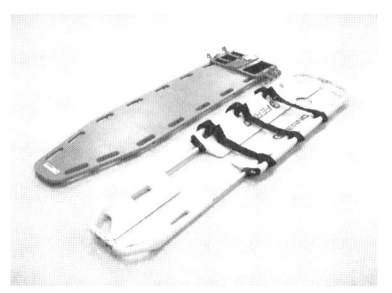
（左）バックボード
（右）スクープストレッチャー

【呼吸・循環管理用資器材、救急薬剤など】

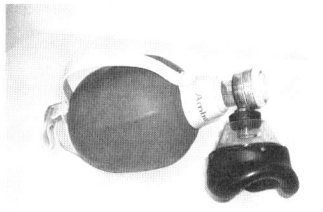
（↑）バッグ・バルブ・マスク

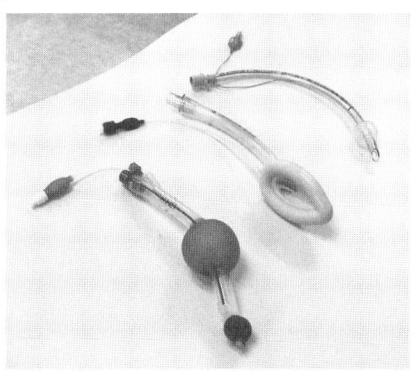
（→）左から　食道閉鎖式エアウエイ、
　　ラリンゲアルマスク、気管内チューブ

(図 1.4 の続き)

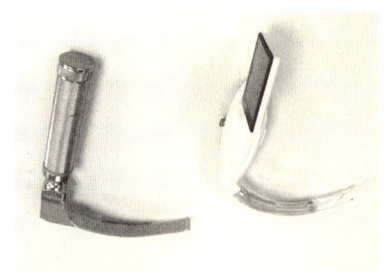
(左)喉頭鏡　(右)ビデオ喉頭鏡

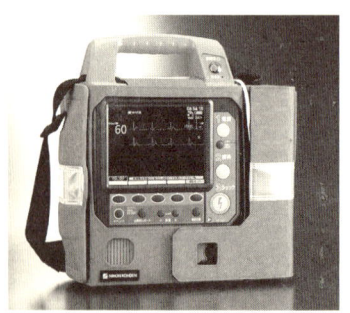
自動体外式除細動器（半自動式）

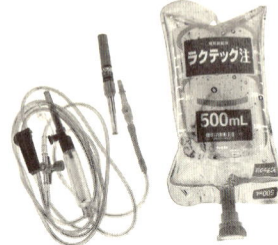
輸液セット、乳酸リンゲル液

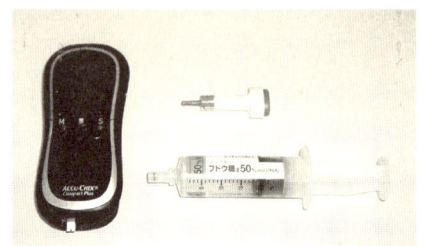
血糖測定器とブドウ糖溶液

・感染防止・消毒用資器材

　ガウン、ゴーグル、手袋、N95マスク＊、保安帽、各種消毒薬など。

・救急薬剤

　アドレナリン（エピネフリン）、乳酸リンゲル液、ブドウ糖溶液など。

　救急救命士は後述のように、心肺停止傷病者に対して気管挿管を施行できるようになりましたので、喉頭鏡や気管チューブなど気管挿管に必要な器材も搭載されるようになりました。

　さらに、平成26年（2014年）には、十分な講習・実習を終了した救急救命士が心肺停止前の重度傷病者に対して、静脈路の確保および輸液、血糖測定ならびに低血糖発作症例へのブドウ糖の投与ができるようになりました。この救急救命士による処置範囲の拡大に伴い、血糖測定器が救急車

＊[N95マスク] 外観は外科用マスクと同じだが、細菌に対する防御能が高く、感染症が疑われる傷病者の搬送時に救急隊員が着用する。

に搭載されるようになったほか、輸液剤やブトウ糖液が搭載薬品に追加されることになりました（p.18参照）

　また、傷病者の車外救出や、せまい建物からの搬出などには救急車だけでは不十分な場合があり、このようなときにはポンプ車（いわゆる消防自動車）も出動（消防車や救急車が災害現場へ行くこと）し、救急隊員と連携して救急業務をすることがあります。

第1章のまとめ

- 日本で救急車が最初に走ったのは、昭和7年（1932年）のことである。
- 戦前の消防組織は警察に属していた。
- 昭和22年（1947年）に消防が市町村消防として警察から分離独立をした。
- 救急搬送業務が消防の業務となったのは、昭和38年（1963年）である。
- 救急搬送先の受け皿として、昭和39年（1964年）に救急告示病院の制度ができた。
- 救急告示病院は、交通事故や労働災害による外傷患者を対象としたものであった。
- 昭和40年代の交通戦争に対応するため、初期・二次・三次の救急医療体制が導入された。
- 三次救急医療施設として、昭和52年（1977年）から全国に救命救急センターの設置が始まった。
- 平成3年（1991年）にあらたな国家資格の救急救命士が誕生した。
- 救急搬送は、救急救命士の導入により、病院前の医療を担うことになった。
- 現在の救急車（高規格救急車）には、いろいろな医療資器材が搭載されている。

写真提供（図1.4）：株式会社松永製作所（救急車用ストレッチャー　GT-06）
　　　　　　　　　日本光電株式会社（自動体外式除細動器 TEC-2601 カルジオライフ S）
撮影協力（図1.4）：中澤　真弓（帝京平成大学 健康メディカル学部 救急救命士コース）

第2章 救急救命士の資格と業務

　先生とベルちゃんは、救急隊員の説明に耳を傾けながら救急車内に搭載されている資器材を見回していたが、突然ベルちゃんが質問してきた。

ベル「先生、救急車にはこんなにたくさんの器材が積み込まれているのにビックリしたけど、救急隊員はどんな仕事をしているの？」

先生「その前に、ベルちゃんは救急車に何人の救急隊員が乗務しているか知っているかい」

ベル「うーんと、運転手と患者に付き添う救急隊員と最低2人はいるね。でも患者さんを運んだりするのにもう1人は必要じゃないかな。3人でしょう」

先生「その通り！　1隊は3人の救急隊員で構成されてるんだ。隊長と隊員、それに運転手を務める機関員と呼ばれる隊員の3人が救急車には乗務してるんだ」

ベル「最近、救急救命士という言葉をよく耳にするけど。救急隊員と同じ意味なの？」

先生「そうだね、救急隊員といっても、教育課程によっていろいろなレベルの救急隊員がいて、施行できる仕事の内容も違ってくるのだよ。消防職員になるためには、まず地方公務員試験に合格することが必要だ。入職後に消防職員としての基礎的訓練のあと、救急隊員としての専科教育（救急科250時間）を受けることになっている。この人たちが一般の救急隊員だ。救急隊員として経験を積んだ隊員が、救急救命士の養成所で医学的な教育を受けてから国

家試験を経て救急救命士になることができるのだ〔図 2.1〕」
ベル「救急救命士って頼もしいね。お医者さんと同じように国家試験まで受けるんだ。救急車に乗るお医者さんてところかな」
先生「いやいや、ベルちゃん、救急救命士は救急車の中でも、お医者さんと同じような医療行為はできないのだよ。それではここで、救急救命士について講義をしてあげよう」

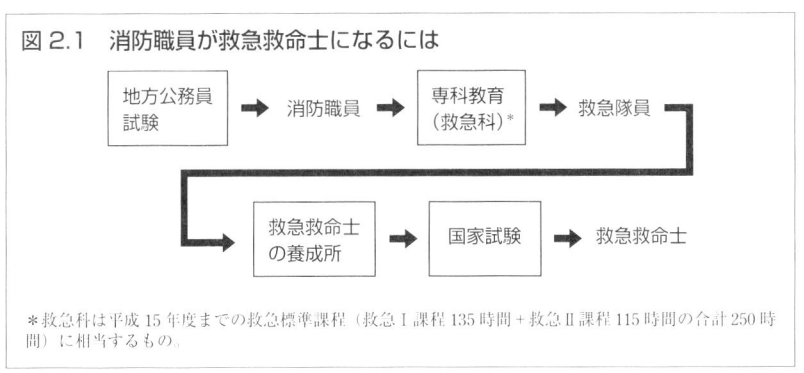

図 2.1　消防職員が救急救命士になるには

＊救急科は平成 15 年度までの救急標準課程（救急 I 課程 135 時間＋救急 II 課程 115 時間の合計 250 時間）に相当するもの。

2.1 救急救命士制度誕生の背景

わが国の救急医療体制は、昭和 30〜40 年代の交通事故患者の多発を契機として整備が始められました（p.3）。その後、救命救急センターの全国的な設置など救急医療体制の整備は着実に進んできましたが、救急医療を取り巻く環境にも大きな変化がみられました。

一つは救急搬送件数の激増ですし、もう一つは疾病構造の変化です。

高齢者人口の増加、疾病構造の変化などから、搬送患者の主体が外傷から疾病へと変化した結果、心臓病や脳血管障害などによる心肺停止*（cardiopulmonary arrest；CPA）患者の搬送事例が増加してきました。救急隊員の行う応急処置では、心肺停止患者の蘇生を期待することは望めず、日本の心肺停止患者の蘇生率が欧米に比較して著しく低いことが社会問題として取り上げられました。

このように搬送途上の医療（病院前救護）が国民の関心事となるに及んで、医師の指示の下に救急医療に関する専門的な診療補助を行う身分制度

＊[心肺停止]　心停止でかつ呼吸停止（p. 40 参照）。一方、「心肺機能停止状態」とは、心機能停止あるいは呼吸機能停止の状態をいう。

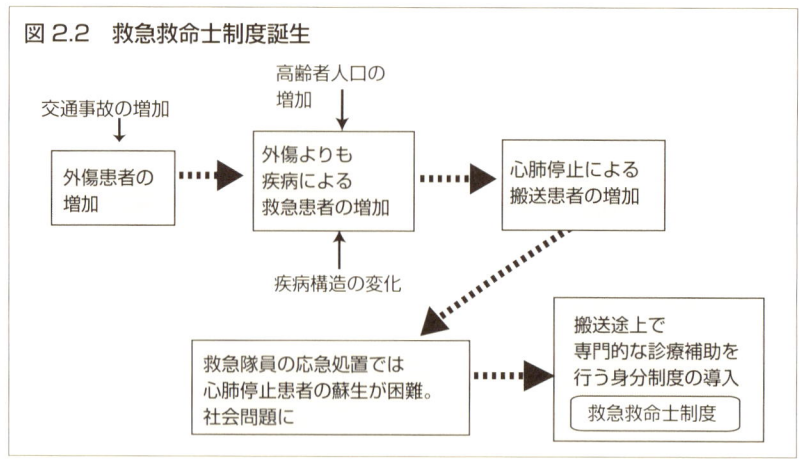

図 2.2 救急救命士制度誕生

の導入が専門家による委員会で提唱されました。この問題は政治的にも関心を呼び、救急救命士制度が導入されることとなったのです（平成 3 年（1991 年））。

救急救命士制度の誕生以前は、日本の救急医療システムは、救急医療機関の整備が中心で進められてきました。救急救命士制度の導入は、現場から医療機関までの医療、いわゆる『プレホスピタルケア（病院前救護）』が救急医療の一環であることが認識されることになる契機となった点で、画期的であったといえます。

ベル「なるほど。心肺停止患者の増加と救命率の低いことが契機となって、新しい専門職としての救急救命士が誕生したんだ。先生、救急救命士の仕事の内容についても早く話してよ」

先生「うん、わかった。次にその話をしよう。でもちょっと難しいのだけど、ベルにわかるかな？」

2.2 救急救命士の資格と業務

(1) 資格

救急救命士は一般の救急隊員と異なり、厚生労働大臣の免許を受けた国家資格であり、臨床検査技師や理学療法士などと同じく、『診療の補助をする職種』と位置付けられています（図 2.3）。

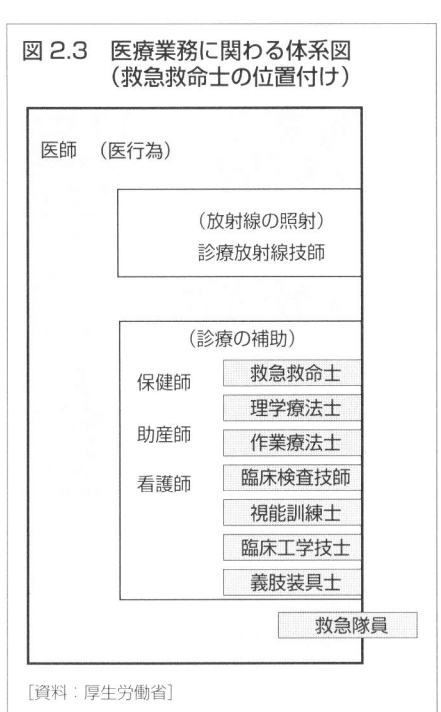

図 2.3　医療業務に関わる体系図
（救急救命士の位置付け）

[資料：厚生労働省]

救急救命士国家試験の受験資格は、

・5年または2000時間以上の経験をもつ救急隊員が特定の養成所で6か月以上の教育を終了した者
・民間の専門学校や大学で所定の単位を修得した者
・救急救命士制度発足時に看護師資格を有するか修業中の者
・その他厚生労働大臣が認めた者

等となっています。

平成27年（2015年）現在、約51,000人の救急救命士が誕生しており、このうち救急隊員が57％（看護師は18％）を占めています。救急車に救急救命士が乗務する割合は、東京、横浜などの大都会では100％ですが、全国平均では97.8％になっています。

（2）業務

救急救命士が業務を行う場所は他の医療補助職種と異なり、患者を現場から医療機関に搬送するまでの間、つまり『プレホスピタルケア』に限られており、院内での業務は認められておりません。

救急救命士が行う「救急救命処置」は、「重度傷病者が病院または診療所に搬送されるまでの間に、当該重度傷病者に対して行われる気道の確保、心拍の回復その他の処置であって、当該重度傷病者の症状の著しい悪化を防止し、又はその生命の危険を回避するために緊急に必要なものをいう」と定義されています。わかりやすく言い換えれば、「救急救命士は現場や救急車内において、心肺停止患者に対して気道を確保して人工呼吸をしたり、胸骨圧迫で心肺蘇生に努める」となるでしょう。これを受けて「救急救命処置」の具体的内容が厚生労働省令によって定められています。

（3）拡がる業務

　救急救命士の業務については、業務内容の高度化や処置範囲拡大の検討が続けられています。「救急救命士の業務のあり方等に関する検討会」報告書（平成14年12月）によると、メディカルコントロール体制（p. 21参照）の確立が救急救命士の業務範囲の拡大を行う前提であるとされています。

　その後の検討で、電気的除細動については、平成15年（2003年）4月から包括的指示（事前に定められた手順に従うことで指示に代えること）による実施が認められました。気管挿管については、十分な教育訓練を受けた救急救命士に限って平成16年7月からその実施が認められています。

　心肺蘇生に不可欠の救急薬剤であるアドレナリン（エピネフリン*）の使用についても一定の要件を満たす救急救命士に平成18年4月から使用が認められました。しかし、高度の医学的判断を要する行為であるため、250時間の教育と病院実習など厳しい条件が課せられています。

　さらには、平成26年（2014年）4月より、**心肺停止前の重度傷病者に対する静脈路確保および輸液、血糖測定ならびに低血糖発作症例へのブドウ糖溶液の投与**が、一定の条件を満たす研修を修了した救急救命士に認められることになりました。

ベル「救急救命士の資格をとるのに、いろいろな道があるんだね。ベルには複雑すぎてよくわからない」

先生「今は、5年または2000時間以上の経験をもつ救急隊員が、救急振興財団や都市部の消防本部で行う7か月の養成コースを経て救急救命士になる場合が最も多いのだ。消防本部などでの養成コースでは、そのコースを受けている期間は救急隊員としての仕事はできないことになる。これらの救急隊員を抱える自治体では、養成のための費用のほか、不在でも給与を出すために、小さな市町村ではかなりの負担になっているようだ。

ベル「専門学校や大学に入って、勉強して、国家試験を受ける人もいるんでしょ」

＊[エピネフリン]　生理的にも副腎から分泌されるホルモンです。高峰譲吉らが1900年に発見して「アドレナリン」と名づけました。ヨーロッパでは「アドレナリン」、米国と日本では「エピネフリン」と呼ばれていましたが、平成18年（2006年）4月から日本でも「アドレナリン」が正式な名称となりました。薬として投与すると、心臓の収縮力を強め、心拍数を増加させる作用が強いので、心停止に対して最もよく使用されます（p. 81）。

先生「そうだね。救急救命士の民間での養成は、2〜3年（3年が主流）の専門学校や、最近では4年制の大学でも行われるようになって、養成数も次第に増加しているのだよ。看護師さんは第1回の試験で大量に受験したために、かなりの数の救急救命士が誕生しているが、最近では受験者・合格者数は減ってきている」

ベル「救急救命士はお医者さんの目の届かないところで、お医者さんの目耳や手足となって補助をする大切な仕事だね。最近、医療事故がしばしば報道されているけど、救急救命士もお医者さんと同じように責任を問われることがあるの」

先生「もちろんだよ。救急救命士は国家資格をもって業務をしているから、誤った行為に対して責任が問われるのはもちろんのこと、日常の業務にもいろいろな責任が課せられているよ。それでは、救急救命士の責任について話しを続けよう」

2.3 救急救命士の責任

　救急救命士は、国家試験を経て厚生労働大臣の免許を得て業務を行う医療補助専門職であり、名称と業務の独占が認められていますので、業務に関わる責任が課せられます。

①業務範囲の遵守
　救急救命処置は、緊急避難としてではなく業務として行われる以上、法に定められた業務範囲を遵守しなければなりません。また、業務の場所も救急車内および救急現場に限ると法で定められており、病院内での仕事は、救急医療の実習あるいは研修にとどまります。

②医師の指示・指導・助言の遵守
　救急救命士法には、「救急救命士は、医師の具体的な指示を受けなければ、厚生労働省令で定める救急救命処置（一般に、特定行為と呼ばれています）を行ってはならない」と定められています。このように心肺停止状態の患者に対して行われる器具を用いた気道確保や静脈路確保など、"いわゆる特定行為"については、医師の直接的な指示を得なければ行ってはならないことになっています。また、一般の救急隊員が行う応急処置など救急救

命処置以外の処置等についても、医師の指導・助言を受けることが望ましいのは言うまでもありません。

③守秘義務

　救急救命士は医療関連職種の一つであり、業務のなかで患者の個人情報を知る機会がしばしばあります。そういった情報を業務以外のところで漏らさないということ、つまり守秘義務は、医療人としても当然のことであり、消防機関の職員（地方公務員）としても当然の責務となります。救急救命士法には、「救急救命士は、正当な理由がなく、その業務上知り得た人の秘密を漏らしてはならないものとし、救急救命士でなくなった後においても同様であるものとする」とあります。

④活動記録の作成と保管

　救急救命士も救急救命処置等をする以上、その活動の記録は当然作成されなければなりません。救急救命士法には、「救急救命士は、救急救命処置を行ったときは、遅滞なく厚生労働省で定める事項を救急救命処置録に記載し、…」と定められています。また、記録の保管については、「…その記載の日から5年間、これを保存しなければならない」と定めています。

　救急救命士の活動記録は、患者が医療機関に搬送されるまでの間における患者情報であり、治療にあたる医療機関にとっても大切な情報源です。

⑤国民に対する責任

　救急救命士は国の免許を持って業務をする以上、国民に対する責任を負うことになります。具体的には、重大な過失により傷病者に不利益をもたらした場合、刑事的ならびに民事的な責任を組織として、あるいは個人として問われることになります。とくに今後、救急救命士の業務範囲が拡大されれば、その責任の範囲もまた拡大することになるのは当然です。救急救命士には、医療人としての誇りをもって業務に当たるとともに、医療の進歩や社会のニーズに適応する不断の自己研鑽が求められます。

⑥消防職としての責任

　救急救命士の多くは消防職として働く地方公務員でもあります。したがって、消防職救急救命士には、社会への奉仕者として公共の利益のために全力を尽くすことが責務として課せられています。その中には、使命感をもって業務に当たること、規律を守ることなどが含まれるのは言うまで

もありません。

ベル「ふーん。救急救命士は大事な仕事を任されているから、いろいろな責任もあるのだね。ベルは犬だから何の責任もないから気楽でいいよ」

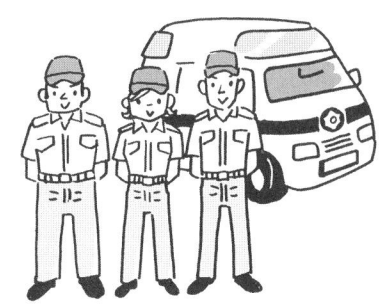

先生「ベルも誤って人を咬むと、責任を問われるよ」

ベル「それは飼い主である先生の責任だよ。もちろんベルは人を咬んだりしないけどね。ところで先生、前にメディカルコントロールとかいう難しい用語を使っていたけど、何のこと」

先生「メディカルコントロールは、救急救命士とは切り離せないとても大切なシステムだよ。詳しくは後で話すけど（18章）、簡単に話をしておこう」

2.4 救急救命士制度とメディカルコントロール

（1）メディカルコントロールとは？

メディカルコントロール（MC）とは、プレホスピタルケア（病院前救護）で行われる種々の行為について医学的見地からその質を保証するしくみです。平成3年（1991年）に救急救命士制度が誕生すると同時に、メディカルコントロール体制も一緒に整備されるべきでしたが、その当時はあまり注目されていませんでした。しかし、最近になって救急救命士の業務範囲拡大の議論と合わせてメディカルコントロール体制整備の重要性が認識されてきたところです。

（2）オンラインとオフラインのメディカルコントロール

メディカルコントロールは、「オンライン（直接的）メディカルコントロール」と「オフライン（間接的）メディカルコントロール」に分けられます。オンラインメディカルコントロールは、医師による直接の指示、指導・助言のことであり、オフラインメディカルコントロールは、救急救命士が行う業務マニュアルの策定、救急救命士等の行った救急救命処置や問題事例の検証、救急救命士の教育などが含まれます。直接の指示、指導・助言を

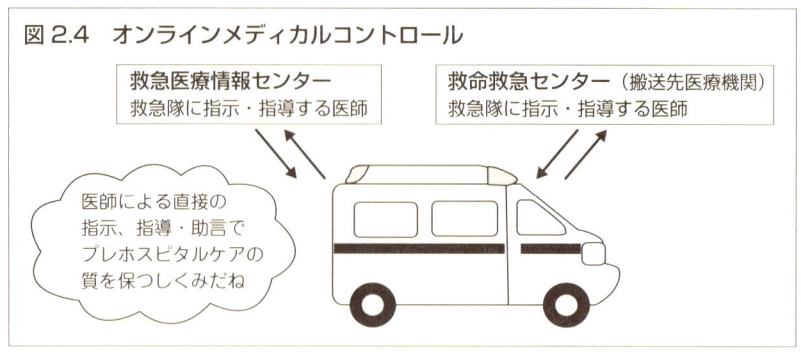

図2.4 オンラインメディカルコントロール

する医師は、救急医療情報センターに詰めている医師が担当する地域もあれば、搬送先医療機関の医師が担当する場合もあります（図2.4）。また、両方の医師が協力して、指示、指導・助言にあたることもあります。

(3) 事後検証と教育研修

救急救命士などの行った医行為の事後検証には、①**点検**、②**検証**、③**評価**が含まれます。

①**点検**は、受け入れ医療機関の医師が行うもので、具体的な救急救命処置が正しく行われていることを確認する作業です。

②**検証**とは、救急救命士が行った個々の救急救命処置が当該傷病者の病態からみて適切に行われていたかどうかを検証票から事後に検証するものです。

③検証の結果、問題があったと判断された場合に、当該救急救命士にフィードバックして資質の向上を図るのが**評価**です。

事後検証を行う検証医は、指示医師と同じように救急医療に通じた専門家であると同時に、救急救命士の現場活動を体験的に熟知していることが要件とされています。

救急救命士は専門職であり、生涯にわたっての自己研鑽が求められる職業です。平成13年（2001年）の「救急業務高度化推進委員会報告書」においても、救急隊員の再教育の重要性が指摘され、救急救命士の有資格者は、メディカルコントロールに関わる医療機関において2年間に128時間以上の病院実習を行うことが薦められています。

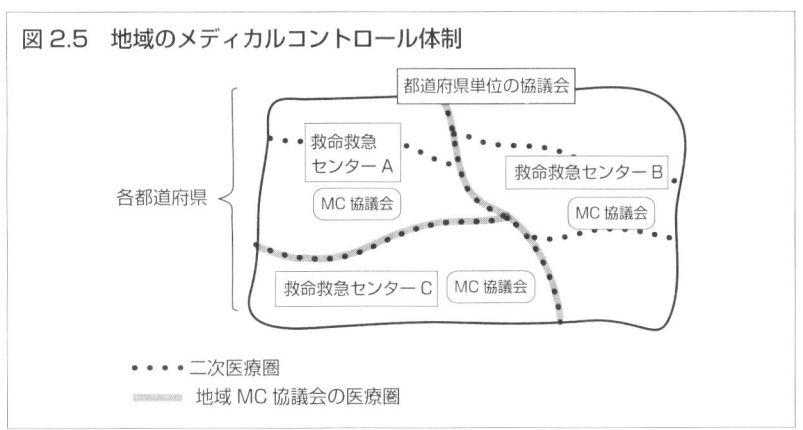

図2.5　地域のメディカルコントロール体制

(4) 協議会の設立

　メディカルコントロールが円滑に行われるためには、医療や搬送に関わる行政機関、医師会などの団体、救急医療機関などの関係者によるメディカルコントロール協議会（MC協議会）の設置が必要です。協議会は、都道府県単位の協議会と医療圏単位（地域）の協議会に分けられ、都道府県単位の協議会は医療圏の設定などメディカルコントロール体制に関わる枠組みを決定し、医療圏単位の協議会は医療圏における具体的なメディカルコントロールが円滑に運用されるよう協議する場となります。

　地域MC協議会は二次医療圏*あるいは複数の二次医療圏ごとに、救命救急センターなど中核となる救急医療機関を抱え、地域のメディカルコントロール体制を支えています（図2.5）。

　このほかMC協議会の全国的な連絡組織である「全国メディカルコントロール協議会連絡会」が組織されており、厚生労働省、消防庁、日本医師会、関連学会等が参画して、各地のMC協議会を支援する体制を作っています。

(5) 医療を担う救急隊員としての自覚

　メディカルコントロール体制の確立は、わが国の救急医療に大きな変革をもたらすものと思われます。これまで多くの救急隊員は、患者搬送の専門家であるとの自負はあっても、医療人であるとの認識は低かったと言っ

---

*[二次医療圏]　全国には約340の二次医療圏があり、1つの二次医療圏の対象人口は約30万人とされています。救急医療は二次医療圏ごとに完結することが求められています。

てよいでしょう。一方、救急医療にかかわる多くの医師は、医療機関における救急患者の治療には熱心に取り組んできましたが、病院に来る前のことにはあまり関心を示しませんでした。

近年、この両者に大きな意識の変化が見られるようになってきました。救急隊員のなかに救急救命士が増えるにつれて、救急隊員の医学的知識が格段に向上するとともに、医療人としての自覚を持つ救急救命士が増加してきています。また、医療関係者の間でも病院での救急医療だけではなく病院前の救急医療の重要性が認識されるようになってきました。

救急救命士の業務範囲拡大と教育・養成の改善に向けた論議を背に受けながら、わが国の救急医療体制はこれまでの医療機関での救急医療からプレホスピタルケアを含む救急医療へと変革しつつあるのです。この新しい概念的枠組みで救急医療がうまく機能するためには、医師と救急救命士の協力と協調が不可欠です。

適正なメディカルコントロール体制が構築されたときには、救急救命士は、救急医療に関わる医師の補助者であり、医師の手足となって業務を行うことはもちろんのこと、医師の目となり耳となって医師に正しい患者情報を伝える医療人に変身するものと思われます。しかし、医療と搬送の管轄省庁が異なることが、プレホスピタルケアの医師と救急救命士の協働の最も大きな障壁になっています。現状では救急患者の受入れ困難事例が多発しており、原因の1つに消防と医療機関との連携不足が挙げられています。この問題を解消するべく平成21年(2009年)に消防法が一部改正され、消防機関と医療機関の連携体制が強化されました。具体的には、各都道府県に消防機関や医療機関等が参画する協議会（既存のMC協議会が活用されている場合が多い）を設置するとともに、傷病者の搬送および受入れのためのルール（実施基準）を策定することが義務付けられました。

ベル「先生、救急救命士のことはよくわかった。ありがとうございました。だけど、国家試験の実施や国家資格の認定は厚生労働省の所管で、業務をする場は総務省消防庁の管轄する消防機関に限られるのは、救急救命士も仕事がやりにくいね」

先生「その通りだよ、ベルちゃん。現場が混乱しないためにも、行政レベルで一

ベル「救急救命士が救急車内で仕事をするのは当然としても、病院などでも働けるようになるといいのにね、先生」

先生「ベルはいい点に気がついたね。最近、民間の養成校を卒業した救急救命士が増えているけど、消防機関に就職するのは平均で6割程度といわれている。残りは一般企業などに就職するわけだけど、救急救命士としての仕事はできないことになっている。せっかくの教育が無駄になるわけで、もったいない話だ。病院の救急処置室などでも働けるようになると、医療機関と消防の連携もよくなるし、病院実習する救急救命士の指導にも役立つと思われるのだがね」

ベル「デパートや劇場、空港や駅など人のたくさん集まる場所で働いていて、誰かの急変時に救急車が来るまでの間、救急救命処置ができればいいね」

先生「ベルちゃんの言う通りだよ。先生も将来はそうなることを願っているんだ」

第 2 章のまとめ

- 救急救命士法は、心肺停止患者の救命率が欧米に比べて著しく低いことが背景となって、平成3年（1991年）に誕生した。
- 救急救命士は、厚生労働大臣の認可する国家資格である。
- 現在（平成22年）までに、約51,000人の救急救命士が誕生している。
- 救急救命士の約57％が救急隊員として働いている。
- 救急救命士は、心肺停止患者に除細動、気管挿管、アドレナリン（エピネフリン）投与などを行うことができる。
- 救急救命士は、心肺停止前の重篤な傷病者に対し、静脈路の確保と輸液、血糖測定と低血糖発作症例へのブドウ糖投与を行うことができる。
- 救急救命士には、守秘義務や活動記録の作成・保管などが義務づけられている。
- 救急救命士が活動するためには、メディカルコントロール体制の整備が不可欠である。
- メディカルコントロール体制は、関係組織で作る協議会により運営される。
- 平成21年（2009年）に消防法が一部改正され、消防と医療機関の連携強化が進められている。

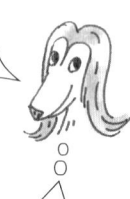

救急救命士さんたちの
これからの活躍に
期待しよう

「救急救命士」と
「救命救急センター」って
言葉は「救急」と「救命」
の順番が違うね。
間違って覚えないように
しようっと。

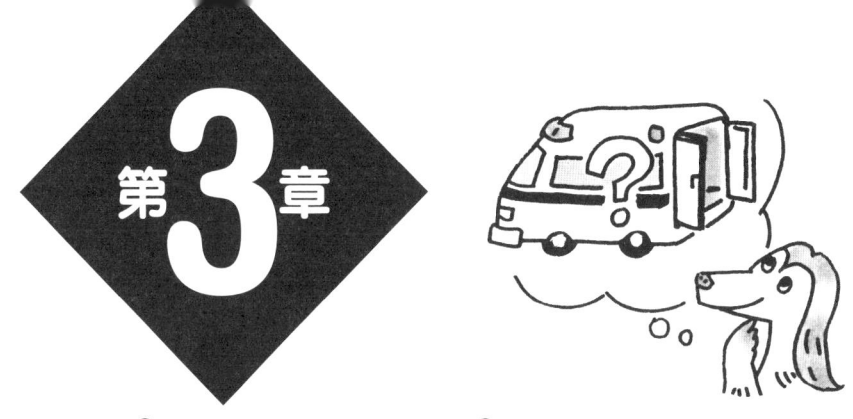

第3章 プレホスピタルケア

ベル「先生、救急車の内部も見せてもらったし、救急救命士についても教えてもらったけど、救急車の中から医療は始まっているんだね。医療は病院や診療所で行われるものとばかり思っていたよ」

先生「ベルちゃんの言うとおりだけど、ここで用語の整理をしておくのがよさそうだね。救急車の中で救急隊員が行う処置は、すべてを医療（行為）とは呼べない。一般の救急隊員の行う処置を『**応急処置**』、救急救命士の行う処置を『**救急救命処置**』と言っている。一般の人が、けが人などに何らかの処置をした場合には、『**応急手当**』と呼ぶことになっている。医療行為はあくまで医師が行う処置（『**救急処置**』と呼ぶ）と救急救命士の行う『**救急救命処置**』の一部に限られるのだよ」

ベル「ふーん、お医者さんは偉いんだ」

先生「そんなことはないよ、ベルちゃん。急病人やけがをした患者さんのために、いろいろな職種の人たちが力を合わせているわけだ。これまで医療は病院や医院で行われるものとの認識だったが、用語はともかく、傷病者の命を救い苦痛を和らげる手立ては、医療機関に来る前から始めなければならないとの考えが定着してきている。医療機関に来る前のこれらの処置を『**プレホスピタルケア**』、日本語では、『**病院前救護**』と呼んでいるんだ。では、プレホスピタルケアの中心となる救急車の中で、どんな処置が行われているのか話してあげよう」

3.1 救急車内で行われる処置

救急車内で処置が行われる前に傷病者をよく観察し、どういう状況、容体であるかを判断します。この過程を**評価**といいますが、評価と処置は救急車内に搬入される前の救急現場から始まります。

現場での評価で大切なことは、現場の「状況評価」で、現場の安全が確保されてから傷病者に対応することになります。事故車輌から傷病者を搬出できない場合など、必要に応じては傷病者の救出のために救助隊*の応援要請を行うことは言うまでもありません。

(1) 傷病者の観察と評価

傷病者の評価には、受傷状況の聴取、全身の観察、バイタルサイン（生命徴候）の評価などが含まれます。

受傷状況の聴取を本人はもとより、家人や居合わせた人から簡潔に聞き取ります。

全身の観察では、顔貌（がんぼう）、意識状態、呼吸状態、外出血の有無、四肢の動きや変形の有無などが中心で、救急隊員の応急処置基準に定められています。（表3.1）

バイタルサインは生命徴候とも呼ばれ、呼吸、脈拍、血圧、体温、意識を指します。バイタルサインに異常のある傷病者は、きわめて重篤な病態にあると判断され、救命のための処置をしながら救命救急センターなどへ搬送されます（第5章参照）。

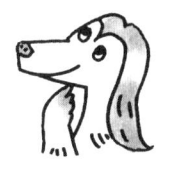

＊**[救助隊]**　消防の現場活動は消火を担う消防隊（ポンプ隊）、救助や救出を行う救助隊、救急搬送を行う救急隊と3つの活動分野に分かれます。救出や救助の必要な傷病者に対しては、まず救助隊が活動し、救出された傷病者を救急隊が医療機関へ搬送します。

表 3.1 救急隊員の行う観察事項の基準

区　分	方　法
【一般の救急隊員が行う観察】	
1. 顔　貌	表情や顔色を見る
2. 意識の状態	1) 傷病者の言動を観察する 2) 呼びかけや皮膚の刺激に対する反応を調べる 3) 瞳孔の大きさ、左右差、変形の有無を調べる 4) 懐中電灯など光に対する瞳孔反応を調べる
3. 出　血	出血の部位、血液の色および出血の量を調べる
4. 脈拍の状態	橈骨動脈、総頸動脈、大腿動脈などを指で触れ、脈の有無、強さ、規則性、脈の速さを調べる
5. 呼吸の状態	1) 胸腹部の動きを調べる 2) 頬部および耳を傷病者の鼻および口元に寄せて空気の動きを感じとる
6. 皮膚の状態	皮膚や粘膜の色および温度、付着物や吐物などの有無および性状、創傷の有無および性状、発汗の状態を調べる
7. 四肢の状態	四肢の変形や運動の状態を調べる
8. 周囲の状況	傷病発生の原因に関連した周囲の状況を観察する
【救急科の講習を修了した救急隊員は、上記の観察の他に以下の観察を行う】	
1. 血圧計を使用した血圧の測定	
2. 聴診器を使用した心音および呼吸音等の聴取	
3. 血中酸素飽和度測定器を使用した血中酸素飽和度の測定	
4. 心電計および心電図伝送装置を使用した心電図伝送等	

「救急隊員の行う応急処置等の基準」より
(昭和 53 年消防庁告示第 2 号) [最終改正] 平成 16 年 4 月 1 日消防庁告示第 1 号

(2) 搬送時の体位管理と保温

　現場活動と搬送時の体位で特に気を付けなければならない傷病者に、脊髄損傷があります。脊髄損傷が疑われる傷病者をバックボードに移す場合には、脊柱を回旋や屈曲から守るためにログロールあるいはログリフトが行われます（図 3.1）。どちらも傷病者の頭部、脊椎、骨盤を丸太のように一体として搬送する手段です。

　ログロールは、傷病者の頭部にいる救助者の掛け声に従って、傷病者を受傷していない側に傾けて、その下にバックボードを滑り込ませ、仰臥位でバックボードに移します。次に、頭部、胸部、骨盤を仰臥位でしっかりと固定します。

図3.1　ログロールとログリフト

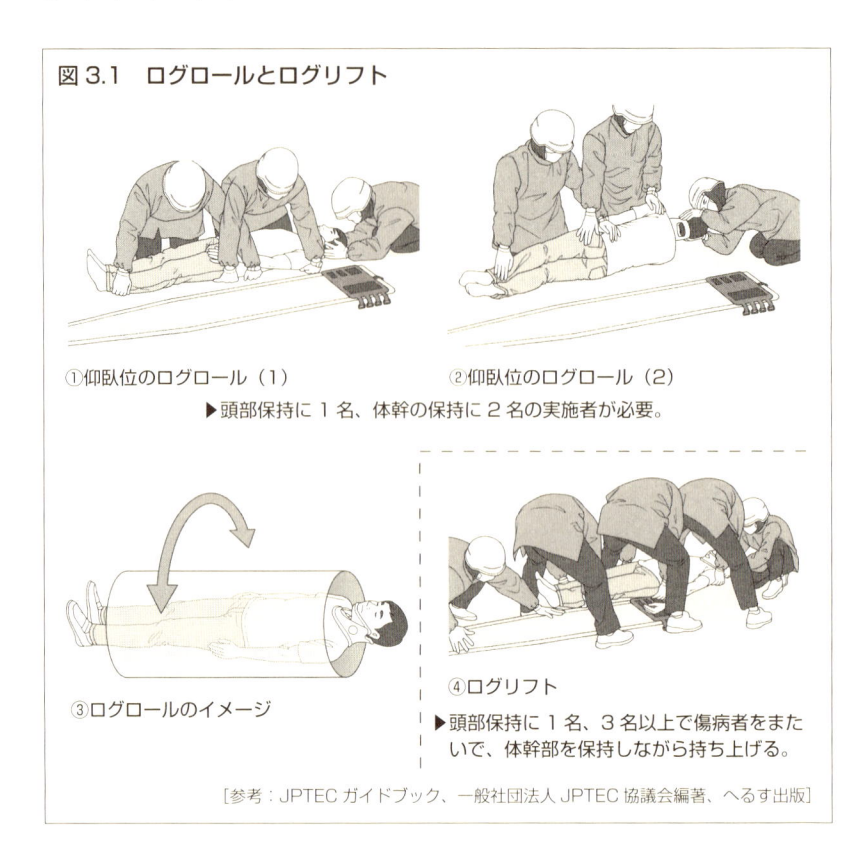

①仰臥位のログロール（1）　　②仰臥位のログロール（2）
▶頭部保持に1名、体幹の保持に2名の実施者が必要。

③ログロールのイメージ

④ログリフト
▶頭部保持に1名、3名以上で傷病者をまたいで、体幹部を保持しながら持ち上げる。

[参考：JPTECガイドブック、一般社団法人JPTEC協議会編著、へるす出版]

　骨盤骨折のある傷病者あるいは体幹に穿通性異物が刺さった傷病者では、ログロールで傷が悪化する可能性があり、ログリフトを行います。これは傷病者を丸太のように持ち上げ、その下にバックボードを滑り込ませる手技のことです。

（3）救急車内での応急処置および救急救命処置

　救急車に搭載している資器材については第1章で述べましたが、救急隊員はそれらの資器材を使用して、表3.2のような応急処置および救急救命処置を救急車内で行いながら搬送しています。

　救急救命処置は、救急救命士に認められている処置で、「生命が危険な状態にある重度傷病者が病院に搬送されるまでの間に行われる気道の確保、心拍の回復その他の処置で、症状の悪化や生命の危険を回避するために必要なもの」と定義されています。

表 3.2　救急隊員の行う応急処置および救急救命士の行う救急救命処置

【救急隊員が行う応急処置】
- 気道確保
  口腔内の清拭、口腔内の吸引、
  咽頭異物の除去（背部叩打法またはハイムリック法、喉頭鏡、鉗子などの器具の使用）
  気道確保（頭部後屈法または下顎挙上法、経口・経鼻エアウエイによる気道確保）
- 人工呼吸
- 胸骨圧迫
- 酸素吸入
- ショックパンツによる血圧保持と下肢固定
- 圧迫止血、被覆包帯、骨折固定
- 体位管理、保温、特定在宅療法継続中の傷病者の処置の維持
- 精神科領域、小児科領域、産婦人科領域の処置

【上記に加えて、救急救命士が行う救急救命処置】
- <u>食道閉鎖式エアウェイ、ラリンゲアルマスクによる気道確保</u>
- <u>自動体外式除細動器＊による除細動</u>
  ＊医療従事者用の半自動体外式除細動器
- <u>乳酸リンゲル液を用いた静脈路確保のための輸液</u>
- <u>自己注射が可能なエピネフリン製剤によるエピネフリン投与</u>

【上記に加えて、認定を受けた救急救命士が行う救急救命処置】
- <u>気管内チューブによる気道確保</u>
- <u>乳酸リンゲル液を用いた静脈路確保および輸液（心肺機能停止前）</u>
- <u>血糖測定器による血糖測定およびブドウ糖溶液の投与</u>
- <u>アドレナリン（エピネフリン）の投与</u>

（注）下線は、医師の具体的な指示を必要とする救急救命処置（特定行為）

資料：「救急隊員の行う応急処置等の基準」（昭和 53 年消防庁告示第 2 号）。［最終改正］平成 16 年 4 月 1 日消防庁告示第 1 号。
「救急救命処置の範囲等について」（平成 4 年 3 月 13 日指第 17 号）。［最終改正］平成 26 年 1 月 31 日

　また、体位管理と保温は搬送中の重要な課題です。一般に仰臥位（あおむけ）での搬送が行われますが、気管支喘息や心不全で仰臥位よりも座っているのが楽な患者では起坐位で、出血性ショックの患者では足側を高くしたショック体位で搬送します（図 3.2）。

　救急患者は、一般的に体温が低下する傾向があり、毛布などを用いて保温に努めることも大切です。実際、救出現場の報道で、傷病者が毛布にくるまれている様子を見たことがある人も多いのではないでしょうか？

図 3.2 特殊な傷病性者の体位

酸素マスク

① ショック体位（足側高位）
出血性ショックの場合など

② 起坐位
気管支喘息や心不全の場合など。家庭では上半身を起こしてふとんなどに寄りかからせる

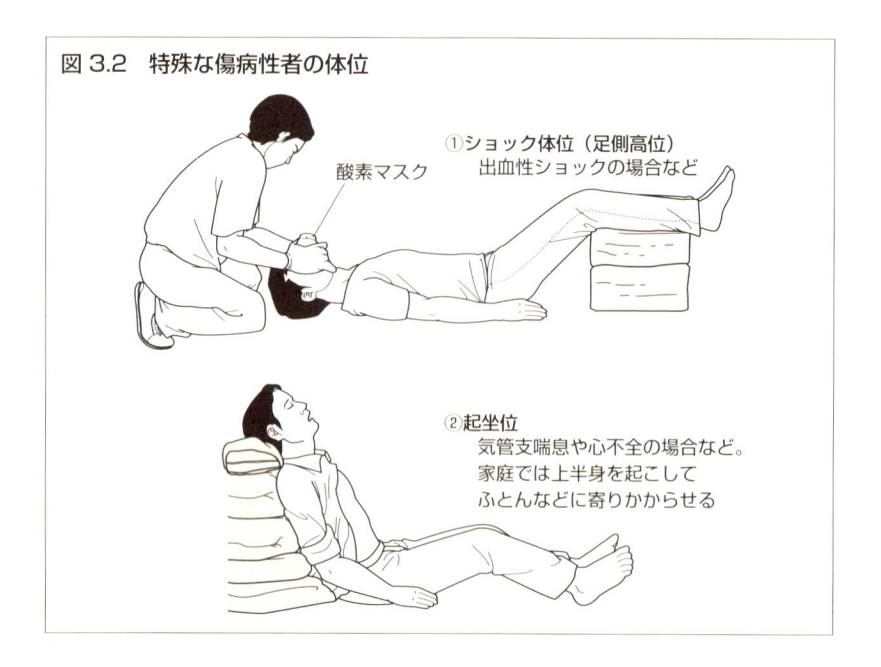

> **column** 救急救命士による業務範囲の拡大

　平成3年（1991年）に誕生した救急救命士は、医療関連職種として扱われたにもかかわらず（p.17　図2.3参照）、医療関連職に相応しい医行為はほとんど認められていませんでした。しかしながら、救急救命士の行う処置範囲は少しずつですが拡大されてきています。

　具体的には、①心肺停止における気管内チューブを用いた気道確保（平成16年；2004年）、②心肺停止状態の患者に対して行うアドレナリン（エピネフリン）の投与（平成18年；2006年）、③自己注射が可能なアドレナリン製剤によるアドレナリンの投与（平成21年；2009年）、④ビデオ喉頭鏡の使用（平成23年；2011年）などです。さらに平成26年1月には、救急救命士法施行規則の一部を改正する省令が発せられ、⑤乳酸リンゲル液を用いた静脈路確保及び輸液、⑥低血糖発作症例へのブドウ糖溶液の投与、の2つの行為が新たに救急救命処置に加えられました。それに伴い、ブドウ糖投与の前提となる血糖測定が、包括指示での救急救命処置に加えられました。これまでの救急救命処置は心肺停止傷病者に対してのみ行うものでしたが、新たに加えられた処置範囲は心肺停止になる前の重度傷病者に対

して行われるもので、救急救命士の行う処置範囲は新たな段階に入ったと言ってよいでしょう。

　この度の救急救命処置範囲の拡大にあたっては、選抜された消防本部で実証研究が行われ、必要性と安全性が科学的に認められたものである点は特筆すべきでしょう。新しい救急救命処置は、必要な実習・講習を修了するなどの諸条件を満たした救急救命士にのみに認められるものであることは言うまでもありません。ここで一つ留意しておくことは、特定行為の年齢制限です。新しい特定行為については、対象年齢15歳未満の傷病者を処置の対象から外しています。静脈路の確保については、15歳以上の症例に比べて15歳未満の症例数が少ないこと、実習でも十分な症例を経験できないことなどがその理由です。

　いずれにしても心肺停止前の傷病者に対して救急救命士が処置を行えるようになったことは画期的ですが、同時に救急救命士は今以上の高い医学的知識と技術の習得が求められることになるでしょう。

ベル　「ありがとう、先生。救急車は単に速く患者を運ぶだけでなく、いろいろな処置をしながら安全に運んでいるんだ。でも先生、救急車にお医者さんが乗っていけば、もっといろいろな処置ができると思うけどなあ」

先生　「それはベルちゃんの言うとおりだよ。でもね、救急車は消防署にあって病院には置いてないよね。それに全国の救急出動件数は年間約598万件、東京でも約76万件にもなるんだよ。しかも、その約5割は軽症の患者で、それほど緊急性は高くない。だから、すべての救急車に医師が乗るのは現実的ではない。でも、心肺停止の患者とか重症患者の発生した交通事故現場に医師の乗った救急車（ドクターカー）が行くことはあるんだよ。それでは、ドクターカーとドクターヘリについて簡単に話してあげよう」

3.2 ドクターカーとドクターヘリ

(1) 医師が現場に出向く救急医療

　ドクターカーは、医師が同乗する救急車で、ドクターヘリは医師が同乗するヘリコプターです。共に医師が現場へ出動することにより、高度な医療行為を早く開始することが可能です。

　救急搬送事例の多くは救急隊員で十分対応可能ですが、医師が現場にい

くのが望ましい事例もたくさんあります。ヨーロッパでは、フランスのSAMU（救急医療サービス組織：サミュー）に代表されるドクターカー、ドクターヘリのシステムが稼動しています。米国は州により異なりますが、パラメディックと呼ばれる高度に教育された救急隊員が医師の代わりに救急車に同乗しています。救急救命士制度が導入される際にSAMU方式にするかパラメディック方式にするか議論になりましたが、結局わが国ではパラメディックに似た救急救命士の制度を導入したのです。

(2) ドクターカー (p.225参照)

しかし、日本にもあちこちでドクターカーが運用されている地域があります。心肺停止や重篤な患者と判断される場合に、救急指令室からの要請で出場するもので、高い救命効果を上げています。ドクターカーは病院に待機して、救急救命士と一緒に出動しますので、救急救命士は救急現場で医師から直接指導を受けられる利点があります。ドクターカーがうまく運用されるには、市民の理解と公的経費負担が必要です。現在成功している地域は、市の消防と市立病院が理解のある市長の下で手を組んでいるところです。しかし今後は、メディカルコントロール体制を進める上にも、またプレホスピタルケアの向上の観点からもドクターカーの普及は必要になると考えられます。

(3) ドクターヘリ (p.225参照)

ドクターヘリは欧米諸国、とくにドイツでは重要な救急搬送手段として定着していますが、日本ではこれからの課題といえます。日本では、山間部が多く都市部でも障害物が多いなどヘリ運行には条件が良くありませんが、何よりも規制が厳しいのが問題のようです。以前には多目的の防災ヘリに医療資器材を積んで飛んでいましたが、現在は医療用ヘリがいくつかの地域で運用されるようになりました（38道府県に46機、2015年8月現在）。

救急車の出動が1件当たり5～7万円かかるのに対し、ヘリは55万円（年間300回とした厚生労働省補助事業による試算）かかるとされています。しかし、重症患者を早く収容して治療効果が上がるため、対効果費用は高くないとの研究結果も出されています。離島や医療過疎地の多いわが国では、ヘリ搬送は不可欠の搬送手段になるものと思われます。

ベル「先生、いざというときにベテランの救急医の先生が来てくれるとなれば国民は安心だよね。ペットの犬にもそんなシステムがあればいいのになあ」

先生「ベルちゃんはいつも私と一緒だから安心じゃないか」

ベル「あっ、そうか。先生はベテランの救急医だったよね」

先生「でもね、ベルちゃん。救急車ばかりを頼りにしていてはダメだよ。心肺停止の患者さんには心肺蘇生法をしなければならないけど、これは分秒を争う状態でね。救急車が来るまでには都市部でも平均8分かかるから、その間に近くにいる人が心肺蘇生法をしないと手遅れになるのだ。だから一般市民による心肺蘇生法もプレホスピタルケアの大切な要素だよ」

ベル「先生、その**心肺蘇生法**ってどうするの。ベルにも教えてよ」

先生「よし、わかった。ベルにも教えてあげよう。しかし、手技だけでなく呼吸循環のしくみをよく理解しておくことが必要だ。今日はもう疲れたから、次回に講義してあげよう」

ベル「うん。なんだか僕、救急救命士の学校に入学したようで嬉しいなあ」

第3章のまとめ

- 救急医療は医療機関から始まるのではなく、現場から開始されなければならない。
- 病院に来るまでに行われる医療を、プレホスピタルケアあるいは病院前救護という。
- 病院前救護を担う中心は救急隊員、中でも救急救命士である。
- 救急車内では患者の観察と評価、救急救命処置、応急処置などが行われる。
- 搬送中の体位管理や保温も大切である。
- ドクターカーの運用に成功している地域があり、病院前救護の向上に役立っている。
- ドクターヘリは、病院前救護や災害医療にその必要性がますます高まるだろう。

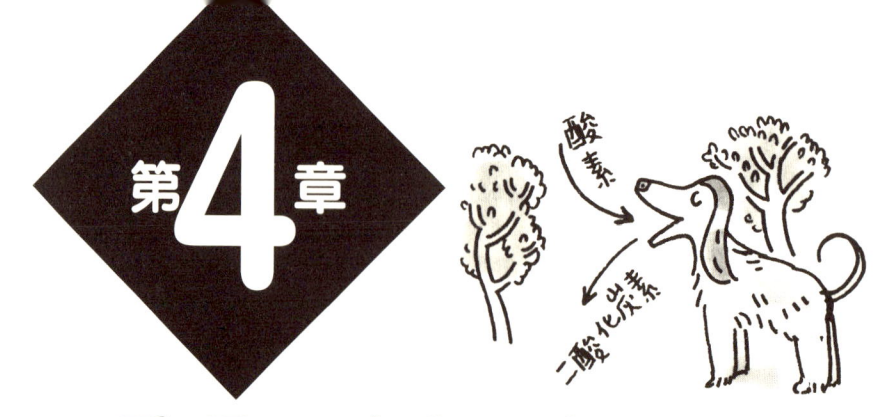

第4章
呼吸・循環と心肺停止

ベル 「今日は心肺蘇生法の話を聞かせてもらう約束だよね、先生。今朝もずいぶん歩いたけど、気分爽快だ。頭もすっきりしているよ」

先生 「そういう約束だったね。でもね、ベルちゃん、心肺蘇生法の話を理解してもらうには、**呼吸と循環のしくみ**をわかってないと困るのだ。ところで、ベルちゃんも先生の体も、細胞がたくさん集まってできているのは知っているね。先生のようなヒトでは約60兆個の細胞からできている。もちろん細胞は顕微鏡を使わないと見えない数μm〜数十μm*の小さなものだけど、卵細胞のように200μm（0.2mm）と比較的大きな細胞もある」

ベル 「細胞が集まってできているというのはわかったけど、それらがばらばらに働いたのでは、細胞がたくさん集まっても意味がないね、先生」

先生 「その通り、ベルちゃん！　そのため同じ構造や機能を持った細胞が集まって組織ができるんだ。**組織**には、①上皮組織、②支持組織、③筋組織、④神経組織、の４つの種類がある。上皮組織は体表の皮膚や、消化管、気管などの表面の粘膜を作っている。消化管や気管は体の中にあると思うかも知れないけど、管は外界に繋がっているので体の外と考えていい。支持組織には骨や軟骨や脂肪も当然含まれるけれど、体の広い範囲に分布して体を支える枠組みを作る組織だ。筋組織には、運動に関わる骨格筋、消化管などの壁にあって運動する平滑筋、心筋の3種類に分けられる。このうち骨格筋と心筋

＊1μm（マイクロメートル）は1mmの1000分の1。1μ（ミクロン）ともいう。

図 4.1　呼吸器系

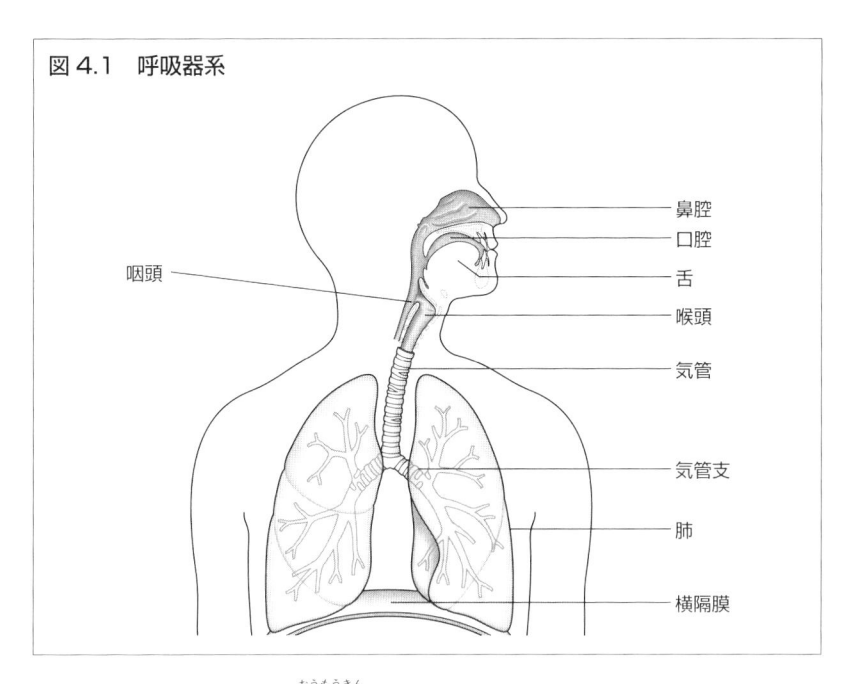

鼻腔
口腔
舌
喉頭
気管
気管支
肺
横隔膜

咽頭

には横紋があるために横紋筋（おうもうきん）とも呼ばれている。神経組織は名の通り、神経による情報伝達に関わる組織だ」

ベル「組織はわかったけれど、呼吸と循環とはどうして繋がるの？　先生」

先生「まだまだ、この先の話を聞いてくれないとわからないよ。これらの組織が寄り集まって、はじめてある役割の働きをする**器官**となるんだよ。心臓や肺が器官というわけだ。でも、肺だけあっても呼吸はできないでしょう。空気が肺へ届くには空気の通る道が必要になる。ヒトが生きて行くために必要な特定の機能を司るために、いろいろな器官が集合して器官系を作っている。例えば、口、鼻、咽喉頭、気管、気管支、肺などの器官が集まって呼吸器系が作られる（図 4.1）。これらの器官系が相互に協力して、はじめて複雑なヒトの身体機能を維持することができるんだよ」

ベル「わかった！　呼吸器系と循環器系が相互に協力するのが、呼吸と循環のしくみだね、先生」

先生「その通りだよ、ベルちゃん。それでは、呼吸と循環のしくみをまとめて話してあげよう」

4.1 呼吸と循環のしくみ

呼吸と循環のしくみは、生命維持のしくみであるといえます。

(1) 生体エネルギー（ATP）産生に必要なブドウ糖と酸素

ヒトが生命活動をするには、体の基本単位である細胞が生体エネルギーを産生して元気で働かなくてはいけません。生体エネルギーはATP（アデノシン三リン酸）と呼ばれるもので、細胞の中にあるミトコンドリアと呼ばれる小器官で化学反応によって作り出されています。

基本的には、細胞内にあるブドウ糖（グルコース）を化学的に燃焼することによって、ATPを生み出しているのですが、そのためには酸素が不可欠です（p.172参照）。

(2) 呼吸はなぜ必要か？

ブドウ糖は食事として摂取されて体内に補給されます。さらに体内では、グリコーゲンとしてブドウ糖を蓄積したり、骨格筋のアミノ酸から肝臓でブドウ糖を作る（糖新生と呼ばれる）などの機構が備わっています。すなわち、生体エネルギーの材料であるブドウ糖は体内に十分量の蓄積と産生機構があり、絶えず血糖値が維持されています。

一方酸素は、空気中の酸素（空気中には約20％の酸素が含まれる）が肺で取り入れられています。酸素は体内に貯蔵するしくみがありませんから、絶えず肺から空気を取り込まなければなりません。数日間絶食しても体内のブドウ糖が枯渇することはありませんが、呼吸が5分間止まると体内の酸素は枯渇してしまいます。

(3) 循環 〜各細胞にブドウ糖と酸素を運搬する

呼吸運動により肺から空気（酸素）が取り入れられても、体の隅々までブドウ糖と酸素を運搬するしくみがなければ、意味がありません。この運搬の機能を担うのが循環の役目です。循環の中心となる器官は心臓で、血液を体中に送ることによって循環が成り立ちます。

循環には2つの経路があります。1つは酸素を多く含んだ血液（動脈血という）を心臓から全身に送る経路で、体循環といいます。もう1つは、全身の組織で酸素が使用された後、心臓に戻ってきた血液（静脈血という）を肺に送り、再び酸素を多く含む血液に変えるための経路で、肺循環とい

図 4.2　肺循環と体循環

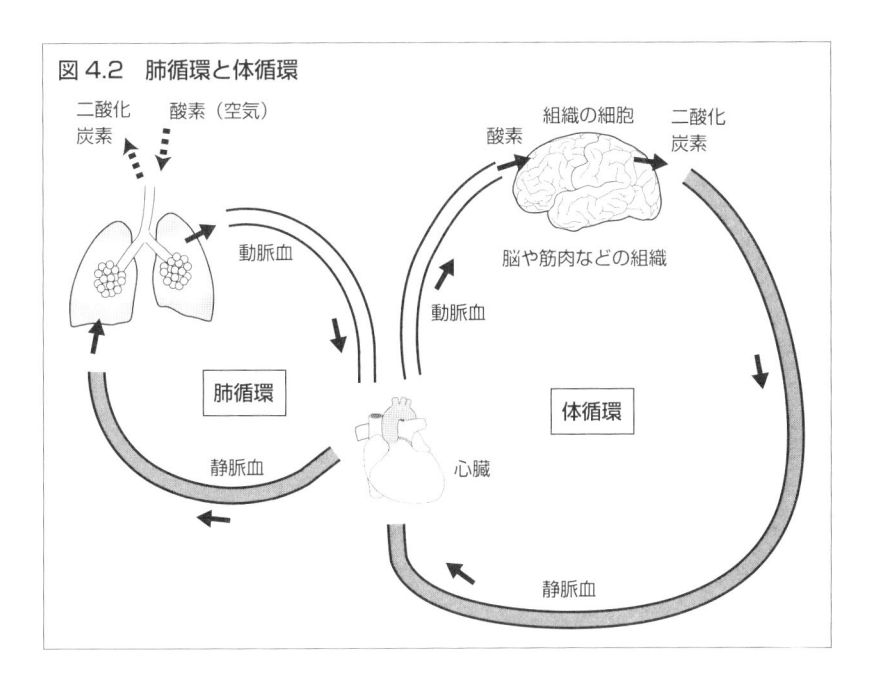

います（図 4.2）。

(4) 脳の関与

　この呼吸と循環の機能があって、ヒトははじめて基本的な生命の維持をしているわけですが、そこへ脳の関与が入ってきます。心臓には自動運動の機能が備わっていますが、呼吸は脳の延髄にある呼吸中枢がコントロールしています。脳の機能が停止すれば、ただちに呼吸が止まります。

　心臓の動きが止まると、血液が駆出されませんので、血液が流れなくなります。脳は酸素不足の状態にたいへん弱い器官で、3分間血流が途絶えると回復の困難なダメージを受けます（図 4.4 参照）。このように、呼吸、循環、脳の連鎖によって生命は維持されます（図 4.3 および p.93 図 8.5）。

(5) 生命の維持

　この連鎖のどの部分が切れても、しばらくするとヒトは死に至りますが、呼吸と循環は人工的にある程度維持することが可能です。一方、脳が障害されると、万事休すとなります。

　人工呼吸器が開発される以前には、呼吸、循環、脳のどれかが回復不能になると、数分以内に他の臓器の機能も回復不能の状態となり、死に至っ

図 4.3 呼吸・循環・脳

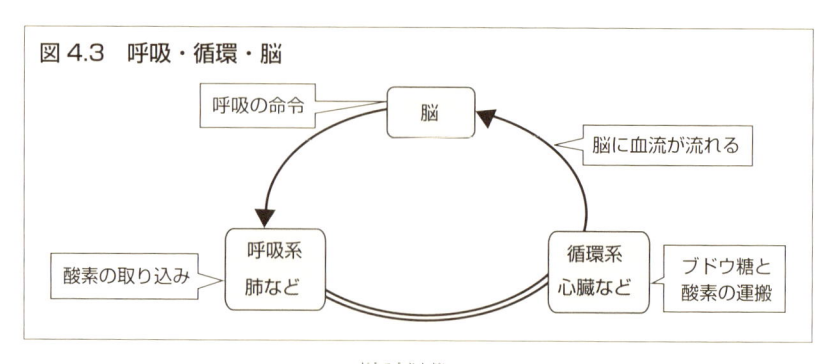

- 呼吸の命令 → 脳
- 脳に血流が流れる
- 酸素の取り込み → 呼吸系 肺など
- 循環系 心臓など → ブドウ糖と酸素の運搬

たのです。呼吸停止、心停止、瞳孔散大（脳の機能不全による）が死の三徴といわれるものです。しかしながら今では、脳が回復不能の状態になり呼吸中枢が働かなくとも、人工呼吸器で呼吸を維持すると、心臓の自動が保たれる数日～数週間は呼吸と循環を保つことができます。この状態が、いわゆる"脳死"と呼ばれるものです。

ベル「呼吸と循環、それに脳が生命の維持にとって大切なことがよくわかったよ、先生。ヒトもイヌも生命は同じだから、僕も気を付けなければね。でも先生、一体どんなときに心肺停止なんて恐ろしい状態になるの」

先生「それでは、続けて話してあげよう」

4.2 心肺停止の病態

（1）心肺停止が意味すること

　心肺停止とは、一般に「心停止かつ呼吸停止」と理解されています。一方、救急救命士法の解釈としての「心肺機能停止状態」の定義は、「心停止または呼吸停止」で、少なくとも一方の機能が停止している状態を指します。どちらか一方の機能が停止すると、ほとんどの場合には「心停止かつ呼吸停止」の状態になります。なぜならば、突然の心停止が起きると、10～15秒で意識が消失し、1分で呼吸が停止します。また、窒息などで呼吸ができなくなると5～12分で心停止となるからです。

　心肺停止は死に至る過程ではありますが、迅速に心肺蘇生法が行われれば回復する可能性が残されていますので、いわゆる"死"とは明確に区別されなければなりません。

図4.4　ドリンカーの生存曲線

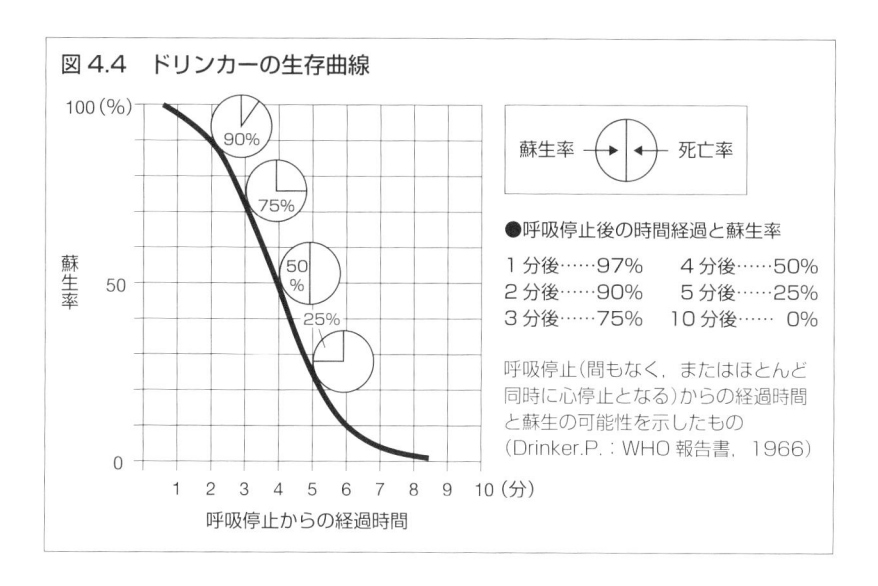

●呼吸停止後の時間経過と蘇生率
1分後……97%　　4分後……50%
2分後……90%　　5分後……25%
3分後……75%　　10分後…… 0%

呼吸停止（間もなく，またはほとんど同時に心停止となる）からの経過時間と蘇生の可能性を示したもの
(Drinker.P.：WHO報告書，1966)

（2）心停止による脳への影響

　突然の心停止で最も影響を受けるのは脳の機能です。10〜15秒で意識が消失し、3〜5分で脳内の生体エネルギー（ATP）が枯渇し、10分以上経過すると、心拍が再開しても永久的な脳機能障害をのこして植物状態となる可能性がきわめて高くなります。**したがって、心肺蘇生法は心肺停止後できるだけ早い時間に行わなければなりません。**その事情をよく説明するグラフにドリンカーの生存曲線（図4.4）とアメリカ心臓協会（AHA）の示しているグラフ（p.60 図5.15）があります。

（3）呼吸停止、心停止とはどういう状況か

　呼吸停止、心停止とはどのような状態を意味するのか、正確に理解することが大切です。

●呼吸停止

　肺で酸素が取り込まれるためには、一定量以上の空気が肺へ流れ込まなければなりません。この呼吸運動を換気といいます。呼吸運動のまったくない状態を無呼吸と呼んでいますが、この状態が「呼吸停止」です。これは明らかでしょう。しかし、呼吸運動があっても、あえぎ呼吸（死戦期呼吸ともいう）のように、生命を維持するのに必要な換気量が得られない呼吸も、「呼吸停止」に含まれます。

図 4.5 心停止時の心電図

①a 心室細動（VF）

①b 無脈性心室頻拍（pulseless VT）

② 無脈性電気活動（PEA）

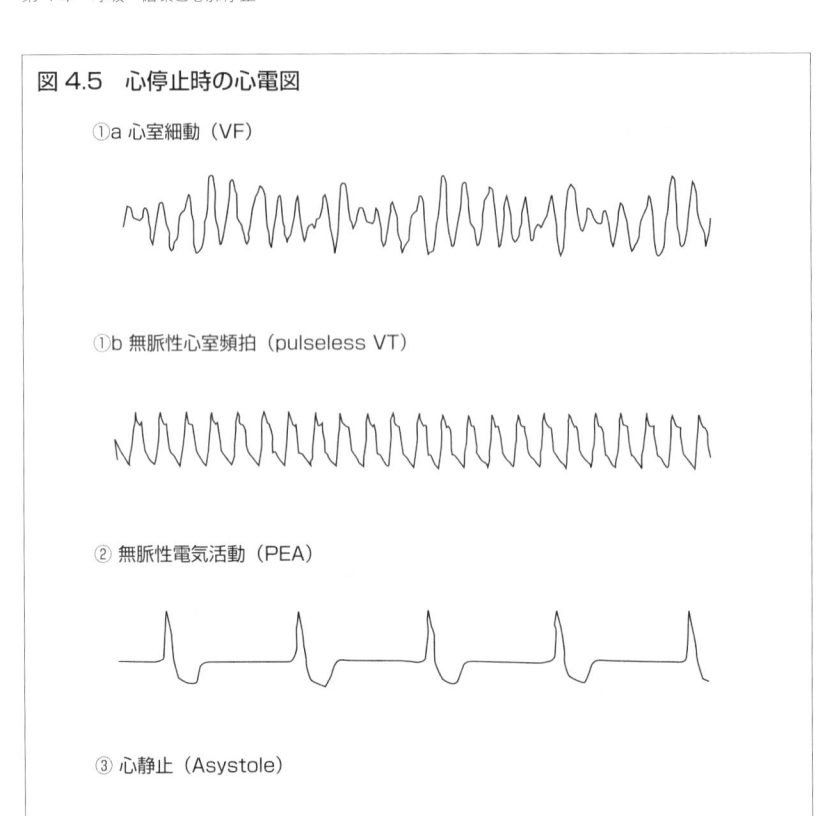

③ 心静止（Asystole）

● 心停止

　心停止は、循環を維持できないような心臓の状態を指します。その状態の心電図では①心室細動/無脈性心室頻拍、②無脈性電気活動、③心静止の3つがあります（図4.5およびp.59参照）。

【心室細動；図4.5①a】心停止直後に最も多い状態は心室細動で、心臓がピクピクけいれんしている状態と考えればよいでしょう。心臓はリズミカルに収縮運動を繰り返さなければ十分な血液の拍出が得られません。心室細動に対しては、電気的除細動（いわゆる電気ショック：細動を除き、リセットして収縮運動のリズムを取り戻させる。p.60参照）が唯一の治療

法であり、早期の除細動は著効を示します。

【無脈性心室頻拍；図 4.5 ① b】 一方、心電図で心室頻拍を示すが脈を触れない状態を無脈性心室頻拍といいます。心室細動とほぼ同じ心臓の状態と考えてよく、治療法もまったく同じです。

【無脈性電気活動；図 4.5 ②】 心電図上では心室細動以外のいろいろな波形がみられるにもかかわらず、心臓からの有効な拍出がなく脈を触れない状態を、無脈性電気活動といいます。ショック、低体温、呼吸不全、急性中毒などいろいろな原因から引き起こされます。

【心静止；図 4.5 ③】 除細動を行わないと、時間の経過とともに心室細動の振幅が小さくなり、最終的には心臓がまったく動かない心静止となります。除細動が 1 分遅れるごとに、救命率は 7 〜 10％低下すると言われています（p. 60 図 5.15）。心静止になると除細動は無効であり、心拍が再開する可能性はきわめて低くなります。心電図では、心静止は一本の線が走るだけです。

4.3 心肺停止の原因疾患

　心肺停止を来す疾患には多種多様なものがあります。あえて分類すれば、心停止から心肺停止になるものと、呼吸停止が先行して心肺停止になるものがあります。代表的な疾患を表 4.1 に示します。個々の疾患については、疾患の項で述べることにします。

ベル「先生、心肺停止って、早く処置をしないと死んでしまうんだね。先ほど救急車で運ばれたお年寄りが心肺停止でないといいけどね。心肺停止のときにする処置が心肺蘇生法だ。そうだね、先生」

先生「その通りだよ、ベルちゃん」

ベル「いよいよ心肺蘇生法だ！　その心肺蘇生法をベルにも教えてよ。ベルだって、お役に立つときがあるかも知れないよ」

先生「心肺蘇生法は、世界的に統一された手順で行われることになっている。ベルちゃんにもその方法を教えてあげるけど、心肺蘇生法がどうして有効なのかというところから話してあげよう」

表 4.1 突然の心肺停止の原因となる疾患

	心停止が先行する疾患	呼吸停止が先行する疾患
循環器系	急性冠症候群 Ⅲ度完全房室ブロック 心タンポナーデ	肺水腫
呼吸器系	緊張性気胸 肺血栓塞栓症 低酸素血症	気道異物（窒息） 仮性クループ 気管支喘息大発作 アナフィラキシー
中枢神経系	クモ膜下出血 重症頭部外傷	脳幹損傷（呼吸中枢） 高位頸髄損傷（C_4 以上） 昏睡による舌根沈下
中　毒	三環系抗うつ薬中毒 覚醒剤中毒 ジギタリス中毒	睡眠薬中毒（舌根沈下） フグ中毒（呼吸筋麻痺） 有機リン中毒（呼吸筋麻痺） CO（一酸化炭素）中毒
その他	電撃傷 偶発性低体温症 高カリウム血症	外傷性窒息（胸部圧迫）

第 4 章のまとめ

- 生命活動を維持するためには、生体エネルギー（ATP）の産生が必要である。
- ATP の産生には、酸素とブドウ糖の供給が不可欠である。
- 酸素を取り入れる仕組みが呼吸であり、全身の細胞へ酸素とブドウ糖を供給する仕組みが循環である。
- 呼吸を調節する中枢（呼吸中枢）は脳の延髄にあり、脳、呼吸、循環の3つが生命維持の基本となる。
- 脳は酸素不足に最も弱い器官で、心臓が止まると 10～15 秒で意識がなくなる。
- 心肺停止は、心停止かつ呼吸停止を意味する。
- 心停止には、心室細動/無脈性心室頻拍、無脈性電気活動、心静止がある。
- 突然の心肺停止の原因となる疾患には、心臓病、脳卒中、各種中毒などの多くの重篤な疾患がある。

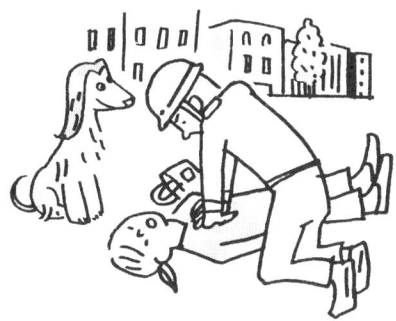

第5章 心肺蘇生法を習得しよう（一次救命処置；BLS）

5.1 "救命の連鎖" と心肺蘇生法

(1) BLS と ALS

　心肺蘇生法（cardiopulmonary resuscitation；CPR）とは、心肺停止の傷病者に対して、呼吸・循環を補助し、救命するために行われる処置のことをいいます。一般市民が器具を用いないで行うものと、医師が医療器具や医薬品を用いて行うものと2つの段階に分かれていて、一般市民が行う心肺蘇生法を一次救命処置あるいは BLS（basic life support）といい、医師が行う心肺蘇生法は二次救命処置あるいは ALS（advanced life support）と呼ばれます。なお、新しく策定された『日本版救急蘇生ガイドライン』では、心肺蘇生法、AED（automated external defibrillator, 自動体外式除細動器）を用いた除細動、窒息を来している気道異物の除去の3つを合わせて一次救命処置（basic life support；BLS）と定義しています。

　CPR の基本手技は、気道確保（airway）、人工呼吸（breathing）、心臓マッサージ（circulation）の組合せで、手技の手順を合わせて心肺蘇生法の ABC と呼ばれていました。ところが2010年に心肺蘇生法の国際ガイドラインが改正され、それ以降は胸骨圧迫（chest compression）を重視した心肺蘇生法になりました。つまり従来の ABC から CAB に変わったわけですが、CPR の基本手技に変更はありません。従来と同じように CPR を

図5.1 救命の連鎖

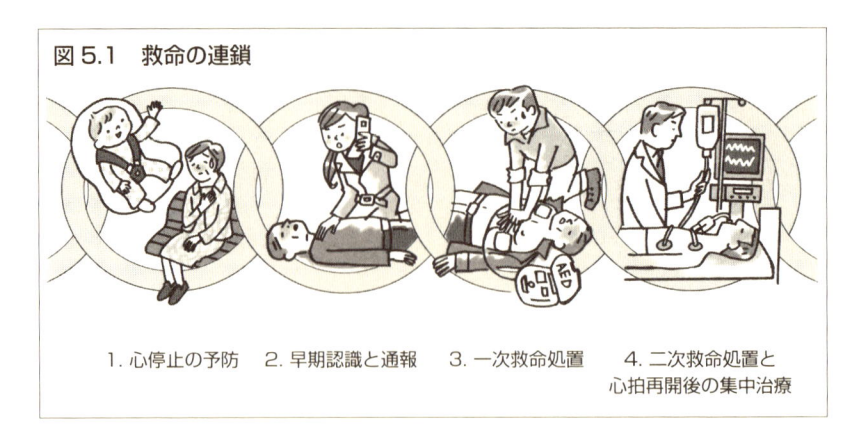

1. 心停止の予防
2. 早期認識と通報
3. 一次救命処置
4. 二次救命処置と心拍再開後の集中治療

開始する前に周囲へ助けを求め、119番通報してもらうことも大切です。また、CPRは根本的治療を始めるまでの時間稼ぎに過ぎませんので、心停止に対する早期の除細動、病院での二次救命処置（ALS）につなげていかなければ救命は望めません。2004年（平成16年）からは、一般市民もAED（自動体外式除細動器、p.60参照）を使用できるようになり普及教育が進められています。また、心停止にならないよう自分で健康管理に注意することも大切です。このように心肺停止傷病者の救命には、①心停止の予防、②早期認識と通報、③一次救命処置（CPRとAED）、④二次救命処置と心拍再開後の集中治療、がうまく繋がる必要があります。これを"救命の連鎖"と呼び、心肺蘇生法に関わる基本的概念となっています（図5.1）。

（2）心肺停止の判断と119番通報

救急の傷病者に対して、心肺蘇生法を行うにあたっては、十分な観察・判断が必要です。順を追って説明していきましょう。

●**まずは意識の確認と119番通報**（p.57 図5.13参照）

心肺停止かどうかの判断にあたって最初にすることは意識の確認です。心肺停止になると、引き続いて意識消失が起きるからです。倒れている患者に近づいて、「もしもし」とか「大丈夫ですか」と問いかけて肩を軽く叩きます。

この呼びかけに反応がなければ意識障害があるわけで、心肺停止の可能性が高く、危険な状態だと考えられます。大きな声で「誰か来て！」と叫び応援を求め、119番通報とAEDの手配（近くにある場合）を依頼します。

AEDと除細動についてはあとで詳しく説明しましょう。CPRで心肺停止傷病者の救命ができるわけではなく、CPRとは救急隊が到着して（もしくは周りの人が）除細動を行うか、医療機関に搬送してALSまでの時間を稼ぐ手段に過ぎないのです。早く救急隊を呼ぶことが大切です。

● 呼吸停止の有無の判断

意識のないことがわかれば、次に呼吸停止かどうかを判断します。市民救助者が呼吸の有無を確認する時には気道確保を行う必要はありません。胸部と腹部の動きを10秒以内に観察します。死戦期呼吸あるいはあえぎ呼吸（しゃくりあげるような不規則な呼吸）も、有効な換気が得られないので呼吸停止と判断します。

● 心停止の判断

「救急蘇生法の指針」によると、市民救助者は心停止確認のために脈拍の触知を行うべきではなく、傷病者に反応がなく呼吸停止と判断すればただちに胸骨圧迫を開始することを薦めています。

心肺蘇生法における心停止の判断は、脈拍の触知ではなく呼吸の有無で行います。医療従事者でCPRに熟練している救助者の場合、患者の呼吸を観察しながら、同時に頸動脈の脈拍を確認してもよいが、脈拍の確認のために迅速なCPRの開始を遅らせてはならないとされています。

一般に脈拍数を測るのは手首の橈骨動脈（親指側にある）ですが、最高血圧が80 mmHg以下になると橈骨動脈は触れなくなります。したがって、橈骨動脈が触れないからといって、心停止を意味するものではありません。一方、首すじの頸動脈が触れなければ、最高血圧が60 mmHg以下になっており、これでは脳へ血液を送ることができませんので、心停止を意味すると判断されます。しかし、頸動脈を触れるのは一般の人には難しいので、非医療従事者は頸動脈の触知を省略してもよく、前述のように呼吸停止をもって心肺停止と判断してもよいのです。

以上のように、意識障害があって、呼吸停止あるいは心停止があれば心肺停止と判断し、救急隊等が到着するまでの間、次にお話しする心肺蘇生法を行います。救急隊到着後は、救急隊員が心肺蘇生法を続けながら傷病者を病院へ搬送します。

5.2 心肺蘇生法

心肺蘇生法には C(chest compression)、A(airway)、B(breathing)の 3 つの要素があります。

[C]：Chest Compression は胸骨圧迫を意味します。

心肺蘇生法は、この胸骨圧迫から開始します。

● 胸骨圧迫

仰臥位(あおむけ)の傷病者の側方でひざまづき、胸骨を圧迫します。

①手はどこに置くのか？

胸骨圧迫の部位は胸骨の下半分とされていますが、その目安は「胸の真ん中」です。この部位に、頭側のほうの手の手掌基部を置き、もう一方の手を重ねます。両乳頭を結ぶ胸骨上を胸骨圧迫の指標とする方法は信頼性に欠けるとされ、よくありません。

②圧迫の仕方

体重をかけて垂直に胸骨を圧迫します(図 5.2)。成人の傷病者では胸が約 5 cm 沈むように圧迫しますが、6 cm を超えないようにします。圧迫は 1 分間あたり 100 〜 120 回のテンポで行います。毎回の胸骨圧迫の後で胸壁が完全に元の位置に戻るように圧迫を解除します。

胸骨圧迫は、強く、速く、絶え間なく行うことが大切です。救助者が複数いる場合には 1 〜 2 分ごとを目安に胸骨圧迫の役割を交代するのがいい

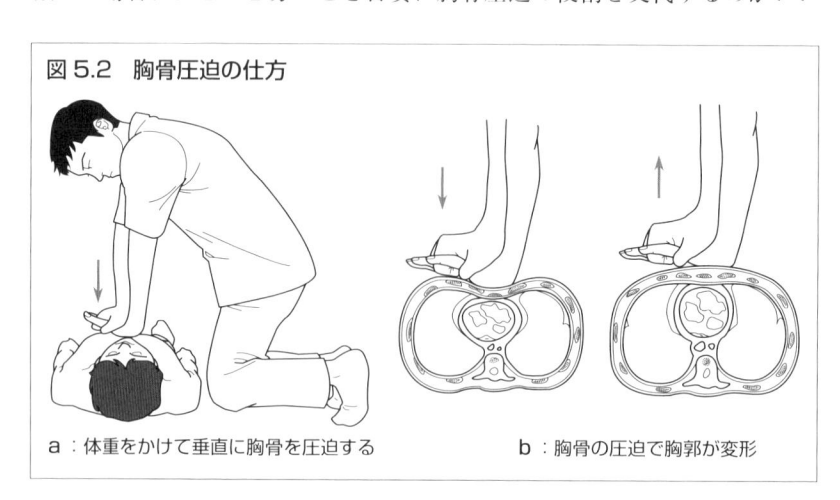

図 5.2　胸骨圧迫の仕方

a：体重をかけて垂直に胸骨を圧迫する　　b：胸骨の圧迫で胸郭が変形

図 5.3　舌根沈下による気道閉塞

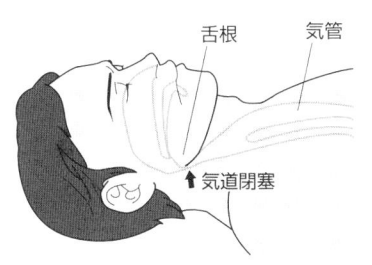

舌根　気管

↑気道閉塞

▶ 傷病者が仰臥位で意識がない場合は、舌根が沈下して上気道を塞ぐ可能性がある

図 5.4　頭部後屈あご先挙上法

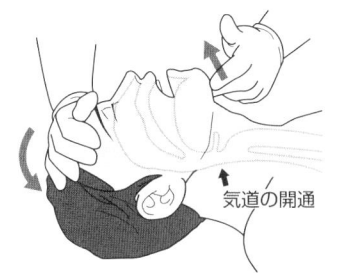

気道の開通

▶ 片手で頭部を後屈させ、もう一方の手であご先を持ち上げる。この方法により舌を持ち上げて気道を開通させる

図 5.5　下顎挙上法(頭部を後屈させない)

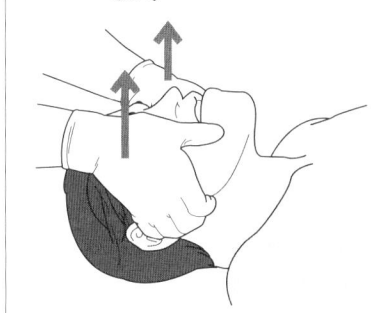

▶ 頸椎損傷が疑われる傷病者に選択される

でしょう。

A：Airway は、気道の確保を意味します。

　人工呼吸によって肺へ空気を送り込むためには、空気の通る道(これを気道と呼ぶ)が開通していなければなりません。気道は口、鼻、咽喉頭、気管、気管支を経て肺に至ります (p. 37 図 4.1 参照)。咽喉頭あるいは気管が完全に閉塞すると呼吸はできなくなり、人工呼吸もできません。

　気道閉塞はいろいろな原因で起こります。気道異物（餅をのどに詰まらせた場合など）、口頭蓋の急性炎症、声門の浮腫（アナフィラキシーなどで見られる）などでも起こりますが、最も多いのは意識障害に伴う"舌根沈下"です。心肺停止のときは、もちろん舌根沈下があります。舌は筋肉によって支えられていますが、意識消失があると筋の緊張がなくなり、仰臥位の傷病者では舌根が落ちて気道を閉塞します（図 5.3）。気道異物については、p. 62 と第 12 章でまとめてお話しすることにします。

● 気道確保の方法

　舌根沈下による気道閉塞を解除して気道を確保するには、頭部後屈あご

図 5.6　経口エアウエイ

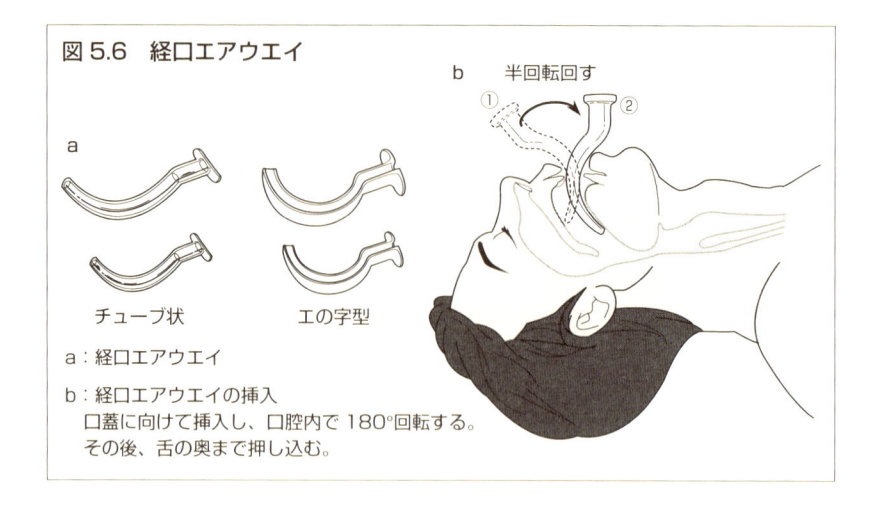

a：経口エアウエイ
b：経口エアウエイの挿入
　口蓋に向けて挿入し、口腔内で180°回転する。
　その後、舌の奥まで押し込む。

チューブ状　　エの字型

b　半回転回す

先挙上法を行います（図5.4）。ただし、この方法では首の骨の部分（頸部）が後屈されるので、頸部の外傷が疑われる傷病者には行えません。そのような場合には、両手で傷病者の下顎を持ち上げる下顎挙上法を行います（図5.5）。

●**救急隊による気道確保の方法**
　救急隊は、種々の器具を用いて気道を確保しながら搬送しています。以下のような器具があります。
【経口エアウエイ】口から挿入するエアウエイで、舌の下方に留置して舌根沈下を防ぎ気道を確保します（図5.6）。
【経鼻エアウエイ】鼻から挿入するエアウエイです（図5.7）。鼻粘膜を損傷して出血する危険性があるので注意しましょう。また、頭蓋底骨折が疑われる顔面外傷の傷病者には使用してはいけません。
【ラリンゲアルマスクエアウエイ（LMA）】チューブの先端にカフの付いた構造をしたエアウエイです（図5.8）。経口的に挿入し、食道入口部でカフを膨らますことで気道を確保します。7章で後述する気管挿管に代わる有用な気道確保の方法です。
【食道閉鎖式エアウエイ、コンビチューブなど】チューブを食道に挿入し、バルーンを膨らませて食道を閉鎖し、チューブに付いたマスクを口に密着させて換気を行う器具です。救急救命士に使用が許されていますが、あまり

図 5.7 経鼻エアウエイの挿入

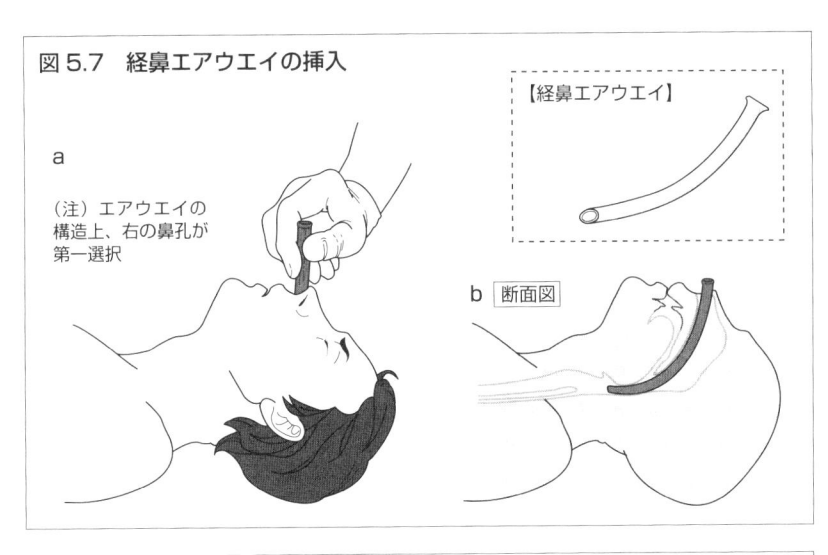

a

（注）エアウエイの構造上、右の鼻孔が第一選択

【経鼻エアウエイ】

b 断面図

図 5.8 ラリンゲアルマスクエアウエイ

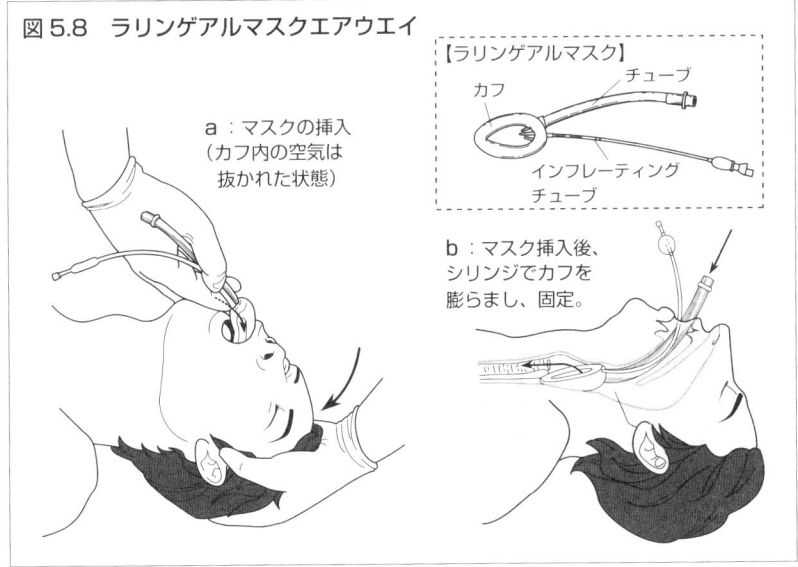

a：マスクの挿入
（カフ内の空気は抜かれた状態）

【ラリンゲアルマスク】
カフ　チューブ
インフレーティングチューブ

b：マスク挿入後、シリンジでカフを膨らまし、固定。

使われていません。

B ：Breathing は呼吸を意味します。

　呼吸は身体の中に酸素を取り込むしくみですが、肺での取り込み（酸素化）と肺への空気の出し入れ（換気）の2つの機能が必要です。酸素化は肺がしてくれますので、人工呼吸が担うのは換気の部分です。

図 5.9 口対口人工呼吸

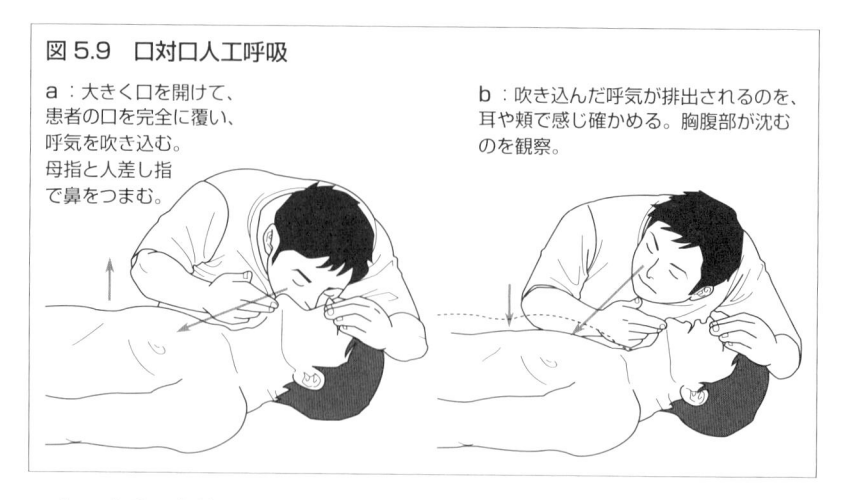

a：大きく口を開けて、患者の口を完全に覆い、呼気を吹き込む。母指と人差し指で鼻をつまむ。

b：吹き込んだ呼気が排出されるのを、耳や頬で感じ確かめる。胸腹部が沈むのを観察。

　人工呼吸が有効に行われるためには、気道が開通していること（気道の確保：心肺蘇生法の A ）が不可欠です。

● **人工呼吸**

　人工呼吸は救助者の呼気を吹き込むことにより行います。これを「呼気吹き込み人工呼吸法」と呼びます。頭部後屈あご先挙上法（図 5.4）で気道を確保しながら傷病者の鼻をつまんで塞ぎ、救助者の口を傷病者の口に当てて呼気を吹き込みます。これが一般的に行われる口対口人工呼吸です（図 5.9）。なお、口に外傷のある場合、高齢者で歯牙のない場合、乳幼児などでは口よりも鼻へ呼気を吹き込むほうがやさしいこともあります（口対鼻人工呼吸と呼ぶ）。

● **フェイスシールド、ポケットマスク**

　他人の口に直接口をつけて人工呼吸をすることをためらう人も多いでしょうし、感染の危険性もないとは言えません。最近では、直接口が接触するのを避けるためにフェイスシールド（図 5.10）が普及しつつあります。シートの中央部に一方向弁の開口部があり、これを傷病者の口に当てて、呼気を吹き込みます。

　携帯用の人工呼吸用マスク（ポケットマスク）があれば好都合で、楽に呼気吹き込みができます（図 5.11）。

● **バッグ・バルブ・マスク**

　救急隊が人工呼吸を行うときは、バッグ・バルブ・マスク（換気用バッ

図 5.10　フェイスシールド

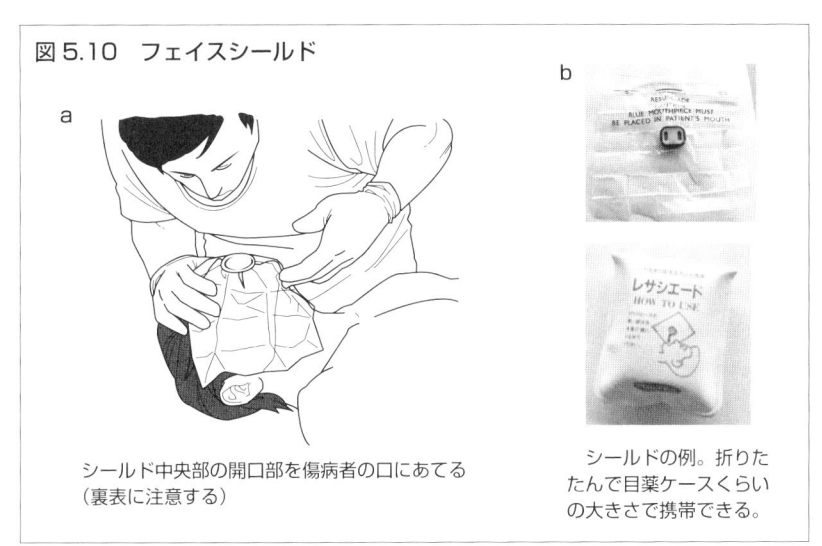

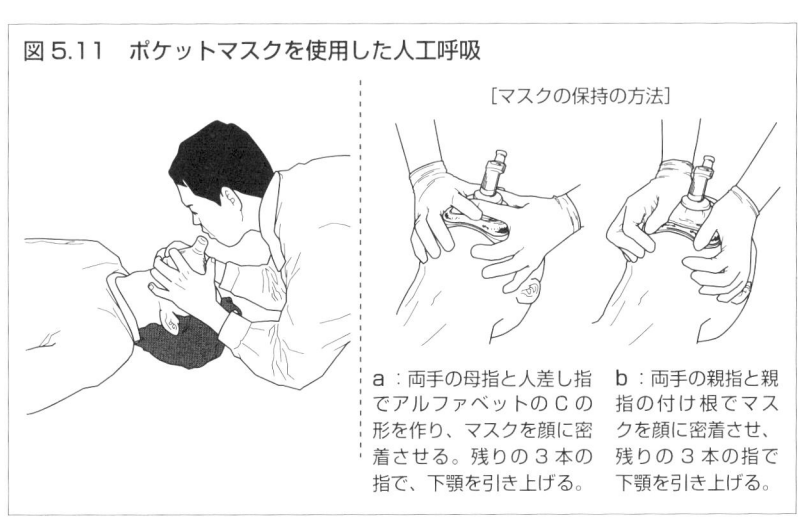

シールド中央部の開口部を傷病者の口にあてる（裏表に注意する）

シールドの例。折りたたんで目薬ケースくらいの大きさで携帯できる。

図 5.11　ポケットマスクを使用した人工呼吸

［マスクの保持の方法］

a：両手の母指と人差し指でアルファベットのCの形を作り、マスクを顔に密着させる。残りの3本の指で、下顎を引き上げる。

b：両手の親指と親指の付け根でマスクを顔に密着させ、残りの3本の指で下顎を引き上げる。

グ）を用い、呼気ではなく空気あるいは酸素を傷病者の肺へ送り込むことによって人工呼吸を行います（図 5.12）。

ベル「先生、ありがとう。ベルは頭よくないけど、ちゃんと理解できたよ。でも、ちょっとわからないことがあったので質問してもいい、先生？」

先生「もちろん。ベルちゃんのわからなかったことって何かな」

図5.12 バッグ・バルブ・マスク

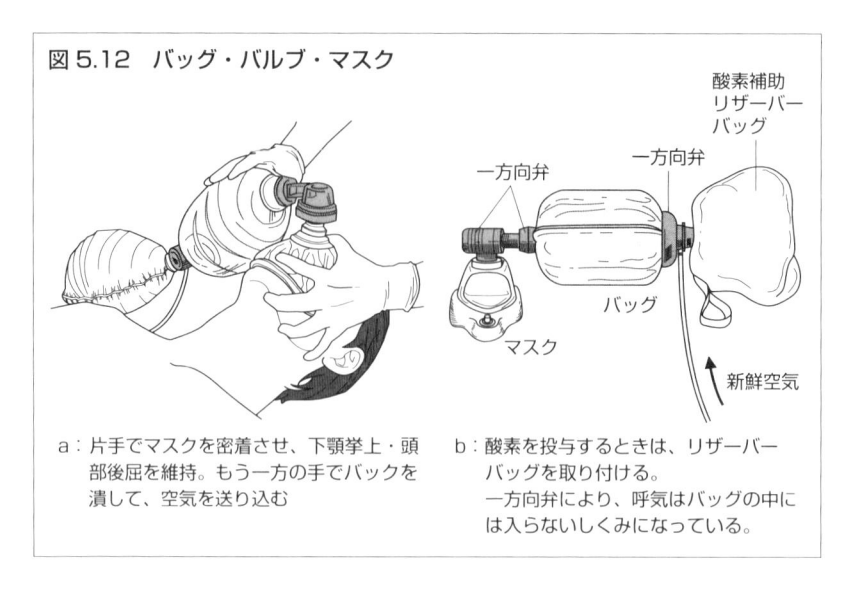

a：片手でマスクを密着させ、下顎挙上・頭部後屈を維持。もう一方の手でバックを潰して、空気を送り込む

b：酸素を投与するときは、リザーバーバッグを取り付ける。
一方向弁により、呼気はバッグの中には入らないしくみになっている。

ベル「呼気吹き込み法で人工呼吸するとの話だったけど、呼気はすでに救助者の体で使われた後の空気でしょう。**その呼気を吹き込んでも効果があるの？**」

先生「ベルはなかなか鋭いところに気がついたね。空気中には21％の酸素が含まれていることは知っているね。その酸素が体内に取り込まれても全部使われるのではなくて、吐き出される呼気の中には16〜18％の酸素が残っている。その呼気を10 mL/kg（500〜800 mL）吹き込むと、肺が正常な傷病者では生命を維持するのに十分な酸素を体内に取り込むことができるのだ」

ベル「なるほど、そうか。ところで**人工呼吸がうまくできているかどうかは、どうして判断するの？**」

先生「呼気を吹き込みながら傷病者の胸が持ち上がるのを確認すればいい。成人に口対口人工呼吸を行う場合や、バッグ・バルブ・マスク換気を行う場合は、約1秒かけて胸があがるのを観察する。人工呼吸中はつい一生懸命で呼気を吹き込んだり、力いっぱいバッグを押すので過換気になりやすい。心肺蘇生中の過換気はよくないので、加減しながら傷病者の胸が少し上下する程度に呼気を吹き込んだりバッグを押すなどの注意が必要だ。また、あまり急いで速く吹き込むと、空気が肺に入らないで胃の中に入るので注意しないといけないね。胃に空気が大量に入ると、嘔吐して窒息することがあって危険だよ」

ベル「先生、胸骨圧迫をすると、心臓は健康な人の心臓と同じように働くの？」

先生「ベルちゃん、なかなか良い質問だね。胸骨圧迫で得られる血圧は、最高血圧が70 mmHg、最低血圧が20 mmHg、平均血圧では40 mmHg、心拍出量は正常安静時の約30％にしかならない。これでは長時間生命を維持することはできない。したがって、**胸骨圧迫はあくまでも一時的な処置だね**」

ベル「そうか…。あと胸を押すだけでどうして心臓マッサージになるの？」

先生「胸骨圧迫がどうして不十分ながらも心拍出量を得るのかについては、心臓ポンプ説と胸腔ポンプ説がある。心臓ポンプ説は、胸骨圧迫により心臓が脊椎と胸骨の間で物理的に圧迫されて血液を駆出するとするものであり、胸腔ポンプ説は胸腔内圧の上下がポンプの役目をしているという説だ。いずれの説にしろ、胸骨の圧迫で胸郭（胸部をかごのようにとり囲む骨）が変形することが必要で、そのためには**傷病者の背部床面が硬いことが必要だね**。柔らかいベッドの上では心臓マッサージの効果は低く、傷病者を床に移動してから行うほうが効果的だよ」

ベル「先生の話で人工呼吸と胸骨圧迫の方法はわかったけれど、それらをどう組み合わせて行えばいいのかわからない」

先生「ベルちゃんの言うとおりだね。それでは次に心肺蘇生法の手順を話してあげよう。この手順を一般に**プロトコール**と呼んでいる」

5.3 心肺蘇生法のプロトコール（手順）

● 心肺蘇生のガイドライン

　心肺蘇生法については、アメリカ心臓協会（AHA; American Heart Association）が1974年から心肺蘇生のガイドラインを公表してきましたが、2000年に国際蘇生連絡協議会（ILCOR）と協力して世界のガイドラインとなる心肺蘇生のガイドラインを発表しました。以来5年ごとに科学的根拠に基づく改訂を行い、2015年に最新のガイドラインが公表されました。この国際基準を基に、各国が自国の医療事情に合わせた指針づくりをしています。わが国でも日本蘇生協議会と日本救急医療財団心肺蘇生法委員会の共同作業で、新しい「救急蘇生法の指針」の作成が進められています。

●心肺蘇生法のプロトコール*

　新しい指針に基づいた一般市民が行う心肺蘇生法の手順は、以下のようになっています。図5.13にはアルゴリズム*を示します。

　①**反応を確認する**；「もしもし」、「大丈夫ですか」といって肩を軽くたたく。

　②**注意を喚起する**；反応がなければ意識がないと判断して、「誰か来てください！」などと大きな声で周囲に助けを求める。

　③**119番通報をしてAEDを手配する**；来てくれた人に「119番通報」と「AEDの手配」を依頼する。

　④**呼吸の有無を胸とお腹の動きを見て確認する**；呼吸がなければ、または死戦期呼吸は心停止と判断する。

　⑤**心停止と判断すれば、またはわからないときは、ただちに胸骨圧迫を開始する**；胸骨圧迫は、強く（成人は約5cmで、6cmを超えないようにする。小児は胸の厚さの約1/3）、速く（100〜120回/分）、絶え間なく（中断を最小にする）行う。

　⑥**人工呼吸の技術と意思があれば、気道を確保し、30：2の割合で胸骨圧迫に人工呼吸を加える**；人工呼吸ができないか、ためらわれる場合は胸骨圧迫のみを行う。なお、窒息、溺水、気道閉塞、目撃がない心停止、遷延する心停止状態、あるいは小児の心停止では人工呼吸を組み合わせたCPRを実施することが望ましい。

　⑦**AEDが到着すればただちに装着する。**

　⑧**心電図解析により、電気ショックが必要な場合は、電気ショックを行い、その後ただちに胸骨圧迫から再開する。**

　⑨**心電図解析により、電気ショックが必要でないときは、ただちに胸骨圧迫から再開する**；疲れてくると胸骨圧迫の質が低下するので、交代する人がいる場合は1〜2分ごとを目安に役割を交代する。

　⑩**心肺蘇生はいつまで続けるか**；傷病者が呼びかけに応答したり、普段通りの呼吸や目的のある仕草を認めた場合は心肺蘇生法を中止する。救急隊が到着すれば、指示に従って心肺蘇生を引き継いでもらう。

＊［プロトコールとアルゴリズム］　プロトコールは決められた手順です。アルゴリズムは手順を図示して流れを示すものです。これを見れば、たとえばAEDの装着後、心電図を解析し、電気ショックが必要ならば、どの選択肢のほうへ進むのかがわかります。

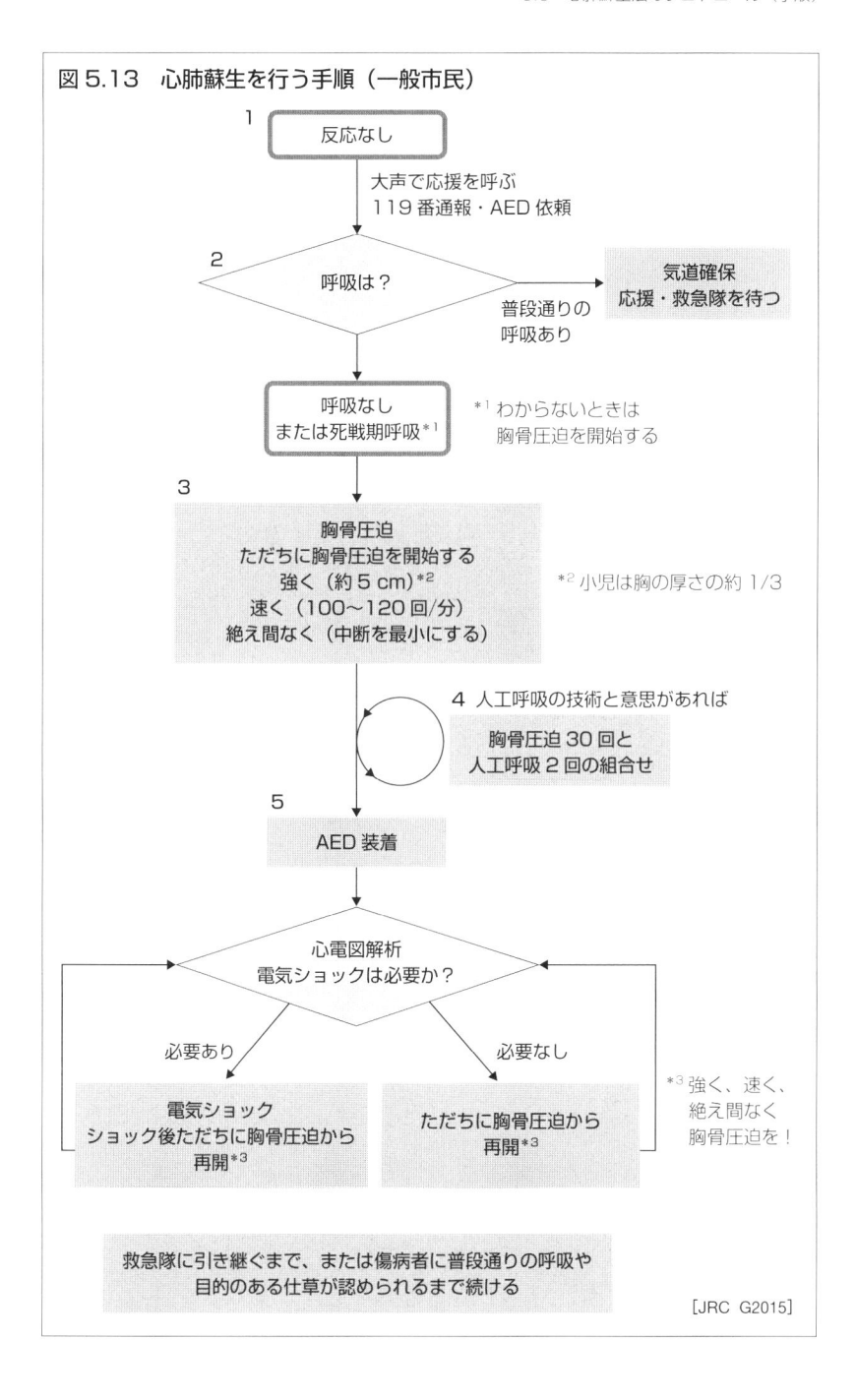

図 5.13 心肺蘇生を行う手順（一般市民）

1. 反応なし
   ↓ 大声で応援を呼ぶ
   　119 番通報・AED 依頼

2. 呼吸は？
   → 普段通りの呼吸あり → 気道確保　応援・救急隊を待つ

   呼吸なし または死戦期呼吸[*1]
   *1 わからないときは胸骨圧迫を開始する

3. 胸骨圧迫
   ただちに胸骨圧迫を開始する
   強く（約 5 cm）[*2]
   速く（100～120 回/分）
   絶え間なく（中断を最小にする）
   *2 小児は胸の厚さの約 1/3

4. 人工呼吸の技術と意思があれば
   胸骨圧迫 30 回と人工呼吸 2 回の組合せ

5. AED 装着
   ↓
   心電図解析　電気ショックは必要か？
   - 必要あり → 電気ショック　ショック後ただちに胸骨圧迫から再開[*3]
   - 必要なし → ただちに胸骨圧迫から再開[*3]

   *3 強く、速く、絶え間なく胸骨圧迫を！

救急隊に引き継ぐまで、または傷病者に普段通りの呼吸や目的のある仕草が認められるまで続ける

[JRC G2015]

ベル「やっとこれで心肺蘇生法がスムースにできるようになったね。あとは訓練を繰り返して身体で覚えるだけだ。でもベルの口は大きいから人工呼吸はできそうもないや。先生、心肺蘇生法を医学生のときに習った？」

先生「残念ながら先生は学生のときには習わなかった。現在のような、呼気吹き込み人工呼吸と胸骨圧迫心臓マッサージの組み合わせによる心肺蘇生法が心肺停止に有用であることがアメリカの Peter Safar によって証明されたのが 1961 年のことでね、実際に広まったのは 1970 年代に入ってからだよ。先生が学生の頃には、日本では行われていなかったわけだ」

ベル「ところで先生、この心肺蘇生法は救急隊が来るまで続けるようだけど、救急隊が来ると何ができるの？」

先生「心肺蘇生法は、あくまでも根本的治療をするまでのつなぎの作業に過ぎないことは前にも話したね。救急隊は救急車で病院へ搬送してくれるのはもちろんだけど、除細動器や気道確保の器具を携帯している。また、隊員のなかでも救急救命士は観察や病態の把握に必要な知識や技能も持っているよ。とくに除細動は心室細動などの致死的不整脈の唯一の根本的治療法だ。心停止の 8 割は除細動が有効とされているから、救急隊が到着するまでの間、呼吸・循環を何とか維持することが大切だ」

ベル「わかった、先生。一刻も早く除細動をするために AED が BLS の中に含まれているんだ。でも、除細動器を使用するには技術が必要なの？」

先生「除細動はいわゆる電気ショックだから、間違って適応のない人に用いると困る。以前には、除細動を行う医師が心電図波形を判断して行っていた。でも、除細動器が進歩して器械が自分で波形を解析して除細動が必要か否かを判断するようになった。除細動器がお利口になったんだ。だから今では、救急救命士はもちろん一般市民も使用できるようになっている」

ベル「最近、駅や学校などで AED をよく見かけるようになったのはそのためだ」

先生「その通りだ。除細動が素早く行われるためには AED が患者さんの近くにあることが必要だ。今では AED の設置が進み、一般の人が除細動器を容易に使用できる環境になっている。空港、駅、学校など人の多く集まる公共の施設にはほとんど設置されているよ。また、一般人に対する BLS の講習会では、AED の使用法についても講習が行われている。それでは除細動の話を続けてしてあげよう」

5.4 除細動とAED

(1) 除細動とは？

●**刺激伝導系**

心臓の心筋細胞には、収縮によるポンプ機能を担う細胞と、刺激を発生させたり刺激を伝える特殊細胞がありますが、それぞれに自ら電気的に興奮、収縮する性質があります。後者は、刺激伝導系と呼ばれています。

洞結節で生じた刺激は心房から房室結節に至り、この結節は1本の線維の束（ヒス束）となり左右の心室に分かれ（左脚、右脚）、扇状に広がってプルキンエ線維網となって心筋に広く分布します（図5.14）。

洞結節の歩調とり（ペースメーカー）は、自律神経の支配を受けていますので、交感神経が興奮すると（怒りや運動した場合）速くなります。このようなしくみのお陰で、心臓の収縮運動はリズミカルな運動をしています。

●**除細動のしくみ**

心臓に大きな傷害が起きると、リズミカルな運動が消え、心筋のあちこちから刺激が発生して無秩序に心筋が収縮します。このように心臓がピクピクとけいれんした状態が心室細動（ventricular fibrillation ; VF）と呼ばれるもので、心拍出量は得られません。除細動は、このような心臓に瞬間的に高電流を流すことにより心筋の興奮を抑え（心筋の脱分極）、本来の最も優位である洞結節からの自己刺激による収縮を再開させるものです。

心停止には、①心室細動/無脈性心室頻拍、②無脈性電気活動（pulseless electrical activity ; PEA）、③心静止（asystole）の3つがありますが（p.42図4.5参照）、除細動の適応となるのは①心室細動/無脈性心室頻拍です。心停止後の

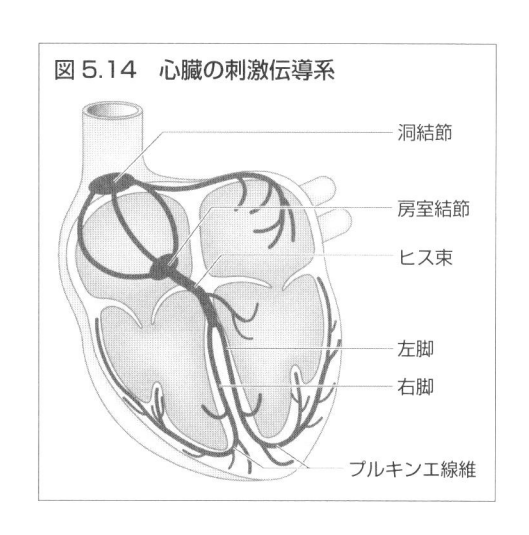

図5.14 心臓の刺激伝導系

洞結節
房室結節
ヒス束
左脚
右脚
プルキンエ線維

図 5.15　心室細動と生存退院率

生存退院率が 1 分ごとに 7〜10%低下

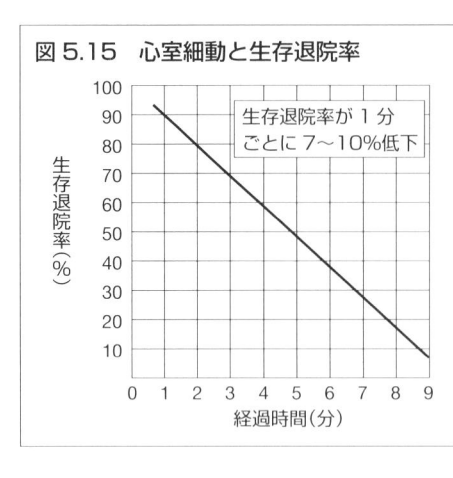

[AHA 心肺蘇生と救急心血管治療のための国際ガイドライン 2000 日本語版 p.72 より引用] (Larsen MP, et al : Predicting survival from out-of-hospital cardiac arrest; a graphic model. Ann Emerg Med 1993 ; 22 : 1652-8. のデータから作図した図)

　早期では、心停止の約 8 割は心室細動/無脈性心室頻拍ですが、時間の経過とともに心静止に移行します。心静止には除細動は無効ですから、除細動が 1 分遅れると救命率（生存退院率）が 7 〜 10％低下すると言われます（図 5.15）。早期の除細動が大切な所以です。

　除細動のときに流すエネルギーは、従来の単相性（電流が一方向に流れる）の除細動器では 360 ジュール、最近の二相性（電流が両方向に流れる）の除細動器では 150 〜 200 ジュールとされています。二相性除細動器のほうが単相性よりも心筋への傷害が少ないといわれています。

（2）AED（automated external defibrillator）（自動体外式除細動器）

　AED は、内蔵するコンピュータが心電図を解析して除細動の適応を判断してくれる除細動器です（図 5.16）。

● AED の操作方法

　AED の操作は簡単で、

　①電源を入れる（除細動器の蓋を開けると自動的に ON になる機器もある）

　②電極パッドを図の表示にしたがって傷病者の胸壁に貼る（自動的に解析が始まる）

　③音声の指示により"ショック"のボタンを押す（このとき、誰も傷病者に触れてないことを確認しなければならない）

　の 3 つのステップからなります。

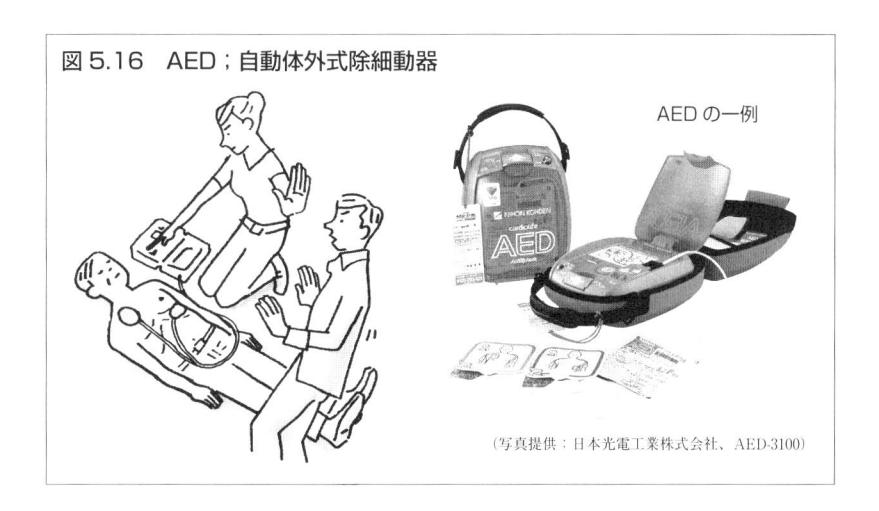

図 5.16　AED；自動体外式除細動器

AED の一例

(写真提供：日本光電工業株式会社、AED-3100)

● AED 操作の留意点

以下にまとめます。

・パッドの貼付位置は右前胸部と左側胸部が原則であるが、前胸部と背面、心尖部と背面も容認される。乳房への貼付は避ける。胸毛が濃い場合には、パッド貼付の前に除毛を考慮する。
・小児には小児用パッドを使用する。小児用パッドがない場合には、成人用パッドで代用する。成人に小児用パッドを用いてはならない。
・ペースメーカーなどを植え込まれている傷病者では、パッドを膨らみから 8 cm 以上離すのが理想的とされている。
・電気ショック後は、脈の確認やリズムの解析を行わずに胸骨圧迫を再開する。

● PAD の普及

　AED は操作が簡単で安全に使用できることが確かめられており、AED を人の集まる空港、駅、学校などに設置して、人が倒れたらそばにいる人がただちに除細動を行えるようになっています。このシステムを PAD (public access defibrillation) と呼んでいます。わが国では平成 16 年（2004 年）から一般市民も AED を使用できるようになりました。AED の設置は急速に進められ、駅や学校で AED をしばしば目にするようになりましたが、一般市民に対する教育啓発が進んでおらず、わが国における PAD の

普及はこれからの課題です。

ベル「最近では、医療がどんどん高度化していることは知っていたけど、救急医療を取り巻く環境も変わりつつあるんだね、先生。一般市民が"電気ショック"をする時代が来たなんて、すごいね」

先生「まったく驚きだ。AEDが安全で簡単に使用できる機器として開発されたお陰だね。ところでベルちゃん、心肺停止の傷病者が病院へ搬送されたら、気管挿管や薬剤の投与などが行われることになる。これを二次救命処置（ALS）と呼んでいるが、これについては別の機会に話してあげよう。以上が心肺蘇生法の概略だけど、ここで気道異物についても触れておこう。正月になると、お年寄りが餅をのどに詰まらせて窒息する記事をよく見かけるね」

ベル「ベルはお餅を食べないから窒息の心配はないや」

先生「欧米では餅はないけど、肉片による窒息が多いよ。ベルは肉が好きだから、気をつけなくちゃ」

5.5 異物による気道閉塞と異物除去

（1）窒息時のサイン

食事中に急に声が出なくなったり、ヒューヒューといった呼吸音が聞こえるときは、気道に異物が詰まったことによる窒息が考えられます。傷病者は声を出せないので、世界共通のサインで自分が窒息であることを周囲に知らせます（図5.17）。

（2）対応

窒息には咳をするのが最も有効ですから、傷病者に意識がある場合には咳をさせるように努めます。

自分で喀出（咳で吐き出すこと）できない場合には、腹部突き上げ法（ハイムリック法（図5.18））や胸部突き上げ法、または背部叩打法を組み合わせて繰り返し行います。

腹部突き上げ法は横隔膜を下から押し上げて気道内圧を上げ、咳と同じ効果を期待するものです。まず、背部から傷病者を抱え、「異物をとってあげますから、楽にしてください」と傷病者を安心させます。こぶしを臍

図 5.17 窒息時のサイン

チョークサイン

図 5.18 腹部突き上げ法

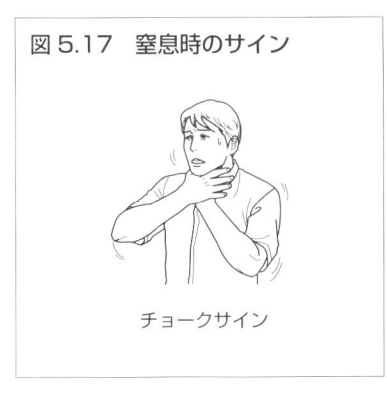

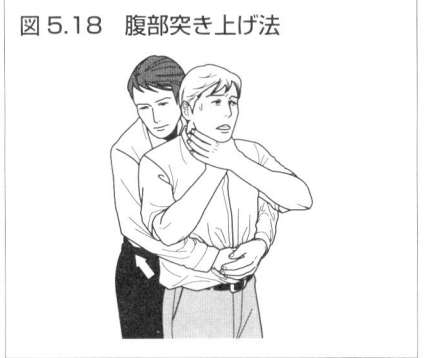

のやや頭側に置いて、上腹部正中を素早く上方に圧迫します。

　胸部突き上げ法も腹部突き上げ法と同じ手技で実施します。手を胸骨圧迫と同じ胸骨の下半分に置き、救助者に向かって素早く引きます。腹部突き上げ法が出来ない妊婦や肥満者に有効です。

　また、腹部突き上げ法ほど有効ではありませんが、手のひらの基部で傷病者の背中（左右の肩甲骨の中間あたり）を強く何度も連続して叩く方法もあります（背部叩打法）。乳児では頭部を下げて背部叩打と胸部突き上げ法を組み合わせて数回行います。

　意識のない傷病者には、ただちに心肺蘇生法を行います。意識のない窒息の傷病者で、口腔内に視認できる固形物があれば、指でつまみだします。

　救急隊員は、喉頭鏡という専門の器具を用いて口腔内を観察し、マギール鉗子を用いて気道異物を除去することができます（第 12 章参照）。

ベル「先生、心肺蘇生法はよくわかったけど、子供の場合も大人と同じように心肺蘇生法を行えばいいの？」

先生「ベルちゃんは心肺蘇生法に興味があるようだから、小児の心肺蘇生法についても少し話してあげよう」

5.6 小児の心肺蘇生法

(1) 小児の死因の特徴

　我が国の人口動態統計では、5〜14 歳の死因の第 1 位は不慮の事故になっており、その内訳を見ると、交通事故、誤飲・誤嚥、溺水、火災など

がおもな死因です。これらは予防可能な事故によるものであり、周囲の大人の責任と言えます。一方、15〜19歳では自殺が死因の1位です。このように小児の場合、心臓に原因があって突然の心停止になることは少なく、呼吸停止が先行して心停止に至ることが多いのが特徴です。

(2) 小児の心肺蘇生法

　一般市民が小児に対して心肺蘇生法を行う場合は、市民（成人）用BLSのアルゴリズムに従います。

　医療従事者、救急隊員および日常的に小児に接する市民による場合は、医療用BLSの手順となります（図5.19）。以下、小児一次救命処置（PBLS）のポイントを説明します。

●気道の確保

　頭部後屈あご先挙上法もしくは下顎挙上法により気道を確保して呼吸を観察します。小児は舌が大きいので、頭部後屈あご先挙上法で十分な換気ができないときは、下顎挙上法を併用します。

●脈拍の確認

　脈拍の確認については乳児では上腕動脈を、小児では頸動脈もしくは大腿動脈の拍動を確認します。脈拍が確認できても60/分以下の徐脈で、皮膚の蒼白やチアノーゼなど循環不良が明らかな場合は、心停止になるのを待たずにCPRを開始します。

●胸骨圧迫と人工呼吸

　小児の心停止において、救助者は人工呼吸と胸骨圧迫を組み合わせて行うのが望ましいとされています。また、小児における心肺蘇生法においても胸骨圧迫から開始することが推奨されています。

　胸骨圧迫については圧迫の部位、テンポは成人と同じですが、圧迫の強さは、胸壁が胸の厚さの約1/3沈む程度とします。人工呼吸の準備ができ次第、2回の人工呼吸を行ってから胸骨圧迫を開始します。一人法の場合は、30回の胸骨圧迫と2回の人工呼吸の組み合わせで1サイクルとし、二人法では15回の胸骨圧迫と2回の人工呼吸を組み合わせて1サイクルとします。

●除細動

　成人と同じように小児においても、心室細動（VF）と無脈性心室頻拍

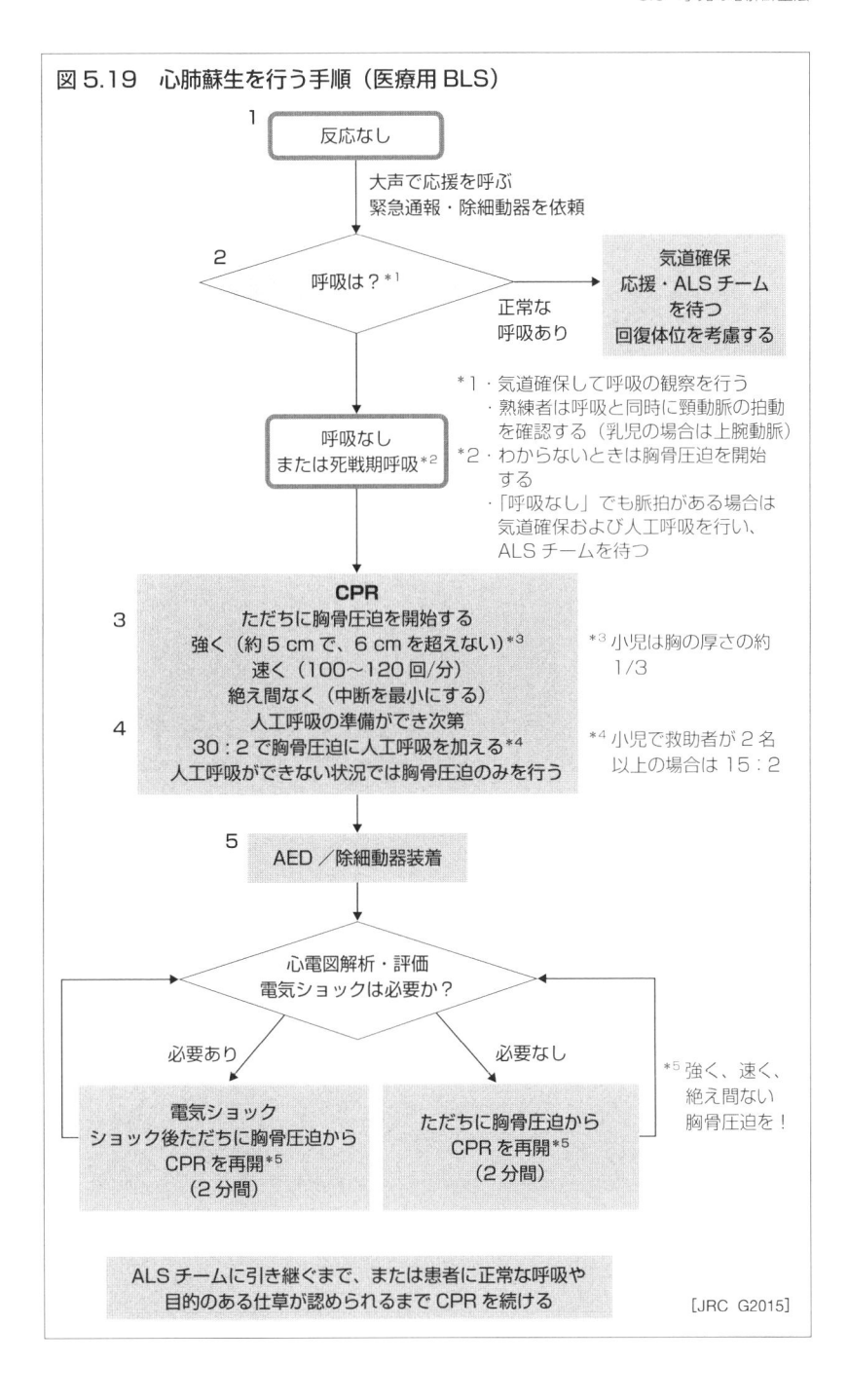

図 5.19 心肺蘇生を行う手順（医療用 BLS）

1. 反応なし
   - 大声で応援を呼ぶ
   - 緊急通報・除細動器を依頼

2. 呼吸は？*1
   - 正常な呼吸あり → 気道確保／応援・ALS チームを待つ／回復体位を考慮する
   - 呼吸なしまたは死戦期呼吸*2

*1
- 気道確保して呼吸の観察を行う
- 熟練者は呼吸と同時に頸動脈の拍動を確認する（乳児の場合は上腕動脈）

*2
- わからないときは胸骨圧迫を開始する
- 「呼吸なし」でも脈拍がある場合は気道確保および人工呼吸を行い、ALS チームを待つ

CPR

3. ただちに胸骨圧迫を開始する
   - 強く（約 5 cm で、6 cm を超えない）*3
   - 速く（100〜120 回/分）
   - 絶え間なく（中断を最小にする）

4. 人工呼吸の準備ができ次第
   - 30：2 で胸骨圧迫に人工呼吸を加える*4
   - 人工呼吸ができない状況では胸骨圧迫のみを行う

*3 小児は胸の厚さの約 1/3

*4 小児で救助者が 2 名以上の場合は 15：2

5. AED／除細動器装着

心電図解析・評価
電気ショックは必要か？
- 必要あり → 電気ショック／ショック後ただちに胸骨圧迫から CPR を再開*5（2 分間）
- 必要なし → ただちに胸骨圧迫から CPR を再開*5（2 分間）

*5 強く、速く、絶え間ない胸骨圧迫を！

ALS チームに引き継ぐまで、または患者に正常な呼吸や目的のある仕草が認められるまで CPR を続ける

[JRC G2015]

(pulseless VT) に対しては早期の除細動が極めて重要です。未就学の小児には、放電エネルギーが低い小児用パッドを使用しますが、小児用パッドがない場合は成人用パッドで代用します。

ベル「先生、ありがとう。ここまでできたら心肺蘇生法も完璧だ。人の生命を救う仕事って、とてもたいへんだね。でもやりがいがあっていいな。僕も医学部に行きたいな」

先生「ベルちゃんはイヌだから医学部にはいけないよ。先生と仲良くしてくれるのが一番だ」

第 5 章のまとめ

- 一般市民が行う心肺蘇生法を一次救命処置（BLS）、さらに医師が医療器具や医薬品を用いて行うものを二次救命処置（ALS）という。
- 心停止の予防、迅速な119番通報、心肺蘇生法（CPR）、除細動から二次救命処置へつなぐことを「救命の連鎖」と呼ぶ。
- 心肺停止の判断は、まず意識の確認から行う。
- 心肺蘇生法の CAB は、chest compression（胸骨圧迫）、airway（気道の確保）、breathing（人工呼吸）をいう。
- 心肺蘇生法は、根本的な治療が行われるまでの時間かせぎである。
- 心停止後早期には心室細動が多く、除細動が唯一の根本的治療である。
- 心停止（心室細動）で除細動が1分遅れると救命率（生存退院率）が7〜10％低下する。
- 最近日本でも一般市民が自動体外式除細動器（AED）を使用できるようになり、公共の場所で AED の設置が進んでいる。
- 異物による気道閉塞には、腹部突き上げ法（ハイムリック法）、胸部突き上げ法あるいは背部叩打法を行う。

心肺蘇生法を身につけたいと思うのですが…

● 心肺蘇生法を行ってうまくいかなかったら責任を問われるのですか？

ある調査によると、一般人が応急手当をしない理由として
「手当ての方法がわからない──73％」
「うまくいかないと責任を問われかねない──36％」となっています。

一般論としては、善意で行われた応急手当は緊急避難行為と考えられ、刑事上および民事上の責任を問われることはありません。日本には具体的な法律はありませんが、アメリカでは「よきサマリア人法」があり、善意の行為による結果は免責されることになっています。

「よきサマリア人法」は、新約聖書の中にある「強盗に襲われて倒れている旅人を、通りかかった司祭ですら助けずに行ってしまったのに、異邦人であるサマリア人が介抱して旅屋に連れて行った」とする話に由来しています。

● BLS の講習はどこで受けられるのでしょうか？

日本赤十字社（日赤）の各支部、自治体の消防機関のほか、各種民間教育普及団体が講習会を開いています。近くの消防署で尋ねるのがよいでしょう。

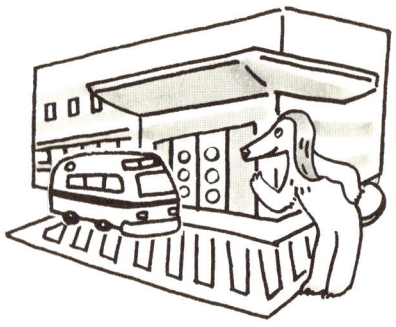

第6章 救命救急センターの見学

先生「今朝も散歩には絶好の日和だね。ベルちゃん、そんなに引っ張らないでおくれよ」

ベル「ごめんね、先生。気分がいいと、足も自然と速くなってくるから。ところで、先日救急車で運ばれた人はどこへ行ったのかな」

先生「あのお宅のご婦人はかなりのお歳で、救急隊が心肺蘇生法を行っていたから、救命救急センターに搬送されたのかも知れないね」

ベル「じゃあ、先生の勤めている病院へ運ばれたのかな」

先生「私の勤めている救命救急センターはここから離れているから、どこか近くの救命救急センターに搬送されたんじゃないかな」

ベル「先生は僕を連れて散歩すると、すれ違う見知らない人から"素敵なワンチャンですね"とか言われて鼻高々だもの。僕も先生を主人にもって誇りに思っているけど、先生がどんなところで働いているのか知らないのは困るよ。先生、今度ぜひ救命救急センターを見学させてよ、いいでしょう」

先生「ベルちゃんに頼まれると弱いな。それじゃ、救命救急センターに案内してあげよう。でも、その前に予備知識を持ってもらわないとね」

6.1 救命救急センターの整備

(1) 救命救急センターの設置のきっかけ

救命救急センターとは、救急医療の専門施設です。救急医療懇談会報告

「当面とるべき救急医療対策について」(昭和51年(1976年))に基づいて厚生省(当時)が策定した「救急医療対策実施要綱」(昭和52年)で設置されることになったものです(p. 6参照)。救急医療を初期救急、二次救急、三次救急と重症度に応じて3層構造で整備を進めることになったものの、当時は重症救急患者を収容する三次救急医療施設がなかったために、国が補助金を出して救命救急センターの全国的な設置を始めました。

(2) 救命救急センターはどこに設置されたのか

●地域ごとに整備

救命救急センターは、地域医療計画に基づいて、都道府県が整備を進めてきました。当初は人口100万に1か所の設置を目標にしていましたが、以来四半世紀が過ぎ、現在270余の救命救急センターが設置されています。単純計算では当初の目標はすでに達成されていますが、センターの偏在が見られるため、地域によっては不十分のところもあります。

●病院に併設、または単独の施設として設置

救命救急センターは都道府県が補助金を国と折半して設置しています。これまでの国立大学(現在は国立大学法人)は最近まで国(文部科学省)の施設でしたが、都道府県が国に補助金を出せないため、旧国立大学の附属病院には救命救急センターが原則としてできませんでした。したがって、多くは県立病院、私立病院、日赤、済生会などの公立あるいは公的病院と、私立医科大学の附属病院に併設されています。大阪府立千里救命救急センター(現在は運営体が済生会に移っています)のように、救命救急センター単独の施設も全国に数か所あります。

●高度救命救急センター

救命救急センターのうち、四肢切断、広範囲熱傷、急性中毒などの特殊疾病患者の治療を確保する目的で、地域の中核的施設を高度救命救急センターとして整備しています。しかし、実態は一般の救命救急センターと変わらないと思っていいでしょう。

●地域救命救急センター

一般の救命救急センターは病床数(ICUベッドを含む)20〜30床ですが、人口密度の低い地域に三次救急医療施設を確保する目的で、10床規模の"地域救命救急センター"(新型救命救急センターと呼ばれています)の全

国的な整備も行われています。

6.2 救命救急センターの中の様子

(1) 救命救急センターの設備、スタッフ

　救命救急センターは、24時間重症の救急患者を収容するために、専用のベッド、専用の集中治療室（ICU）、救急蘇生室、緊急検査やX線撮影（CTなどを含む）のための設備などを整備しています。施設によっては、専用の手術室やヘリポートを設置しているところもあります。

　また、いつでも重症救急患者を治療することができる医師、看護師などの人的資源も確保しておかなければなりません。運営の責任者となるセンター長には、日本救急医学会の指導医などの資格を有する救急医療の専門家が求められています。救命救急センターでは、24時間の重症救急患者の診療を行うばかりでなく、医師、研修医、医学生、看護師、救急救命士などへの臨床教育をすることも大きな任務です。したがって、救命救急センターではいろいろな職種の関係者が仕事や研修をしています。

(2) 救命救急センターに運ばれた患者さんの流れ

　救命救急センターでの患者さんの流れは、①**救急蘇生・初療室**、②**集中治療室（ICU）**、③**重症患者室**、④**一般病室**、となります。

　①**初療室**：蘇生用ベッド、除細動器や緊急医薬品、心電図モニター、超音波検査装置、X線撮影装置など、蘇生や緊急処置に必要な器材が揃っています。また、超緊急時には蘇生ベッドが手術ベッドに早変わりして、緊急開胸術や開腹術が行われます。（図6.1①）

　②**集中治療室（ICU）**：蘇生に成功した、あるいは救急処置を済ませた重症救急患者は、集中治療室（ICU、p. 183参照）に移動します。ICUは、intensive care unitの略で、いろいろな高度の医療機器を駆使して患者の呼吸・循環を安定させます（図6.1②）。代表的な機器は、人工呼吸器です。コンピュータ制御により患者さんの状態に応じた呼吸の管理ができる優れものです。

　人工呼吸器や血液浄化のための機器など高度で複雑な医療機器を安全に使用するには、専門的知識を持つ人の協力が必要であり、臨床工学技士（medical engineer；ME）がその任を担っています。

図6.1 救命救急センター

①救急初療室と蘇生用ベッド　　②救命救急センターICUの様子

(写真提供：帝京大学医学部附属病院救命救急センター)

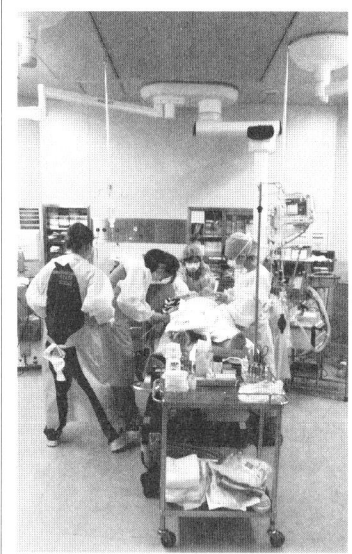

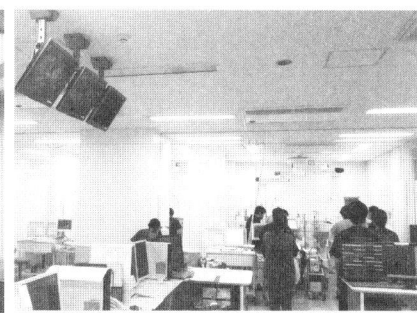

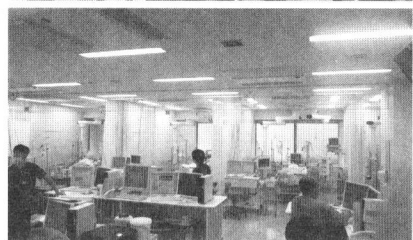

（3）救命救急センターの運営

　救命救急センターの運営や診療形態は、センターの置かれた地域や施設の状況によって異なります。

　大学病院のように人材の豊富な施設では、救命救急センター専属の医師がチームを作って治療に当たっています。高い医療水準を保つには、その領域の専門医を揃えておく必要があり、外科、内科（とくに循環器）、脳神経外科、整形外科、集中治療専門医などがチームを作っています。

　一般病院に併設された救命救急センターの多くでは、コアとなる救急医や集中治療医が救命救急センターに専従し、各診療科の医師が適宜協力する体制をとっています。

6.3 どんな患者さんが救命救急センターに搬送されるのか

　東京などの大都会では、救急隊が重症救急患者を選別して直接救命救急センターへ搬送していますが、地方では二次救急医療施設を経て重症患者

図 6.2 救命救急センターにおける病態別患者割合

- 心肺停止 26%
- 重症疾病 59%
- 重症外傷 14%
- 急性中毒 3%
- 重症熱傷 2%

帝京大学医学部附属病院救命救急センターで2013年4月〜2014年3月に治療した約2200例の病態別患者割合

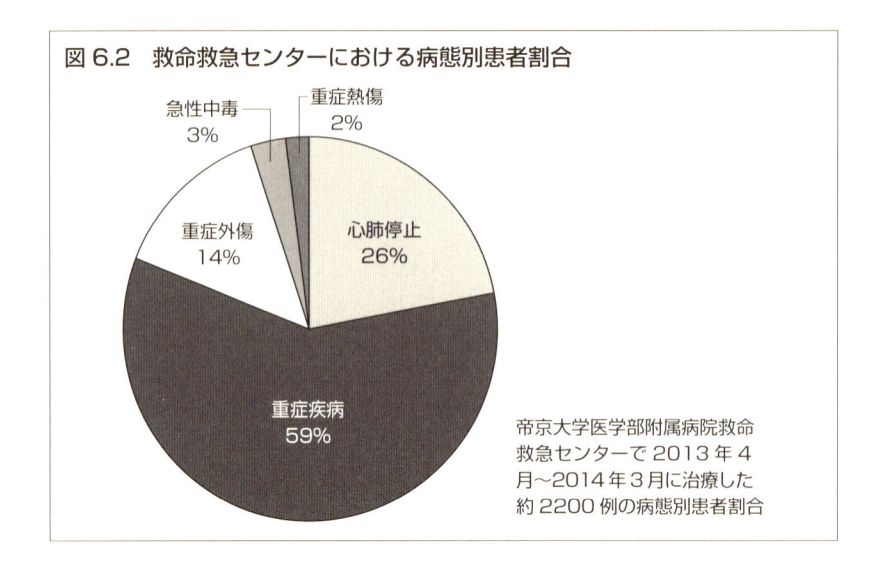

が救命救急センターに転送されることが多いようです。

　救命救急センターの対象とする患者の病態も地域によってさまざまです。本来救命救急センターは、重症の三次救急患者を収容する目的で整備されたものですが、地域の事情、あるいは施設の事情で三次救急患者のみでなく二次救急患者にも対応している施設も多く見られます。さらには、初期救急患者を含むすべての救急患者に対応している施設もあります。重篤な患者を救命するという本来の目的に支障がなければ、どのような診療形態であってもいいのでしょう。

　帝京大学医学部附属病院救命救急センターで2013年4月から2014年3月にかけて治療した患者約2200人の病態別患者割合を図6.2に示します。1985年（昭和60年）前後には、外傷患者が過半数を占めていましたが、高齢化社会の現状を反映して次第に疾病の患者の割合が増加し、約60%を占めるまでになっています。

ベル「救命救急センターというのは、24時間休みなく動いているたいへんな施設だね。先生は、そんな厳しい職場で長年働いて、そのうえ、ベルの面倒まで見てくれるんだから尊敬するよ」

先生「先生だって若くて元気な時代があったからね。そのときは、不眠不休で患

者さんのために頑張ったものだよ。でも今は、元気のいい救急医が頑張ってくれているおかげで、こうやってベルちゃんと楽しく過ごす時間が作れるんだよ」

ベル「ところで先生、救命救急センターに来る重症の救急患者さんは全体の救急患者さんからみるとほんの一部でしょう？ ほかの多くの救急患者さんはどんな施設に行くの？」

先生「患者さんが自分で行くときには、かかりつけの病院へ向かうのが普通だね。救急車で行くときは、救急隊員が患者さんの重症度を判断して搬送先の病院を選別している。重篤でない患者さんは、救急患者を受け入れている一般の病院（二次救急病院）へ搬送される。この選別する作業を"トリアージ*"と呼んでいる。だから救急隊員には、患者さんの重症度を適切に判断する能力が求められることになる。救命救急センターを併設している病院では、軽症も中等症も重症の患者もすべてに対応可能だよ。先生のT大学病院では、重症患者を救命救急センターが引き受け、中等症以下の患者さんは救急外来で救急医療の専門医と各科の先生が一緒に対応している」

ベル「なるほどね。でも各科の先生はそれぞれに予定の仕事があるから待たされるのが心配だな。ベルが患者の立場で考えると、重症でも軽症でも救急対応の先生がすぐ診てくれる病院があるといいね」

先生「ベルは欲張りなことを考えるね。でも患者の立場になるともっともかも知れない。ベルは海外TVドラマの『ER』を見たことがあるかい」

ベル「『ER』は何度も見たことがあるけど、緊迫感があってとても面白いよ。英語は理解できないけど、生き生きとした医師の仕事振りが印象的だ。何か"ER"が関係あるの？」

先生「東京都の石原知事（当時）が"東京ER"と称して、軽症から重症まですべての救急患者に対応する救急医療部門を2001年に都立病院に設置した。それでは、"東京ER"を簡単に紹介してあげよう」

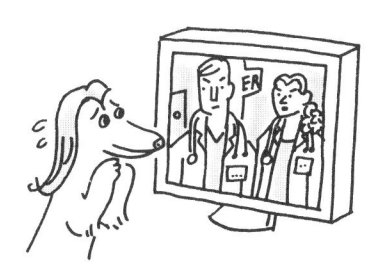

---

*[トリアージ] p. 217 参照

column　東京 ER

　"東京 ER"は、石原都知事（当時）が選挙公約に掲げた医療施策で、ER とは emergency room（救急処置室）の略です。患者は自分で重症度を判断できないのだから、とにかく ER へ行きます。そこでは救急医が初期治療をしたうえで、関係する診療科の医師に引き継いで治療を続ける流れになっています。

　最初にできたのは、"東京 ER・墨東"です。都立墨東病院には救命救急センターがあり、これに各診療科から独立した救急診療科を開設して内科、外科、小児科の医師からなる ER 型救急医を配置しました。医師は交代でないと勤まらないので、多数の医師を確保しなければなりません。都立墨東病院につづいて、都立広尾病院、都立府中病院（現在は多摩総合医療センター）にも"東京 ER"を開設しました。医師の確保が困難なことから、どこでも採用できるシステムではありませんが、救命救急センターを設置し、医師を多く抱える大学病院を中心に"東京 ER"と同じような救急部の運営が拡がっています。

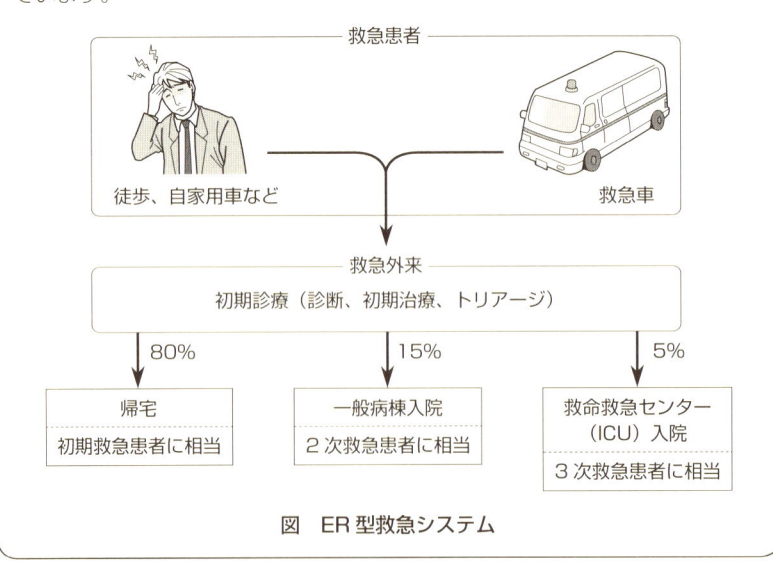

図　ER 型救急システム

第 6 章のまとめ

- 救命救急センターは三次救急医療施設であり、救急医療の最後の砦である。
- 昭和52年（1977年）から整備が始められ、当初は人口100万に1か所が目標であった。
- 全国にはすでに270余の救命救急センターがある。
- 地域の中核となる救命救急センターは、高度救命救急センターと呼ばれる。
- 二次医療圏（人口約30万）に地域救命救急センターが整備されつつある。
- 救命救急センターには、救急蘇生室・初療室、集中治療室（ICU）などがある。
- 専属の救急医が核となり、各科の協力を得て運営しているセンターが多い。
- 救命救急センターの患者受け入れ体制は、重症救急患者のみを対象とする施設から、すべての救急患者を受け入れる施設まであり、多様である。
- 都市部では救急隊による直接搬送、地方では二次病院からの転院搬送が多い。

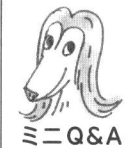

ミニQ&A

Q：医学生はみな救命救急センターで研修するの？

すべての医科大学に救命救急センターがあるわけではありませんので、すべての医学生がみな救命救急センターで実習を受けるわけではありません。しかし、大学病院には、何らかの救急部門があり、ほとんどの医学生が救急医療の実習を受けています。研修医（卒業して医師免許取得後の2年間）は、救急部をローテーションして、救急医療の研修を受けることが義務となっています。

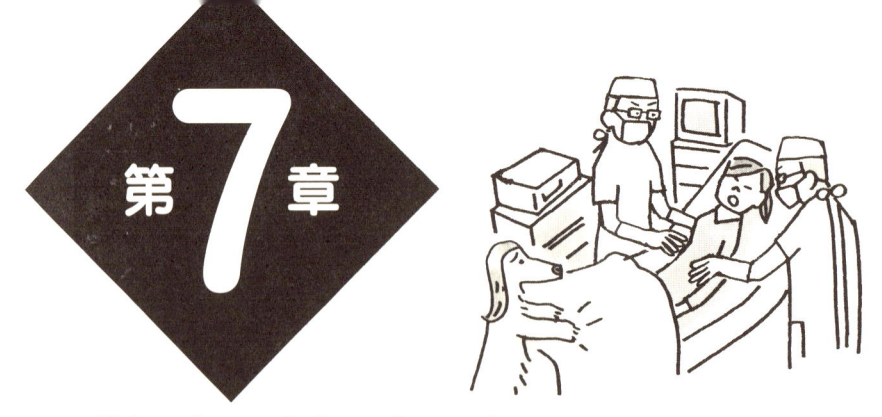

第7章
救急蘇生室での救命処置（二次救命処置；ALS）

　ベルちゃんは以上の予備知識を持って、先生に連れられてT大学病院救命救急センターを訪問した。救命救急センターの前のスペースには、東京消防庁の救急車が3台止まっていた。

ベル「うあー！　救急車が3台も待っているよ」

先生「救急患者さんを搬送してきたら、いろいろな情報を医師に伝えてから消防署に引き返すのさ。その間は、こうして待っているのだよ。病院の先生も早く救急隊員を帰してあげないと、次の搬送に支障を来すことになるので注意しないとね。さあ、それでは医局へ行って先生方にご挨拶してから案内してあげよう」

ベル「うーん、なんだか僕怖いな。でも先生と一緒だから、大丈夫だよね」

　　　リリリリリーン、リリリリリーン、リリリリーン、……。

ベル「先生、電話が鳴っているよ。あっ、あそこにある赤い電話だ」

先生「ベルちゃん、その電話に出たらだめだよ。東京消防庁災害救急情報センターとのホットライン（患者受け入れ専用電話）で、救急要請があるときに鳴るんだ」

ベル「どんな患者さんが来るのかな。命には別状がないといいけど」

先生「CPAOA*の患者さんだということだ。救急蘇生室へ行ってみよう」

ベル「CPAOAって何？」

＊[CPAOA]　cardiopulmonary arrest on arrival の頭文字を取ったもの。来院時心肺停止状態（病院に運び込まれたときに、すでに心肺停止の状態であること）を指す。

先生「心肺停止で運び込まれたということだ。すぐに心肺蘇生法が始まるよ。みなが忙しく準備をしているから、邪魔にならないようにしよう」

ベル「患者さんが運ばれてきた。ストレッチャーの上で救急隊員が胸骨圧迫をしているよ。すごいなあ！　ストレッチャーから蘇生用ベッドに移したら、救急隊員に代わって救急医の先生が胸骨圧迫だ。BLS（Basic Life Support、一次救命処置）で教えてもらったバッグ・バルブ・マスクで換気している。あっ、心電図モニターが付いたみたいだ」

先生「VF（心室細動）だね。ただちに除細動だ」

ベル「除細動器を使って先生に教わった通りに進んでいるね。別の先生は上肢と下肢に点滴のための静脈路を確保しているし、こちらの先生はバッグ・バルブ・マスクをとって口からチューブを入れているよ。先生、これは何をしているの？」

先生「気管挿管といって、確実な気道確保をしているのだよ、ベルちゃん。それからこちらの先生は、先ほど確保した静脈路から蘇生薬を投与している。おそらくアドレナリンだろう」

ベル「前に先生から教わった BLS と違って、病院では複雑な蘇生法をするね」

先生「基本的には、BLS と二次救命処置（ALS）は同じ原理だけど、BLS は ALS をするまでのつなぎだ。ALS で行われる内容や手順は国際的なガイドラインで定められており、ACLS（advanced cardiovascular life support）と呼ばれている。病院での ALS をいかに早く開始するかが生死を分けることにもなる。せっかく現場を見たから、ベルちゃんに ALS について話してあげよう」

7.1 二次救命処置の ABCD

(1) ALS の ABCD

　医師が器具や医薬品を使用して行う心肺蘇生法を、二次救命処置（BLS に対して ALS；advanced life support と呼ばれる）といい、その国際的ガイドラインが ACLS と呼ばれています。ALS は独立したものではなく、BLS に引き続き行われる心肺蘇生のための手技と手順です。

　BLS は "**CAB**" からなっていましたが、ALS は "**ABCD**" からなっています。**A** は Airway（気道確保）で、気管挿管と外科的気道確保が含ま

れます。Bは Breathing（呼吸）で、バッグを用いて酸素を投与するとともに、酸素化と換気が適切に行われているかを確認するものです。Cは Circulation（循環）で、静脈路を確保するとともに、心肺蘇生に必要な薬剤を投与します。Dは Differential Diagnosis（鑑別診断）で、治療可能な原因を探索し、確認し、治療することです。では、A（Airway）とC（Circulation）について説明します。

A ：Airway

●気管挿管

気管挿管*は、気管の中にチューブ（図7.1）を挿入し、チューブに装着しているカフを膨らますことにより気密性を保つ、最も確実な気道確保の方法です。万一嘔吐したときにも、吐物の誤嚥を防止することができます。気管挿管は、全身麻酔による手術で一般に施行されている手技です。

ベル 「あれ、BLSのときに教えてもらった気道確保の方法に、ラリンゲアル・マスク・エアウエイがあったよね。気管挿管の場合も、ラリンゲアル・マスクの場合もどちらも、口からチューブやマスクを入れてているみたいだけど、何か大きな違いがあるの？」

先生 「ラリンゲアル・マスクは喉頭入り口全体を覆って、空気の道筋を確保する

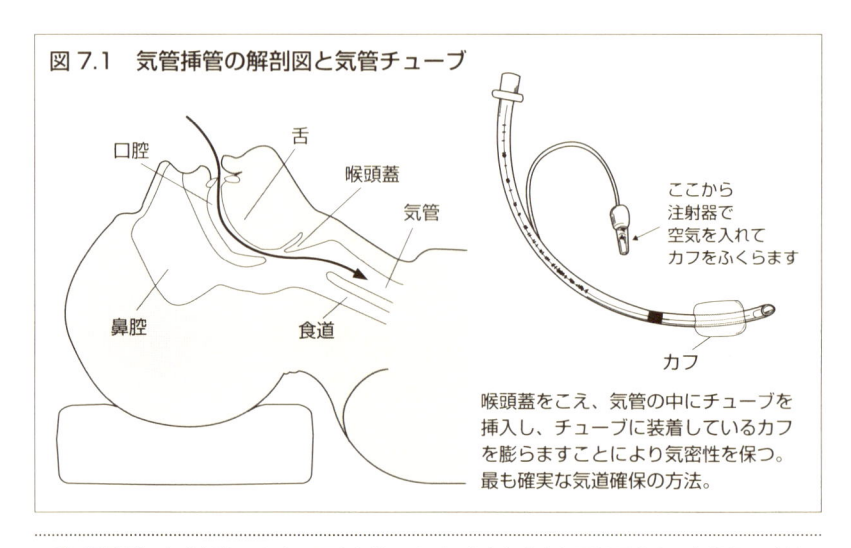

図7.1 気管挿管の解剖図と気管チューブ

喉頭蓋をこえ、気管の中にチューブを挿入し、チューブに装着しているカフを膨らますことにより気密性を保つ。最も確実な気道確保の方法。

＊［気管挿管］ 気管挿管は高度な医療行為ですが、救急救命士処置範囲拡大の象徴的な手技として議論がなされた結果、訓練を受けた救急救命士が平成16年（2004年）7月から適応のある心肺停止傷病者に対して施行することが認められています。

から、固定性と気密性に問題がある。一方、気管挿管の場合は、直接気管にチューブを入れるのでより確実な気道確保ができるのだ」

ベル「なんだか難しそうだね」

【気管挿管の方法（概略）】

①喉頭鏡を用いて舌を左側上方に圧排すると喉頭蓋が確認できる。喉頭鏡を前上方に持ち上げる（喉頭展開と呼ぶ）と声門が見えてくる（図 7.2）。
②気管チューブ（内径；男性 7.5 mm、女性 7.0 mm）を声門を通して挿入し、カフの近位端が声門を 1〜2 cm 過ぎたところでチューブを固定する。
③空気を注入してカフを膨らませ、確実にチューブが気管に入っていることを胸腹部の聴診などで確認する。新ガイドラインでは、呼気 CO_2 濃度の変化を描出するカプノメータ*の使用が薦められている。

気管挿管後は、バッグ・バルブ（p. 54 図 5.12 参照）を気管チューブに接続して換気を行う。

気管挿管を行うには、心肺停止など傷病者の意識がないことが条件です。意識があると筋緊張が起こり、そのため開口や喉頭展開ができず、気管挿

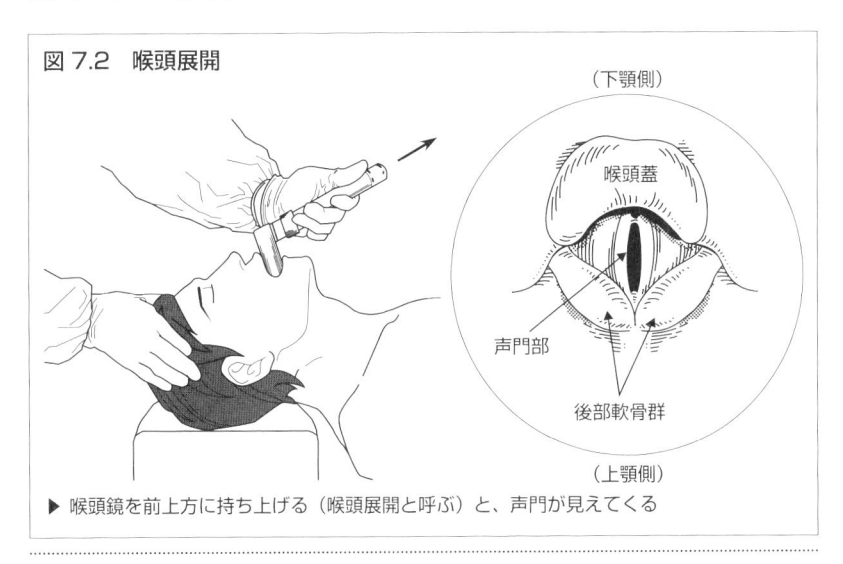

図 7.2 喉頭展開

（下顎側）
喉頭蓋
声門部
後部軟骨群
（上顎側）

▶ 喉頭鏡を前上方に持ち上げる（喉頭展開と呼ぶ）と、声門が見えてくる

＊[カプノメータ]　人は酸素を肺に取り込み、二酸化炭素（CO_2）を肺から排出しています。呼気中の CO_2 を検出することにより気管チューブが確実に気道内にあることを確認できます。カプノメータは経時的に呼気 CO_2 の濃度をみるものです。また、カプノメータは CPR 中の自己心拍の再開（ROSC）を早期に確認するのにも役立ちます。

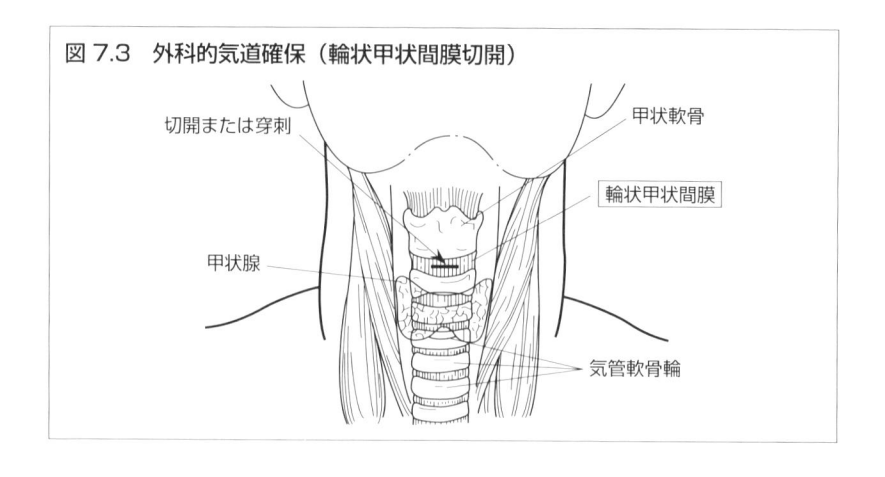

図7.3　外科的気道確保（輪状甲状間膜切開）

切開または穿刺
甲状軟骨
輪状甲状間膜
甲状腺
気管軟骨輪

管はきわめて困難となります。意識のある患者に気管挿管を行うこともありますが、その場合には鎮静薬と筋弛緩薬を投与して行います。

● **外科的気道確保**

気管挿管が困難な場合には、外科的気道確保が行われることがあります。輪状甲状間膜（靱帯）を切開してチューブを挿入する方法です（図7.3）。

C ： Circulation

● **心肺蘇生法で使用する救急医薬品の投与**

①酸素：心肺停止の原因にかかわらず、100％酸素による人工呼吸を行います。循環が改善していれば、酸素投与により動脈血酸素分圧、動脈血酸素飽和度（SpO_2、p.164参照）が上昇して、組織の酸素化が改善されます。

②輸液：救急薬は静脈内に投与されなければ期待する効果が得られません。いつでも救急薬を投与できるように静脈路を確保しておく必要があり、そのために輸液が行われます。また、外傷による出血などで循環血液量が減少している場合には、血液量を増やすために輸液が行われます。どちらの目的であっても、乳酸リンゲル液（p.190参照）が使用されます。

③心肺停止に使用する代表的救急薬とその使用法を表7.1に示します。

● **静脈路確保**

救急薬を投与するためには、静脈路を確保する必要があります。末梢静脈を穿刺*するのが原則であり、上肢の肘窩、手背などの表在静脈が選択されることが多いのです（図7.4）。

表 7.1 心肺停止時の代表的救急薬

薬品名	適応	用量と用法	注意
アドレナリン（ボスミン®）	電気的な除細動を行っても心室細動または無脈性心室頻拍が持続するとき、無脈性電気活動または心静止のとき	1 mg（1アンプル）静注（静脈注射）3〜5分毎、胸骨圧迫を継続	心静止での第一選択薬。
リドカイン（キシロカイン®）	心室細動または無脈性心室頻拍に対し、アドレナリンでも除細動されない場合	1〜1.5 mg/kgを静注。5〜10分毎に0.5〜0.75 mg/kgで総投与量は3 mg/kgまで	
硫酸アトロピン	心静止または徐脈性PEA	1 mg（2アンプル）静注3〜5分毎。最大0.04 mg/kg	
バソプレシン（ピトレシン®）	心室細動または無脈性心室頻拍	40単位を1回静注	日本では保険適応外
炭酸水素ナトリウム（メイロン®）	代謝性アシドーシスに対して	1 mEq/kgを静脈内投与。7%：0.833 mEq/mL、8.4%：1 mEq/mL	

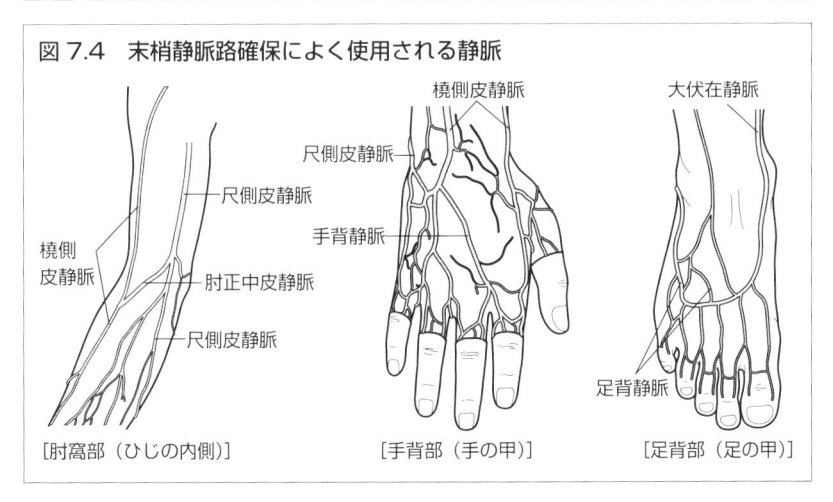

図 7.4 末梢静脈路確保によく使用される静脈

[肘窩部（ひじの内側）] 橈側皮静脈／尺側皮静脈／肘正中皮静脈／尺側皮静脈

[手背部（手の甲）] 橈側皮静脈／尺側皮静脈／手背静脈

[足背部（足の甲）] 大伏在静脈／足背静脈

　心肺停止患者ではしばしば末梢静脈の確保ができないことがあります。その場合には、鎖骨下静脈、大腿静脈、内頸静脈などの大きな静脈を穿刺

＊[穿刺]　一般に、針などのとがった物体で身体の組織、臓器を刺すことを穿刺といいます。静脈を刺すときは静脈穿刺といいます。輸液など一定時間以上穿刺針を静脈内に入れておく必要があるときは、静脈留置針と呼ばれる外筒の付いた穿刺針を用います。

図7.5 中心静脈確保によく用いられる大きな静脈

- 内頸静脈
- 外頸静脈
- 鎖骨下静脈
- 尺側皮静脈
- 大腿静脈

▶ 末梢静脈の確保ができない場合には、鎖骨下静脈、大腿静脈、内頸静脈などの大きい静脈を穿刺する

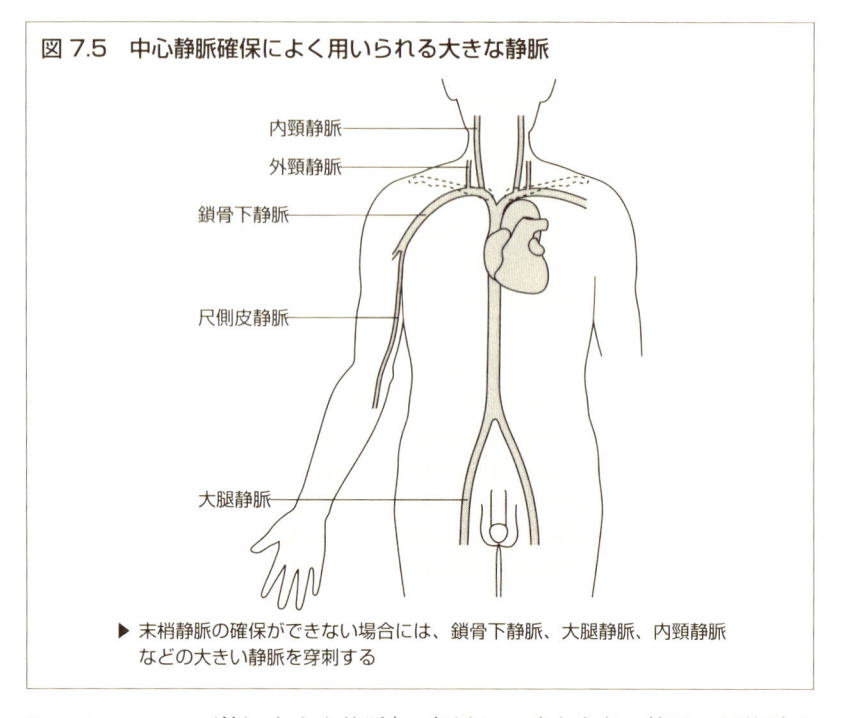

してカテーテル（管）を中心静脈*に留置し、重症患者の管理や経静脈栄養に用います（p.170参照）（図7.5）。

ベル「先ほどから心電図モニターを見ていたけど、VF（心室細動）になったりPEA（無脈性電気活動）になったりして、ついには心静止になったよ（p.42図4.5参照）。僕も心電図モニターを見て、少しはわかるようになった、偉いものだ。胸骨圧迫をして30分は経ったかな。いつまで胸骨圧迫を続けるの、先生」

先生「難しい問題を取り出したね、ベルちゃんは。とくに決まってなくて、医師がその場で判断しないといけない。大体の目安としては、この患者さんのように30分間一生懸命に蘇生法を行っても不成功のときは、あきらめることが多い」

ベル「あっ、胸骨圧迫を中止して先生が何か家族に言っている。家族が急に泣き出したよ。おそらく患者さんが死亡したことを家族に告げたのだろうね。ベ

---

*［中心静脈］中心静脈という名称の静脈は存在しませんが、心臓に近い胸腔内の静脈、すなわち上大静脈を指します。

ルも涙が出てきたよ。ヒトが死ぬのを傍で見るのは初めての経験だからね」
先生「それでは、別の部屋で少し話を続けよう」

7.2 心肺蘇生法に関わる倫理的、法的問題

(1) 倫理的問題

　心肺蘇生法の開始、中止、断念には倫理的問題がともないます。心肺蘇生法は特殊な場合を除き開始しなければなりませんが、以下の場合には行わなくてもよいと考えられます。

　①死斑、死後硬直など死亡後時間が経過していることが明らかな場合。
　②救助者の安全が脅かされる場合。
　③癌の末期などで、家族が拒否する場合。

　中断が許されるのは、①心肺蘇生に成功した場合、②医師などに引き継いだ場合、③救助者に危険が迫る、あるいは疲労で続けられなくなった場合、などです。

　医師が心肺蘇生法を断念するのは、医学的な判断によります。一般に常温の場合、約30分が心肺蘇生法継続の目安となります。低体温や薬物中毒による場合は、もう少し長時間心肺蘇生法を継続することがあります。

(2) 法的問題

　医師法に、「医師が異常死体を検案したときには、24時間以内に所轄警察署に届け出なければならない」とあります。異常死体とは、①すべての外因死、②診療行為に関わる予期しない死亡、③死因が明らかでない死亡、と一般に理解されています。心肺停止患者は上記の③に相当するため、医師は死亡診断書ではなく異常死体として死体検案書を書くことになります。変死体とは異常死体のうち、犯罪性が疑われるか不明なものをいいます。

第 7 章 の ま と め

● 医師が器具や薬品を用いて行う蘇生法を二次救命処置（ALS）という。
● 二次救命措置の ABC は、airway（気管挿管）、breathing（バッグ・バルブによる換気）、circulation（輸液と薬剤投与）を指す。
● 気管挿管は最も確実な気道確保の方法である。

- 緊急で気管挿管ができない場合には、輪状甲状間膜を切開することがある。
- 救急薬として、アドレナリンのほか、リドカインや硫酸アトロピンなどが用いられる。
- 心肺蘇生法をいつ中止するかは、医師の判断に任ねられている。

---

column **ACLSの名称**

ACLSとは、厳密にはAdvanced Cardiovascular Life Supportの略で、アメリカ心臓協会（AHA）が実施する2日間の心肺蘇生と救急心血管疾患治療のための研修コースの内容を意味します。この中には、心肺蘇生法のほかに、急性冠症候群、不整脈、脳卒中などの治療法が含まれています。

ところが、日本では、ACLSが医師の行う心肺蘇生法の代名詞として一人歩きしており、用語の混乱が生じています。日本医師会では、開業医が2日間の研修を受けるのは時間的に困難なためにACLSをAdvanced Cardiac Life Supportとして、心肺蘇生法に特化した内容として捉え、1日コースの研修を進めています。

つまりACLSには2日のコース（cardiovascular）と1日のコース（cardiac）の2つの研修コースがあります。日本救急医学会では1日コースをACLSと区別するため、ICLS（Immediate Cardiac Life Support）と呼称して普及を図っています。本書では医師の行う心肺蘇生法をALSとしておきます。

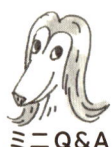

ミニQ&A

Q：心肺蘇生法と似た言葉に救急蘇生法がありますが、違いは？
救急蘇生法は、生死にかかわる重篤な傷病者を救命するために行われる手当、処置、治療で、心肺蘇生法と止血法が含まれます。

第8章

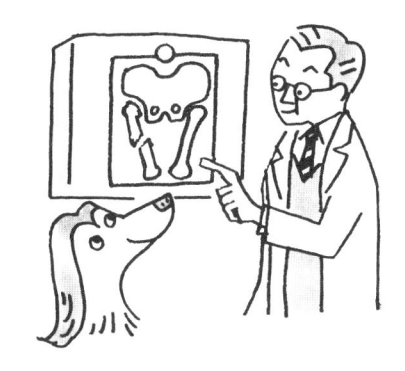

外傷

　ベルちゃんは、人が死ぬ現場を見るのは初めてだったので、悲しくて泣きべそをかいていた。口を大きく開け、赤い大きな舌を出したり引っ込めたりしながら気持ちを落ち着かせているようだ。そのとき、リリリリリーンとホットラインのベルが鳴った。医師も看護師さんも、休む間もなく足早に救急処置室へ向かった。

先生「外傷の患者さんが運ばれてきたようだけど、ベルちゃんはどうする。今度の患者さんは、命には別状はない様子だよ」

ベル「先生方や看護師さんの動きを見ているとベルも元気になってきた。外傷の患者さんを治療するところを、ベルにも是非見学させてよ」

先生「よし、わかった。さっそく救急処置室へ行ってみよう」

●●●

　先生とベルが救急処置室に入ると、いろいろな処置が始まっていた。心肺停止の患者さんと同じように口から気管チューブが挿入されており、両方の腕に点滴の液が滝のように落ちていた。一人の先生は、しきりと腹部に端子のようなものを押し当てて検査していた。

ベル「先生、患者さんのお腹に何かを当てて検査しているけど、何を見ているの？」

先生「あれは超音波検査、あるいはエコーといって、外傷患者の評価には欠かせない機器だよ。今は、腹腔に出血があるかどうかを調べている。終わったら、よく見せてあげよう」

ベル「この患者さんはどうして外傷を受けたのかな、まだ若い感じの人だけど」

先生「チームリーダーの先生に聞いたところでは、28歳の男性でオートバイを

第8章 外傷

運転中にワゴン車と衝突して10m位飛ばされたみたいだ」
ベル「へー、先生方はそれぞれ勝手に動いているようだけど、リーダーがちゃんといるんだ」
先生「それはそうさ。オーケストラだって指揮者がいなければ、音楽にはならないでしょう。重症外傷の治療はチーム医療の典型みたいなものだよ。チームには必ずリーダーがいなくちゃね。ベルと先生も2人（？）のチームだけど、リーダーは先生だよ」
ベル「わかっているよ。僕はいつでも先生の言うとおりに動いている。先生、患者さんがストレッチャーに移されて、どこかへ移動するみたいだ。手術室へでも行くのかな」
先生「今から地下の放射線室へ行って血管造影をするようだ。いい機会だから、ベルちゃんに外傷の講義をしてあげよう」

8.1 外傷の種類と受傷の状況

(1) 重症外傷の多くが鈍的外傷

外傷は大きく「鋭的外傷」と「鈍的外傷」に分けられます。「鋭的外傷」はナイフによる切創や刺創、銃器による銃創などであり、「鈍的外傷」は交通事故や高所からの墜落などによる損傷です。銃社会である米国の都市部では、銃創が重症外傷の4割を占めるといわれていますが、日本では銃創はきわめて少ないのです。日本の鋭的外傷の多くは刺創や切創ですが、これとて多くはなく、重症外傷の8割以上が鈍的外傷です。

日本で最も多いのは交通外傷で、歩行者、運転者などによって受傷形態が異なってきます。シートベルトを着用していない運転手が正面衝突すると、ハンドルで胸腹部を、ダッシュボードで膝蓋部を、フロントガラスで頭部を強打します（図8.1）。一方、シートベルトを着用していると、腹部にベルトが食い込んで腹腔内臓器が損傷されることがあります。また、歩行者が車にはねられると、複数の部位に損傷を受けることが多くなります（図8.2）。

交通事故はもちろんのこと、労働災害、自殺、海や山での事故、あるいは自然災害によるものなど、外傷の原因は多彩であり、多数の国民が犠牲となっています。

8.1 外傷の種類と受傷の状況

図 8.1　運転手の外傷

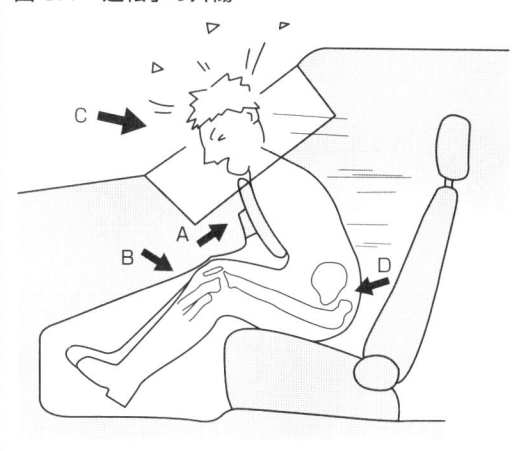

▶ 車を運転中、正面衝突すると、シートベルトをしていないと体が前方へ投げ出される。
ハンドルで胸腹部（A）、ダッシュボードで膝（B）、フロントガラスで頭部（C）を打ち付けることになり、それぞれ特徴的な外傷を生じる。
ダッシュボードでの外傷では、膝の外傷だけではなく、股関節や骨盤が損傷されることもある（D）。

図 8.2　歩行者の外傷

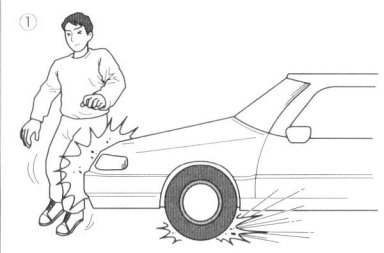

① 一次損傷（衝突損傷）：車との一次衝撃により歩行者の下腿、大腿に損傷が生じやすい

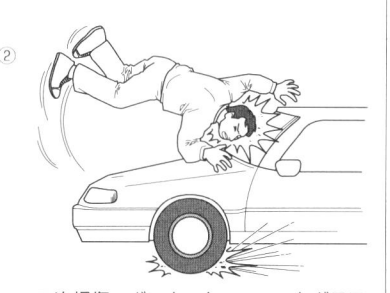

② 二次損傷：ボンネット、フロントガラスで頭部、頸部を打つことが多い

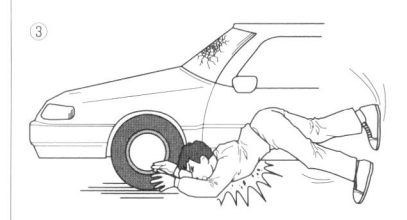

③ 三次損傷（転倒損傷）：最後は、路面に体幹を打ちつける

87

column　外傷の発生状況

　日本では外傷登録制度がごく最近までなかったので、全国はもとよりある地域における外傷発生状況すら不詳です。それでも種々の統計を繋ぎ合わせせることにより、ある程度の推測は可能です。

　2014年（平成26年）の死亡数を死因順位別にみると、第1位は悪性新生物（がん）で36万8千人、第2位は心疾患19万7千人、第3位は肺炎12万人、第4位は脳血管疾患11万4千人となっており、5位に老衰（7万5千人）、6位に不慮の事故（3万9千人）、7位に腎不全（2万5千人）、8位に自殺（2万4千人）と続いています（図1）。これまで死因の第3位は脳血管疾患でしたが、2011年に僅差で肺炎に入れ替わりました。

　年齢階層別に分けると、子どもや青少年では不慮の事故や自殺が死因の第1位、2位を占めています。不慮の事故の大部分と自殺の一部が、外傷に分類されるものと考えられ、我が国の外傷死亡者数は4万人を超えるものと思われます。

　一方、消防庁の統計資料（救急・救助の現況）によれば、平成26年度中の救急搬送人員は、急病342万人、一般負傷81万人、交通外傷51万人、

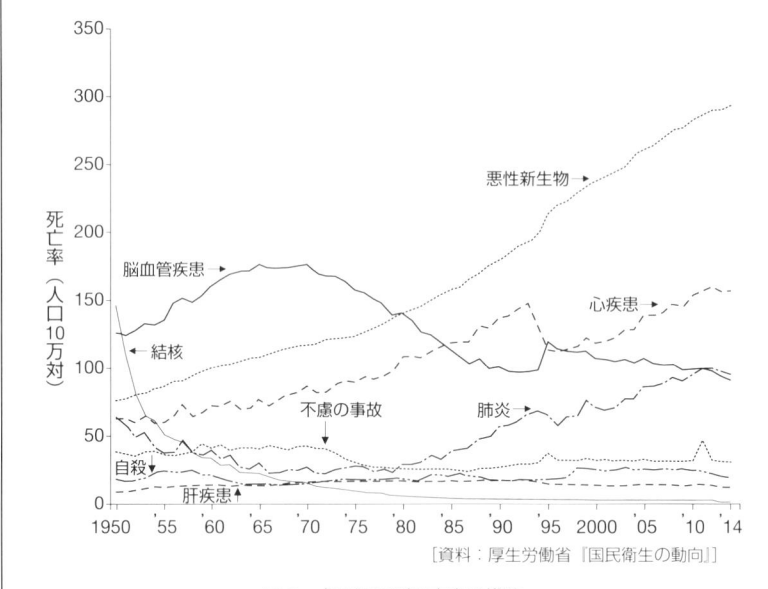

図1　主要死因別死亡率の推移

［資料：厚生労働省『国民衛生の動向』］

自傷4万1千人、労働災害5万人等となっています。交通事故による死亡者が約4千人であることから、その裾野に約100倍の負傷者がいることになります。近年は飲酒運転が厳しく取り締まられるようになり、死亡者数はかなり減少してきました（図2）。

外傷が若年者に多発することを考えると、死亡者数以上に社会の損失が大きいことがわかります。さらには、若年者が外傷により自立できない障害を負うと、社会は高齢障害者の何倍もの負担を背負うことになります。このように、外傷はその実数以上に社会への影響が大きいと考えられます。

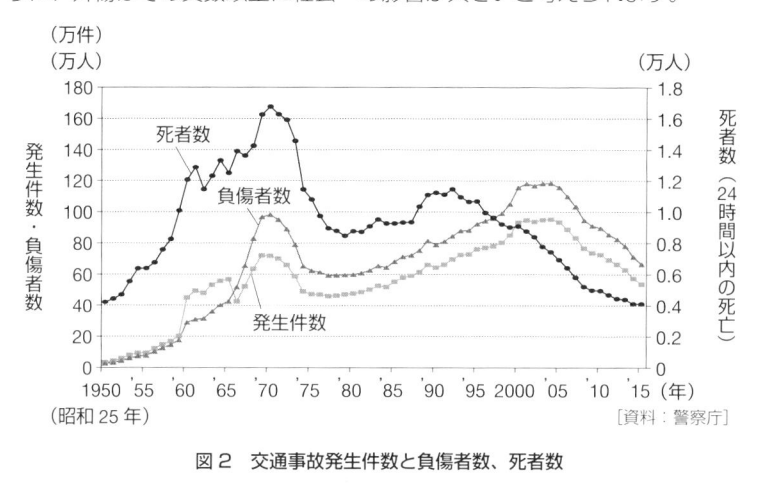

図2　交通事故発生件数と負傷者数、死者数
［資料：警察庁］

（2）外傷治療のゴールデンアワー

外傷による死亡には、その死亡の時期に3つのピークがあることが知られています（図8.3）。

第1のピークは現場での即死であり、予防以外に対策はありません。ヘルメット着用や飲酒運転の罰則強化が奏功しているのは周知の通りです。

第2のピークは受傷後数時間以内の死亡で、大量出血、頭部外傷、胸部外傷などによるものです。これらの傷病者の生命は、プレホスピタルケア（病院前救護）と医療機関での初期治療の良否により大きく左右されます。

第3のピークは医療機関に収容されて数週間後に死亡するもので、ショックの遷延や感染・敗血症などを原因とする多臓器不全（MOF）によるものです。

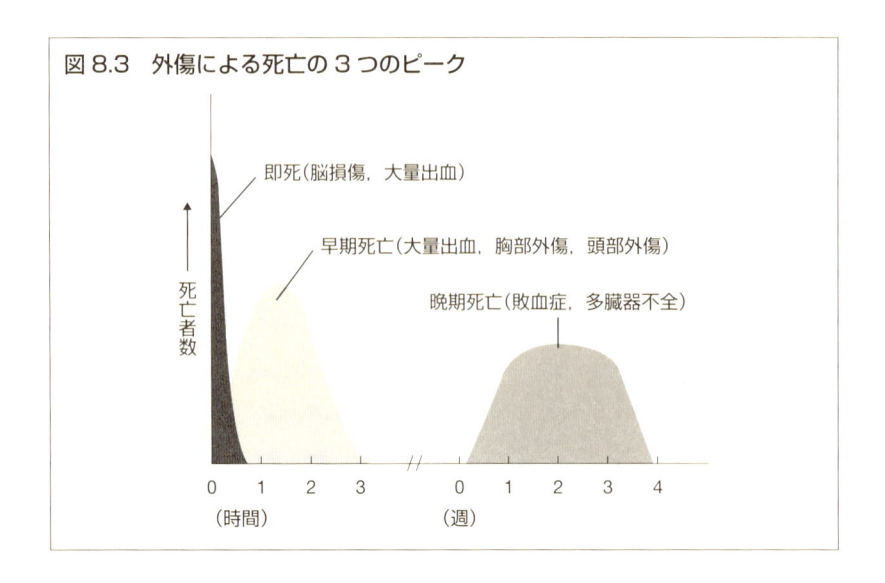

図8.3 外傷による死亡の3つのピーク

即死(脳損傷,大量出血)
早期死亡(大量出血,胸部外傷,頭部外傷)
晩期死亡(敗血症,多臓器不全)

死亡者数

0 1 2 3 （時間）　0 1 2 3 4 （週）

　重症外傷では、受傷後1時間以内に手術が行われることが大切であり、"ゴールデンアワー（the golden hour）"と呼ばれています。ここで、病院前救護を担当する消防機関と、初期治療・手術を担当する医療機関の連携が大切となります。

　医療機関では、傷病者の到着から手術の開始まで30分以内を目標としており、病院前救護に掛ける時間は30分しかありません。現場までの時間、搬送時間を各10分とすると、現場での応急処置の時間は10分（プラチナタイムと呼ばれる）しかないことになります。この間に現場の状況を把握し、傷病者の重症度を判断し、適切な処置を行い、適切な医療機関を選定しなければならないわけです。救急隊員に十分な知識と技能の教育が必要な所以です。

ベル「ゴールデンタイムとかプラチナタイムっていうと、華やかで楽しい雰囲気がするけど、実際は一分一秒を争う大切な時ってことだよね」

先生「その通りだ、ベルちゃん。重症外傷の治療は時間との勝負だからね。先生にとっては、ベルちゃんと一緒にいる時間もゴールデンタイムだけどね。ハ、ハ、ハ、ハ……」

8.2 外傷初期診療ガイドライン（JATEC）

(1) 外傷診療におけるガイドラインと研修コースの必要性

　外傷患者は外傷外科医のいる医療機関の近くで発生するとは限りません。搬送された近くの医療機関で適切な初期治療が行われないと、本来助かるはずの命が失われることになります。厚生労働省の研究班報告によると、このような preventable trauma death（防ぎ得た外傷死）が、外傷死の 40% にもなると報告されています。そのような外傷死を減らすためには、外傷初期診療のガイドラインを作成し、外傷患者を診療する機会のあるすべての医師にガイドラインに沿った標準的治療法を教育することが大切となります。この目的に沿って開発されたのが、「外傷初期診療ガイドライン：JATEC[*1]（Japan Advanced Trauma Evaluation & Care）」です。

　標準的な外傷初期診療の手技と手順は、救急医療の現場で学ぶことが理想ではありますが、救命が優先される救急医療の事情や、症例数の少ないことを考えると現実的ではありません。そのため実地研修を補完する教育手法として、シミュレーションや模擬患者を用いた体験学習、すなわち off-the-job-training が必要となるわけです。心肺蘇生法における ACLS は off-the-job-training の代表的なものですが、JATEC コースは日本外傷学会が開発した外傷初期診療ガイドラインに基づいて行われる off-the-job-training の研修コースです。

ベル「先生、医師が JATEC の研修を受けて"防ぎ得た外傷死"を減らす努力をしているのはよくわかったけど、外傷では病院に来る前の搬送中も患者さんが適切な処置を受けることが必要ではないの？」

先生「その通りだ、ベルちゃん。外傷患者は、受傷現場から搬送中にかけても適切な処置をうけるのが大切だ。そのため救急隊員への外傷応急処置教育も最近さかんに行われるようになっている。JPTEC[*2](Japan Prehospital Trauma Evaluation and Care；外傷病院前救護）と呼ばれているのだが、詳細は後で解説してあげよう」（第 18 章参照）

[*1][JATEC]　ジェイエイテックと呼ぶ。　　[*2][JPTEC]　ジェイピーテックと呼ぶ。

(2) 外傷初期診療ガイドライン（JATEC）の目標と基本的な手順

● primary survey

　最初の目標は、生理学的徴候（いわゆるバイタルサイン）から生命危機の有無を知ることです。具体的には、後述のABCDEアプローチにより生命危機を知ることであり、このステップはprimary surveyと呼ばれています。生命の危機があれば、それを回避するために直ちに蘇生法を行わなければなりません。

● secondary survey

　primary surveyにより生命が保証されている、あるいは蘇生法により生命の危機が回避されれば、引き続き全身の損傷検索を行います。このステップは、外傷診療のsecondary surveyと呼ばれています（図8.4）。

● ABCDEアプローチ

　ABCDEアプローチが重視される理由は、生命維持のしくみを知れば容易に理解できると思います（図8.5）。

　生体は、空気中の酸素を取り込み、循環のシステムが酸素を全身に送っています。脳にある呼吸中枢は酸素の供給を受けて機能し、呼吸の命令が発せられて自発呼吸が行われます。生体は、この呼吸・循環の輪が壊されると、ただちに生命危機に陥ることになります。生命の輪を構成する呼吸、循環、中枢神経のうち、最も迅速に蘇生処置が可能なのは呼吸であり、次いで循環です。中枢神経（脳）に対する蘇生処置は、われわれの手中にはありません。

　したがって、呼吸への対応が優先されますが、呼吸が行われるためには、気道（Airway）が開放されていることが条件です。Airwayを確保したうえで、呼吸（Breathing）の有無を観察します。次いで循環（Circulation）が保たれているか否かを確認します。ABCの評価に引き続き、中枢神経系の評価（Dysfunction of central nervous system）が行われます。頭部外傷で頭蓋内に血腫などがあると、脳ヘルニアを起こして致命的となるからです。また、外傷患者では、しばしば低体温により病態が悪化するため、初期より体温の評価と保温（Exposure and Environmental control）が行われます。以上によって、ABCDEが完成するのです。

図 8.4　JATEC の基本的な手順

primary survey と蘇生 ← ＡＢＣＤＥアプローチ
　　　　　　　　　　　　生理学的兆候を調べる
　　　　　　　　　　　　（Ｘ線、超音波なども）
　↓ 生命の危機の回避
secondary survey ← 全身の損傷検索
　　　　　　　　　　受傷時の情報　CT 画像診断など
　↓
根本的治療

図 8.5　生命のしくみと ABCDE アプローチ

① 生命維持の仕組み

←①生命維持のしくみ（生命の輪）
呼吸・循環・中枢神経（脳）で生命の輪が構成されている。
この中で最も迅速に蘇生処置が可能なものは、呼吸である。

↓②ABCDE アプローチ
A：**Airway**　気道を確保
B：**Breathing**　呼吸の有無の観察
C：**Circulation**　循環が保たれているかの観察
D：**Dysfunction of central nervous system**　中枢神経障害の評価
E：**Exposure and Environmental control**　脱衣と体温管理

② ABCDE アプローチ

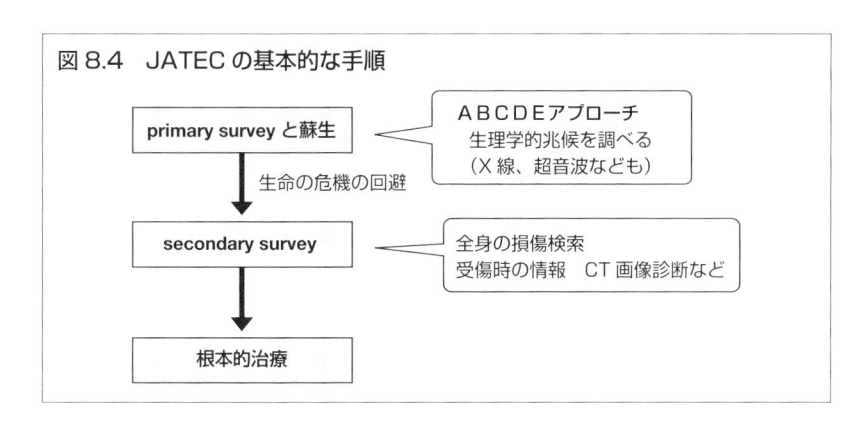

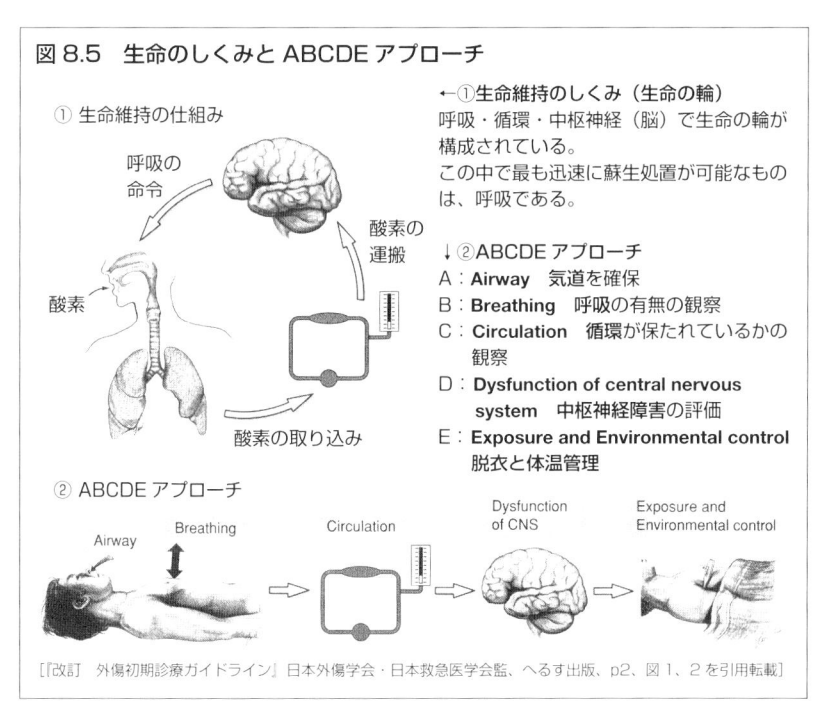

Airway　Breathing　Circulation　Dysfunction of CNS　Exposure and Environmental control

[『改訂』外傷初期診療ガイドライン』日本外傷学会・日本救急医学会監、へるす出版、p2、図 1、2 を引用転載]

ベル「ABCD は二次救命処置の心肺蘇生法でも習ったよ。外傷救急医学でも ABCD がキーワードなんだね。ABC まで一緒のアプローチだ」
先生「重症外傷の治療も、呼吸と循環を安定させることだからね。でも、根本的に違うことは、外傷では頸椎保護を必ず行うことと、先ほどベルが見た超音波検査や CT 検査など画像診断が重要なことだ。専門的な話になると困るので、JATEC で具体的に推奨されている治療の実際は省略して、画像診断について紹介してあげよう。X 線撮影が古くから骨折の診断に使用されてきたのは、ベルちゃんもよく知っているね。最近では超音波検査や CT 検査が外傷の診断に不可欠な検査になっている。また、血管造影と血管塞栓術が、しばしば手術に代わって治療に用いられるようになっている」

8.3 外傷治療における画像診断と動脈塞栓術

(1) 単純 X 線検査

最も基本となる画像検査です。重症外傷では、胸部と骨盤を含む腹部の正面は必ず撮影します。骨折以外に損傷部の情報は多くありませんが、全体的な情報を得るのに必要です。特に四肢の変形など骨折が疑われる場合は、X 線検査が必要となります。また、余裕があれば頭部 2 方向（正面と側面）、頸椎 2 方向の撮影を行います。

(2) 超音波検査（FAST）

超音波検査は、今では外傷の初期診療に必須の検査法です。JATEC では、FAST（focused assessment with sonography for trauma）として primary survey 時の画像診断として重要視されています（図 8.6）。超音波検査は液体の描出に優れており、体腔内出血の検索が可能です。血胸、腹腔内出血、心タンポナーデなどの診断に威力を発揮します。

(3) CT 検査

CT 検査は医療の種々の領域で重用されていますが、外傷の診療でも頻用されています。特に最近のヘリカル CT では、撮影が短時間で済み、造影剤を使用すると出血の様子が描出されるほか（図 8.7a）、損傷部位を 3 次元で見ることもできます。しかし、救急処置室と CT 室は少し離れている場合が多いため、CT 検査は呼吸・循環が安定した後に施行しなければなりません。

図 8.6 超音波断層撮影

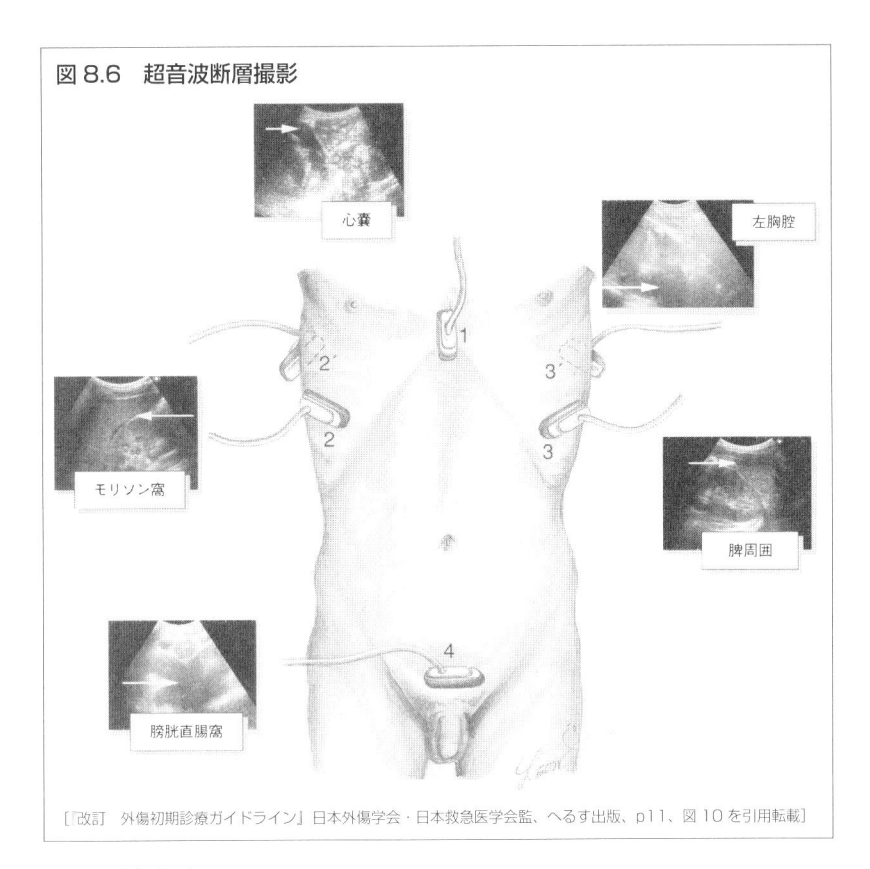

心嚢　左胸腔　モリソン窩　脾周囲　膀胱直腸窩

[「改訂　外傷初期診療ガイドライン」日本外傷学会・日本救急医学会監、へるす出版、p11、図10を引用転載]

(4) 血管造影

　外傷の主病態は出血です。外傷の治療は基本的には止血することです。止血操作に移るには出血部位や血管を特定する必要があり、そのために行われるのが血管造影です。出血が認められれば次の塞栓術に移行します。大腿動脈からカテーテルを挿入して、推定される出血部位へカテーテルを進め、造影剤を注入して漏れを確認します（図8.7b）。

(5) 動脈塞栓術（TAE；trans catheter arterial embolization）

　外傷による出血は、動脈からの場合と静脈からの場合があります。カテーテルは動脈に挿入しますので、静脈からの出血は塞栓術の適応になりません。しかし静脈からの出血では、出血に伴う組織の圧上昇で止血されることが多いのです。

　塞栓術は動脈性出血に対してとても有効であり、最近では手術に代わっ

図 8.7 肝損傷に対する画像診断と塞栓術

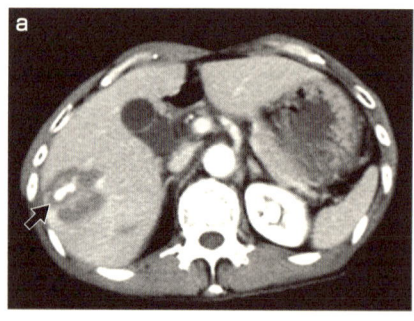

a. 肝損傷のCT像；造影剤の漏れ（矢印）で、現在も出血が続いていることがわかる

b. 肝損傷の血管造影；現在出血している部位に造影剤の溜まりが見える

c. 動脈塞栓術後の血管造影；bで見られた出血（造影剤の溜まり）は見られず、止血に成功している

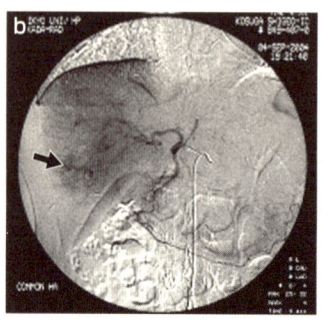

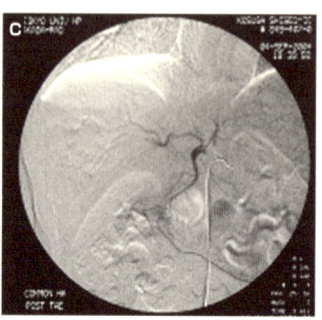

て止血法の第一選択として行われるようになっています（図8.7c）。

ベル「外傷の治療法も日進月歩だね、先生。全体的なことは理解できたけど、具体的な損傷についても少しは教えてください」

先生「一般の人には専門的過ぎるかも知れないが、読者の中には看護師さんや救急救命士など医療職の方もいるだろうから、少し解説してあげよう」

8.4 頭部外傷

(1) 発生機序と病態

　頭部外傷を理解するためには、頭部の構造を知っておく必要があります。頭部は頭皮、頭蓋骨、脳からなります。最も大切なのは脳であり、頭蓋骨は脳を入れる容器です。頭皮は血流が豊富で、切れると大出血をみますが、頭皮自体の損傷は縫合止血で対処できます。頭蓋骨の骨折は、それ自身よりも、頭蓋骨骨折に脳の損傷を伴うことが多いので問題となるのです。

図 8.8 反衝損傷の模式図

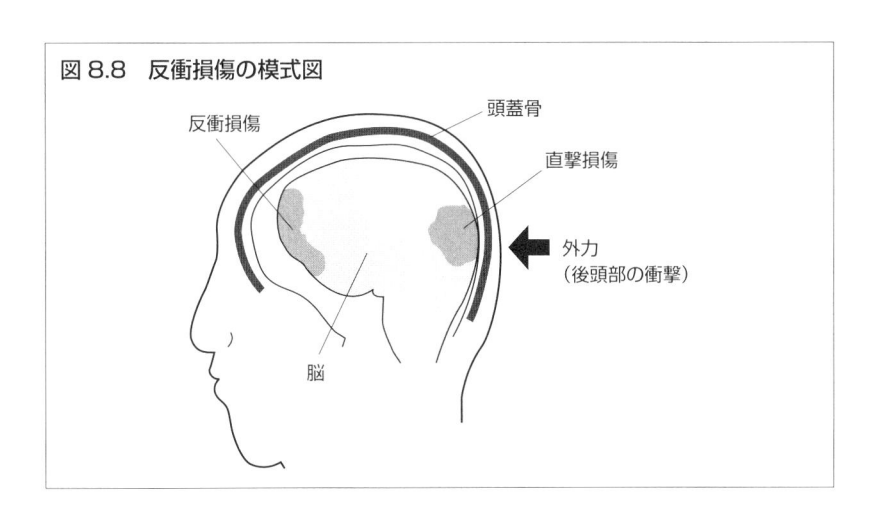

反衝損傷／頭蓋骨／直撃損傷／外力（後頭部の衝撃）／脳

　脳は柔らかい臓器で、密閉した鍋の中の豆腐と考えればわかりやすいでしょう。頭部に外力が加わると、外力の加わった直下の脳が損傷されます。これを直撃損傷といいます。一方、柔らかい脳は頭蓋骨の中で動くため、直撃された脳の反対側も頭蓋骨に衝突して損傷されます。これを反衝損傷といいます（図 8.8）。このような脳の損傷では、損傷部に出血や壊死が生じますが、これを一次性脳損傷といいます。

　脳は損傷を受けると、容易に浮腫を来して容積が増大します。頭蓋骨の容積は変わらないので、頭蓋内圧が上昇することになります。そうなると十分な血液が脳へ流れなくなって脳虚血が進行し、脳虚血が脳浮腫を増悪して悪循環を形成します。このような機序によって生じた損傷を、二次性脳損傷といいます。臨床的に見られる頭部外傷後の多くの脳病変は、一次性と二次性の複合したものと考えてよいでしょう。

(2) 代表的な頭部外傷

●頭皮損傷

　頭皮の下には硬い頭蓋骨があるため、頭部を強く打撲すると頭皮は容易に裂けて大出血をみます。応急処置として、損傷部を頭蓋骨に圧迫することにより圧迫止血を行います。

●頭蓋骨骨折

　しばしば脳の損傷を伴います。とくに頭蓋底骨折は重大な損傷で、外鼻

図 8.9 頭蓋骨と脳（模式図）

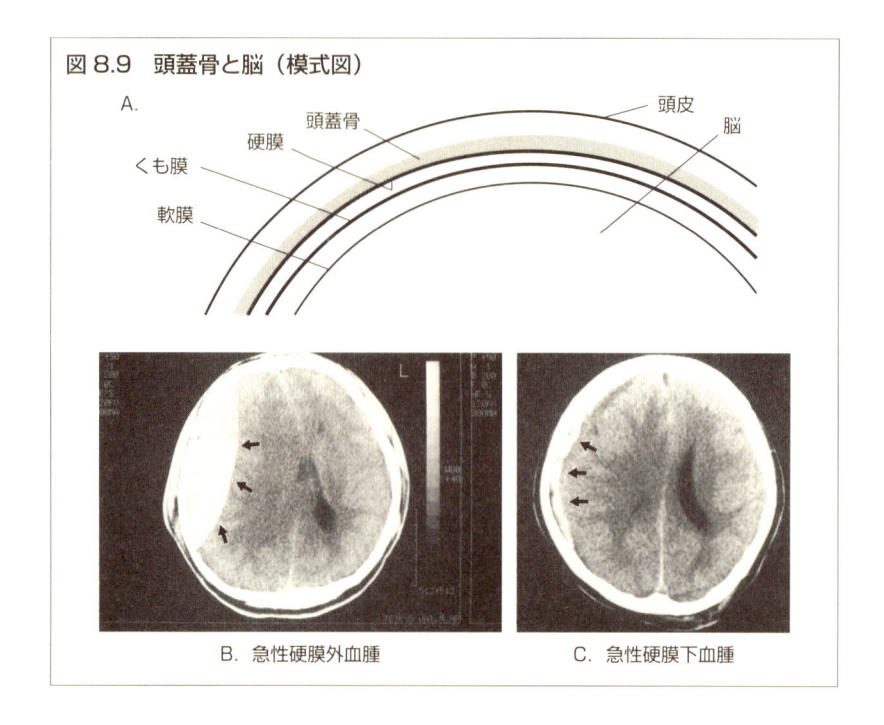

A. 頭皮／脳／頭蓋骨／硬膜／くも膜／軟膜

B. 急性硬膜外血腫

C. 急性硬膜下血腫

孔や外耳道から髄液が漏れる（髄液漏）ことがあります。目の周囲が皮下出血で黒くなるブラックアイは前頭蓋底骨折、耳の後ろの黒い皮下出血（バトル徴候という）は中頭蓋底骨折を示唆する所見です。

● **頭蓋内損傷**（図 8.9A 参照）

意識障害を起こしたり、生命に関わるのは頭蓋内損傷です。

① **急性硬膜外血腫**：硬膜の上を走る血管が損傷されて、硬膜と頭蓋骨の間に血液が溜まって血腫を形成するもので、一過性の意識障害が回復したあと再び高度の意識障害を来すまでの間に"意識清明期"が見られるのが特徴です。頭部 CT では特徴的な凸レンズ状の血腫が見られます（図 8.9B）。一次性脳損傷は比較的軽微なため、脳ヘルニアを起こす前に血腫を除去して頭蓋内圧を下げることにより、良好な予後が期待されます。

② **急性硬膜下血腫**：硬膜と脳表面の軟膜の間にできる血腫で、脳表面の血管が損傷されて生じます（図 8.9C）。脳実質の損傷（脳挫傷）を伴っており、予後は脳挫傷の程度に左右されます。

③**脳挫傷**：脳実質の損傷で、種々の程度の組織壊死や出血をみます。しばしば、脳浮腫から重篤な二次性脳損傷を引き起こします。

④**びまん性脳損傷**：直達外力ではなく、回転加速度によるズレの力（せん断力）により生じる脳の損傷です。脳振盪（のうしんとう）は、直後に一過性の意識障害をみるが6時間以内に回復するものをいいます。びまん性軸索損傷では、高度の意識障害が遷延します。

(3) 留意するべき所見

①**意識状態**：頭部外傷で最も重要な所見です。グラスゴー・コーマ・スケール（GCS）あるいはジャパン・コーマ・スケール（JCS、あるいは3-3-9度分類）で表記し（表8.1、表8.2）、時間経過による変化に注意することが大切です。

②**瞳孔**（どうこう）：瞳孔径が2 mm以下を縮瞳、5 mm以上を散瞳といいます。一側の散瞳は、同側の頭蓋内病変の存在を示し、緊急な治療の必要性を示唆する所見です。

③**片麻痺**：一側の上下肢の麻痺で、反対側の頭蓋内病変の存在を示唆する所見です。

以上の3つの所見があれば、手術を必要とする血腫が頭蓋内にある可能性が高いことを示しています。

表8.1 グラスゴー・コーマ・スケール（GCS）

大分類	小分類	スコア
開眼（E）	自発的に	E4
	言葉により	3
	痛み刺激により	2
	開眼しない	1
言葉による返答（V）	見当識あり	V5
	錯乱状態	4
	不適当な言葉	3
	理解できない声	2
	発音がみられない	1
運動による最良の応答（M）	命令に従う	M6
	痛み刺激部位に手足を持ってくる	5
	四肢を屈曲する　逃避	4
	異常屈曲	3
	四肢伸展	2
	まったく動かさない	1

〈注〉各項目の合計点数で評価する。E1、V1、M1 は合計が3点で最も強い意識障害（深昏睡）。E4、V5、M6 は合計が15点で意識清明を意味する。

表8.2 ジャパン・コーマ・スケール：JCS（3-3-9度分類）

Ⅰ．刺激しないでも覚醒している状態（1桁で表現）
1. 大体意識清明だが、今ひとつはっきりしない
2. 見当識障害がある
3. 自分の名前、生年月日がいえない
Ⅱ．刺激すると覚醒する状態―刺激をやめると眠り込む（2桁で表現）
10. 普通の呼びかけで容易に開眼する ［合目的な運動（たとえば、右手を握れ離せ）をするし言葉も出るが 間違いが多い］*
20. 大きな声または体をゆさぶることにより開眼する ［簡単な命令に応ずる、たとえば離握手］*
30. 痛み刺激を加えつつ呼びかけを繰り返すとかろうじて開眼する
Ⅲ．刺激をしても覚醒しない状態（3桁で表現）
100. 痛み刺激に対し、はらいのけるような動作をする
200. 痛み刺激で少し手足を動かしたり、顔をしかめる
300. 痛み刺激に反応しない

＊何らかの理由で開眼できない場合

先生「この講義はベルちゃんには少し難し過ぎたかな」

ベル「先生がわかりやすく話してくれたので、ベルにも理解できたよ。頭のけがは命に関わることがあるので注意しなければね。ベルも交通事故にあわないように気をつけよう」

先生「ベルちゃんが理解できれば大丈夫だ。それでは続けて胸部外傷の講義をしてあげよう」

8.5 胸部外傷

(1) 特徴

胸部には心臓、大血管、肺などの呼吸・循環の中枢臓器がありますが、堅牢な胸郭*に守られているので、軽度の外傷では胸部の重要臓器が損傷されることは少ないのです。しかし、交通事故や高所からの墜落など大きな外力が加わったり、ナイフなどで刺されたりすると、致命的な胸部外傷を来すことがあります。

(2) 代表的な病態

●胸郭の損傷

胸部の損傷で最もしばしば見られるのは肋骨骨折です。1～2本の肋骨骨折では内部の重要臓器に損傷がない場合が多いのですが、多発肋骨骨折ではしばしば肺挫傷などを合併します。肋骨骨折単独であっても、呼吸に伴って強い痛みを訴えます。

●血胸（けっきょう）

血胸とは、胸腔内に血液が溜まる病態を指し、組織中や外界に出た出血と違って血液が固まらないのが特徴です。肺の損傷や血管の破綻によって生じますが、肋骨骨折に伴う肋間動脈の損傷によることもあります。大量に出血すると循環不全（ショック）になるばかりでなく、肺を圧迫して呼吸障害の原因ともなります。血胸では胸腔ドレーン（チューブのようなもの）を挿入して、胸腔に溜まった血液を排除します。

●気胸（ききょう）・緊張性気胸

気胸とは、胸腔内に空気の溜まる病態をいいます。胸腔内は軽い陰圧になっており、肺の表面が折れた肋骨の先で損傷されれば、空気が肺から胸

---

*[胸郭]　12個の胸椎、12対の肋骨、および胸骨から成る鳥カゴ状の骨格。

図 8.10　緊張性気胸の病態

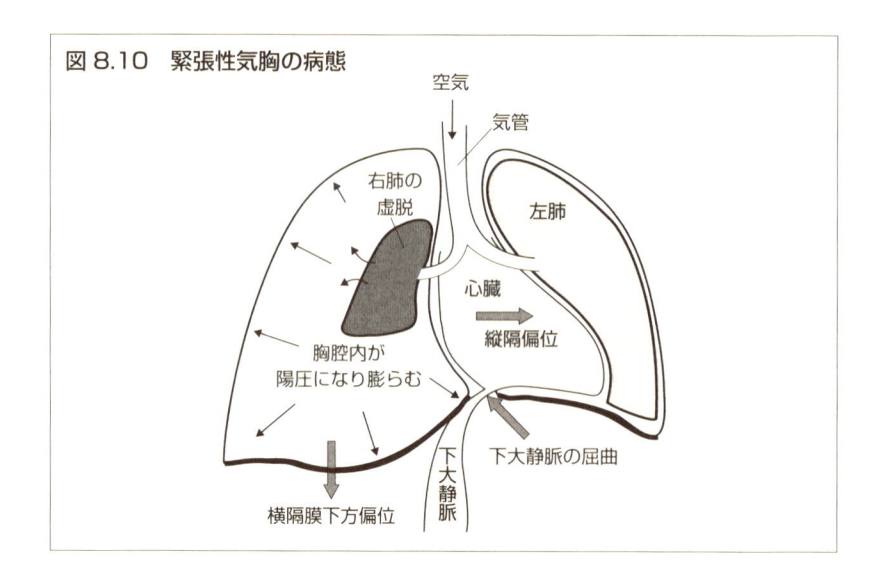

空気／気管／右肺の虚脱／左肺／心臓／縦隔偏位／胸腔内が陽圧になり膨らむ／下大静脈の屈曲／横隔膜下方偏位／下大静脈

腔内に漏れ出てきます。吸気時に陰圧が大きくなると、空気はますます漏れ出て肺はしぼんでしまいます。胸部刺創では、胸壁が貫通して外気が胸腔に入る場合もあります。もともとの健常肺であれば、一側の肺が虚脱しても片側の肺が機能していれば生命に別状はありません。

　空気の漏れる孔が一方向弁のようになって呼吸をするたびに空気が溜まったり、気管支などの大きな気道が損傷された場合には、空気が胸腔内に入りつづけ、胸腔内圧がどんどん上昇します。このような特殊な気胸を緊張性気胸といいます。胸腔内圧が高くなると肺が虚脱するだけではおさまらず、心臓の収められている縦隔を反対方向に圧排します（図 8.10）。このため壁の薄い大静脈が圧排されて静脈血が心臓へ帰らなくなり急激に循環不全（ショック）となるのです。

　緊張性気胸は放置されると、数分で心停止になるため、早期発見と緊急処置が不可欠です。緊張性気胸の診断は臨床的判断によるもので、早期発見には、①前胸部や頸部の皮下気腫、②頸静脈の怒張、③胸部聴診で患側の呼吸音消失、が重要な手がかりとなります。緊急処置は、胸腔ドレーンの挿入ですが、ドレーンがない場合には太い静脈留置針を何本か胸腔内に

＊[硬膜外麻酔]　脊髄を包んでいる硬膜の外にチューブを刺し込み、局所麻酔薬を注入して麻酔する方法。腹部の手術などでは、腰椎を刺せばよいが、肋骨骨折の痛みをとるためには、チューブの先端を胸椎まで進める必要があります。

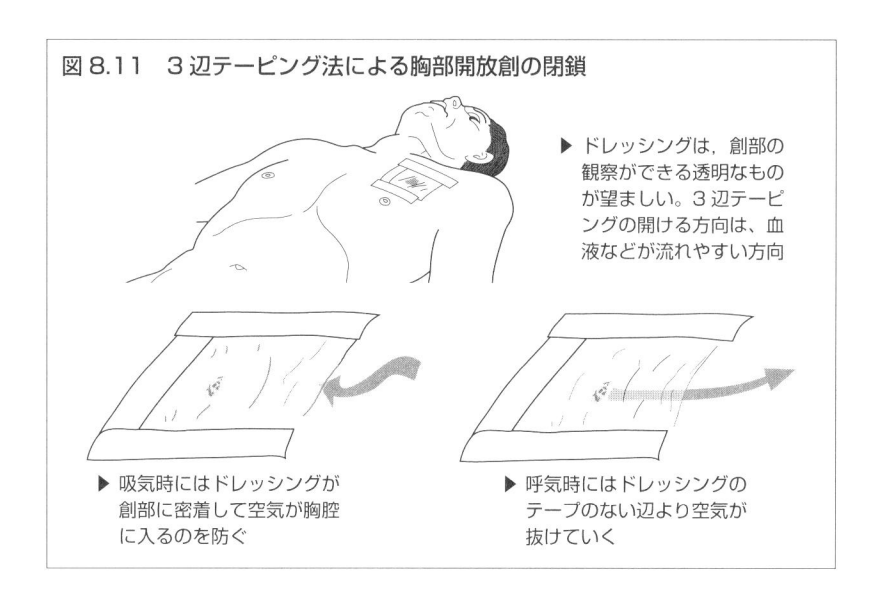

図 8.11　3辺テーピング法による胸部開放創の閉鎖

▶ ドレッシングは，創部の観察ができる透明なものが望ましい。3辺テーピングの開ける方向は，血液などが流れやすい方向

▶ 吸気時にはドレッシングが創部に密着して空気が胸腔に入るのを防ぐ

▶ 呼気時にはドレッシングのテープのない辺より空気が抜けていく

刺し、空気を外へ出してやればよいのです。

　胸部刺創による気胸では、刺入部のチェックバルブ（一方向弁）による緊張性気胸を予防するために、救急隊員が3辺テーピングをして搬送します（図 8.11）。

●フレイルチェスト

　連続する3本以上の肋骨がそれぞれ2か所以上骨折すると、分節骨折した部分が周囲の胸郭から遊離し、吸気時に陥没し呼気時に突出する動きが見られます（図 8.12）。周辺の胸郭と逆の動きになるわけで、この呼吸を奇異呼吸と呼びます。多発肋骨骨折があるため、強い疼痛や肺の損傷（肺挫傷）による呼吸困難を示すのが一般的です。呼吸困難があると奇異呼吸はますます顕著になります。このような病態をフレイルチェスト（胸郭動揺）と呼んでいます。硬膜外麻酔*で肋骨骨折の除痛を行うとともに、排痰により気道を清浄化することにより、呼吸が楽になります。場合によっては、人工呼吸器による陽圧換気で肺を膨らませる治療を行います。この方法を内固定といいます。

図 8.12　フレイルチェスト

[吸気時] 支持性を失った部分が吸気時に内方へ陥没する
[呼気時] 呼気には外方へ突出する

図 8.13　心タンポナーデ

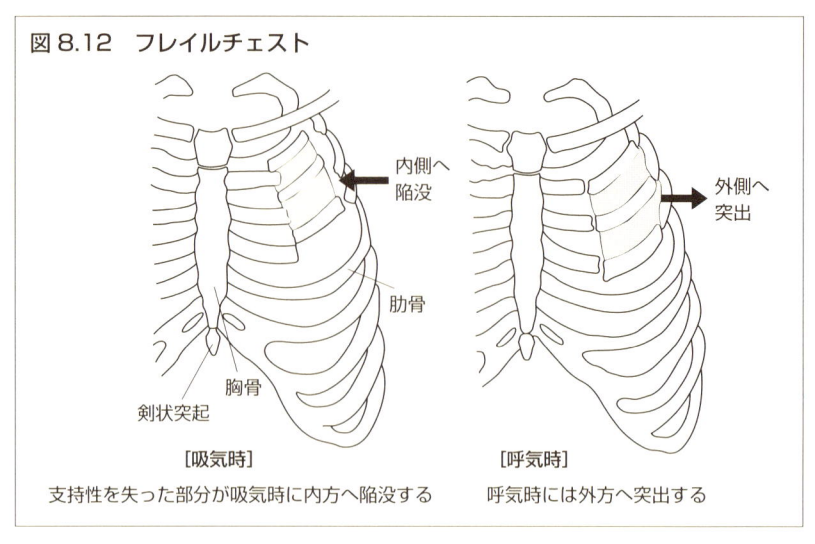

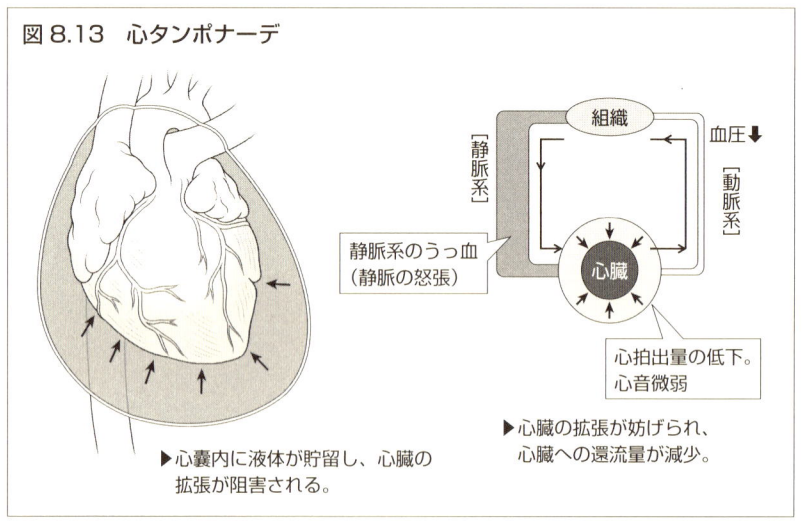

▶心嚢内に液体が貯留し、心臓の拡張が阻害される。
▶心臓の拡張が妨げられ、心臓への還流量が減少。

●心タンポナーデ

　心臓を収める心嚢内には少量の液があり心臓の動きを円滑にしていますが、心嚢内に急速に液体が貯留すると心臓の拡張が障害されて心拍出量が低下します（図8.13）。心臓刺創などの心外傷で血液が心嚢に溜まったときに見られます。血圧低下、心音微弱、静脈圧上昇（頸静脈怒張）が特徴で、ベックの三徴と呼ばれています。診断には液体貯留の診断に威力を発

揮する超音波検査（エコー）が有用です（p. 94 参照）。治療は、剣状突起の左側から心嚢に到達して心嚢を切開（心嚢開窓術）し、血液をドレナージ（排出すること）します。

●**外傷性窒息**

胸部が重量物に挟まれると呼吸ができなくなり、低酸素血症や高二酸化炭素血症となります。上半身の静脈圧が上昇するため脳からの血液が心臓に戻れなくなり、意識障害を来すことがあります。顔面・頸部の点状出血斑、結膜の浮腫が見られます。

●**横隔膜損傷**

腹部に強い圧迫が加わると横隔膜が破裂することがあります。右側には肝臓があるので起こりにくく、多くは左側に見られます。しばしば腹腔内臓器が胸腔内へ脱出しますが、この病態を横隔膜ヘルニアと呼びます。開胸あるいは開腹手術により破れた横隔膜を修復して治療します。

ベル「胸腔には呼吸循環の大切な臓器が収まっているから、胸部外傷は命に関わる重症患者になるね。先生、心臓損傷でも助かることがあるの？」

先生「もちろん助かることがあるさ。先生のいるこの救命救急センターでも心臓外傷で運び込まれて、治療が成功して歩いて退院した患者を何人も経験しているよ。でも生きて救命救急センターなどの専門施設に運び込まれた場合だけだね。心臓や大血管の損傷では、病院へ運ばれる前に現場で死亡する例が大多数だ」

ベル「頭部と胸部が済んだので、次は腹部の外傷だね、先生」

先生「うん、それでは腹部外傷の講義を始めよう」

8.6 腹部外傷

(1) 発生機序と病態

●**腹部の構造**

腹部は腹腔と後腹膜に分けられます。腹腔内にはいろいろな臓器が収納されており、後腹膜には腎臓、膵臓などの臓器のほかに大きな血管が走っています。胸郭のような固い防護がないので、多くの腹部臓器は比較的容易に損傷を受けますが、腹腔の頭側の臓器（肝臓や胃など）は胸郭の中に

図8.14　腹腔

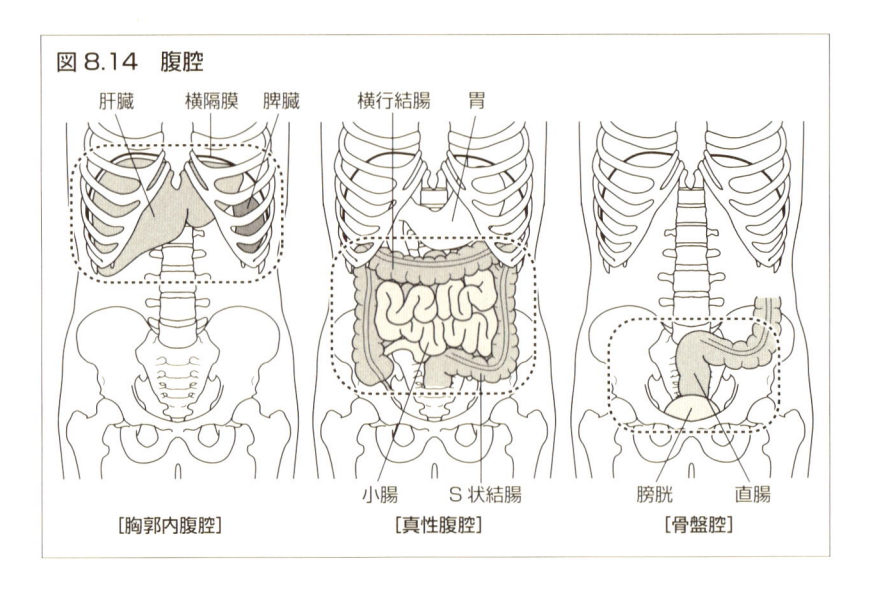

肝臓　横隔膜　脾臓　　横行結腸　胃

小腸　S状結腸　　膀胱　直腸

[胸郭内腹腔]　　　[真性腹腔]　　　[骨盤腔]

あり、尾側の臓器（膀胱や直腸など）は骨盤の中に入っているので、直接の外力からは守られています（図8.14）。

● 鋭的外傷と鈍的外傷

　腹部外傷では刺創などの鋭的損傷もしばしば見られます。例えば刃物によって腹腔内臓器が直接損傷を受けます。

　交通事故などの鈍的外傷では、臓器が直接圧迫されて損傷される場合と減速力によって損傷を受ける場合とがあります。前者ではハンドルやシートベルトが腹部を強く圧迫し、脊柱との間に臓器が挟まれて損傷するのです。このタイプの損傷は、腸管の損傷でしばしば見られます（図8.1参照）。後者は肝臓でよく見られる損傷です。車外に放り出されて道路などにぶつかり体が急に止まっても、臓器は動きつづけます。腹腔内臓器は一部が靱帯などにより体に固定されているため、固定された近傍で裂けるのです。

● 腹腔内出血と腹膜炎

　腹部外傷の病態は、大きく腹腔内出血と腹膜炎とに分けられます。肝臓、脾臓などの実質臓器が損傷されると腹腔内に出血して腹腔内出血となり、胃や腸などの管腔臓器（腸管）が損傷されると内容物が漏出して腹膜炎となります。出血と腹膜炎では、まず出血の評価と治療を優先しなければなりません。

図 8.15　診断的腹腔洗浄法

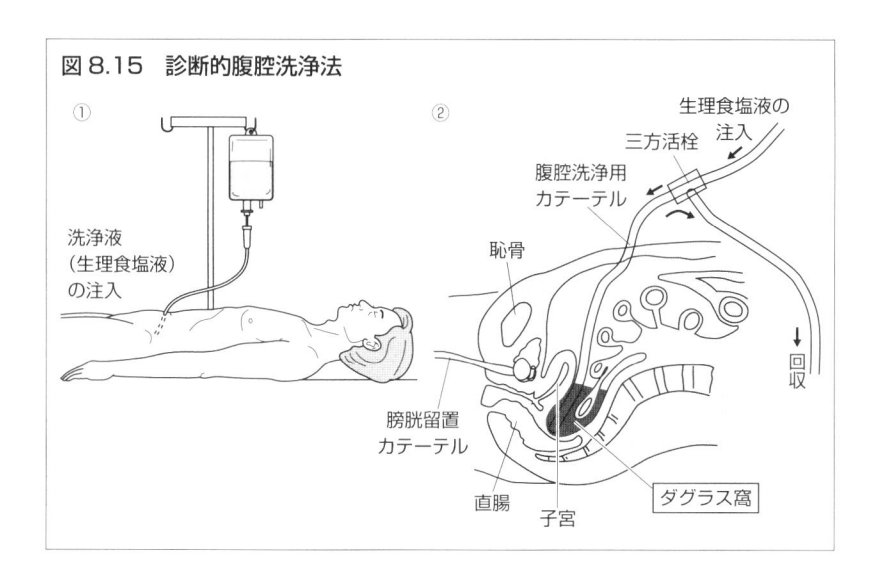

【腹腔内出血】：腹腔内出血では、外出血と同じように自由に出血が続きますので、容易に出血性ショックとなります。外出血がないにもかかわらず出血性ショックで来院した患者では、腹腔内出血をまず考えなければなりません。腹腔内出血の診断には超音波検査（エコー）がたいへん有用です（p. 94 参照）。

【腹膜炎】：腸管損傷による腹膜炎は、出血性ショックに比べると時間的に余裕がありますが、腹膜炎が進行して敗血症（感染が腹部だけでなく、全身に拡がる状態）になると予後は悪くなります。一般の消化性潰瘍の穿孔でみられる腹腔内遊離ガス像（free air）は、外傷による腸管穿孔ではあまり見られないので、腹膜炎の診断には臨床所見の把握が大切です。

【診断的腹腔洗浄法】：頭部外傷を合併して意識状態の低下がある場合には、腹部の所見が取れにくいため診断的腹腔洗浄法が行われます。この診断法は、臍の直下の腹壁に孔をあけ、そこからカテーテルを腹腔内の骨盤腔（ダグラス窩）に挿入し、生理食塩液で腹腔内を洗浄して液を回収し、腸管内容物や細菌の有無を検出するものです（図 8.15）。

　十二指腸は一部が後腹膜にあるため後腹膜へ破裂することがあります。その場合、後腹膜に炎症を起こしますが、腹膜炎に比べて進行が緩徐なため、診断が遅れて敗血症に進むことがあります。

(2) 代表的な腹部内臓損傷（図 8.16）

●肝損傷

　肝臓は大きな臓器であり、鈍的腹部外傷で最もしばしば損傷を受ける臓器です。肝臓には腸管からの血液を受け入れている門脈（腸から吸収された栄養素を肝臓に運ぶための特殊な血管）があるため血流の豊富な臓器であり、損傷されると容易に出血します。しかし、軽度の損傷では自然に止血することも多く、腹腔内出血の推移を腹部エコーで追いながら保存的治療も行われます。肝破裂のような重度の損傷では積極的な止血のための処置が必要となります。

　一般的には、動脈塞栓術（TAE）が優先されますが、緊急の場合には開腹手術となります。その場合、損傷した肝臓には手をつけず、ガーゼパッキング（肝臓の周囲にガーゼをつめて圧迫する方法）などで圧迫止血を行い早急に ICU に収容します。低体温、アシドーシス、出血傾向の是正に努めたあと、改めて手術を行います。この治療戦略を"ダメージコントロールサージェリー（damage control surgery）"と呼んでいます。

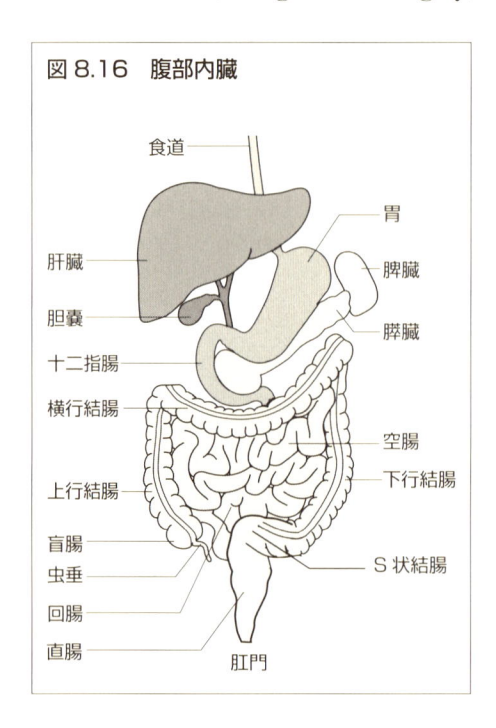

図 8.16　腹部内臓

食道／胃／肝臓／脾臓／胆嚢／膵臓／十二指腸／横行結腸／空腸／上行結腸／下行結腸／盲腸／虫垂／回腸／S 状結腸／直腸／肛門

●脾損傷

　脾臓は左上腹部に位置する比較的小さな臓器ですが、血液の貯蔵庫でもあり損傷されると大量に出血します。動脈塞栓術（TAE）で止血を試みることが多いのですが、TAE が不成功の場合は開腹手術となります。比較的摘出が容易な臓器ですが、半分以上を残せるときには部分切除を行います。

● 膵損傷

　膵臓(すいぞう)は後腹膜にあるため、損傷される機会は少ない臓器です。大量に出血することはありませんが、しばしば外傷性膵炎を起こして後腹膜に激しい炎症を起こします。とくに膵管が損傷されて膵液が多量に漏出すると、広汎な後腹膜の炎症を引き起こして多臓器不全に陥ることが多いのです。膵管が損傷されている場合は開腹手術が必要で、しばしば損傷部より尾側の膵臓が切除されます。

● 腎損傷

　腎臓は後腹膜臓器ですが、鈍的外傷でしばしば損傷されます。血尿を伴う外傷患者では、腎損傷を疑います。腎が損傷して出血しても、安静にしていると自然に止血されることが多いものです。尿漏れがあるときは、開腹手術により修復する必要があります。

● 胃損傷

　胃は上腹部の正面に位置しており、腹部刺創で損傷されることがあります。重症外傷患者には初期治療の一環として胃管が挿入されますが、胃管から血液が証明されれば胃損傷の存在を疑います。開腹手術により縫合閉鎖します。

● 十二指腸損傷（図8.17）

　十二指腸は後腹膜に固定されており直接の損傷を受けにくい反面、壁が薄く内圧の上昇により破裂することがあります。前面に破裂すれば腹腔内破裂となり、後面に破裂すれば後腹膜破裂となります。

　前者は腹膜炎を起こして症状・所見が早期から明らかですが、後者では診断が遅れ、後腹膜の炎症が進行してから気づかれることがあります。

　このほか小児では壁内血腫を形成して十二指腸内腔の狭窄を来し、嘔吐が続くことがあります。壁内血腫は保存的に軽快することが多いのですが、腸閉塞の症状が続く場合は開腹手術により血腫を除去しなければなりません。

● 小腸損傷

　空腸と回腸を合わせた小腸は、腹腔内の大きな部位を占めており鋭的外傷、鈍的外傷で損傷される頻度が高い臓器です。小腸損傷に伴う腹腔内遊離ガスが単純X線やCTで証明されることもありますが、損傷例の30〜

図8.17 十二指腸損傷

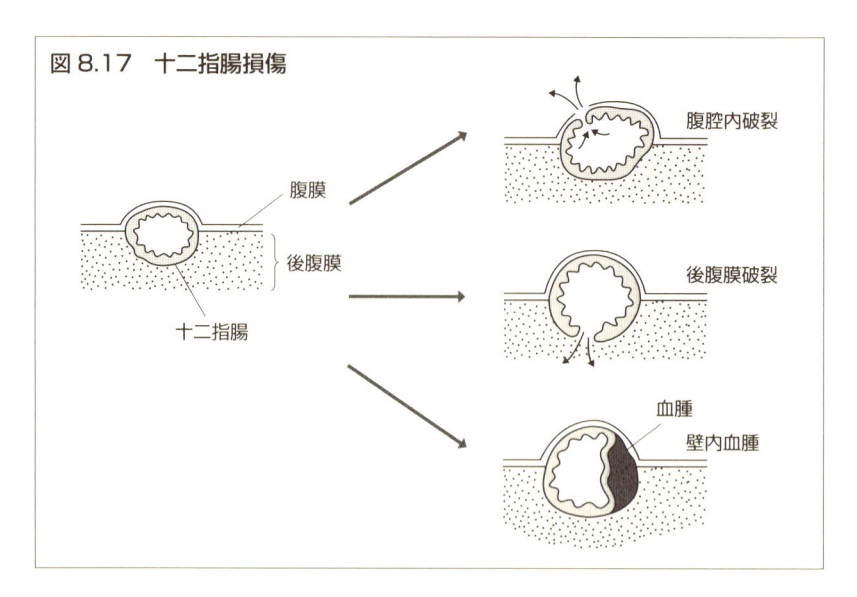

腹膜／後腹膜／十二指腸
腹腔内破裂
後腹膜破裂
血腫／壁内血腫

60％しか陽性とならないため、遊離ガスがないからといって小腸損傷を否定してはいけません。腹部所見を繰り返し観察するとともに、疑いが残る場合には診断的腹腔洗浄法（図8.15）を施行します。診断がつけば開腹手術により損傷部を縫合閉鎖するか小腸部分切除を行います。

● **大腸損傷**

　大腸内には糞便が溜まっているため、損傷されて内容物が腹腔内に漏れると激しい腹膜炎を引き起こします。受傷して12時間以内に手術が行われないと、しばしば敗血症に発展します。最近では一期的な（一度の手術で終わらせるような方法）縫合閉鎖が行われるようになってきましたが、受傷からの時間や汚染の程度を考えて、症例によっては人工肛門*を造設して二期的手術を行うこともあります。

● **腹腔内血管損傷**

　腹腔内には腹部大動脈、下大静脈、門脈とそれぞれの分枝があり、損傷されると大量の腹腔内出血を来します。とくに本管の大きな血管が損傷されると受傷現場で即死となることが多いのです。

　腸間膜動静脈の根部で損傷されると小腸の大部分が壊死に陥り、小腸の

＊[人工肛門]　損傷部の口側の結腸を腹壁に孔を開けて出し、便をここから排泄させることにより、損傷部を便が通らないようにして損傷部の安静を計るためのもの。損傷部が治癒した後で人工肛門を閉じる手術を行います。

大量切除を余儀なくされることがあります。その結果、短腸症候群（消化吸収する腸管がほとんど残っていないために、経口摂取ができない状態）となり、生涯にわたって経静脈栄養を行わなければならないことがあります。

ベル「お腹にはたくさんの臓器があるから腹部の外傷は複雑だね。診断も手術も難しそうだ」
先生「今ではCTや超音波といった最新機器で腹部の中を手に取るように覗けるようになったけど、先生が若いときには腹腔内臓器損傷が疑われる患者には開腹手術で診断をつけるしかなかったものだ。"試験開腹"と呼ぶのだが、3分の1程の患者さんは結果的に手術をしなくてもよかったな」
ベル「医学の進歩に感謝だよね。先生、次はどこの外傷について話してくれるの」
先生「それでは脊椎・脊髄の外傷について話してあげよう」

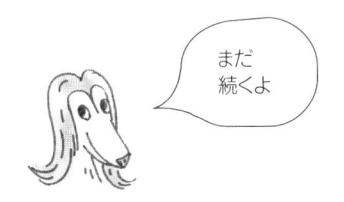

8.7 脊椎・脊髄外傷

(1) 脊椎骨折

　脊柱は、7個の頸椎、12個の胸椎、5個の腰椎と、仙骨、尾骨から構成され、S字状の弯曲を呈して立位の保持を担っています（図8.18）。楕円形の椎体の後方には脊髄が通る椎孔があり、椎体と椎体の間にはショックアブソーバーとしての椎間板があります。脊椎は脊髄を保護する役目もしているのです。

　頸椎では過伸展や過屈曲により脱臼や骨折がみられますが、その場合、しばしば頸髄損傷を合併します。一方、胸椎や腰椎では墜落外傷などで大

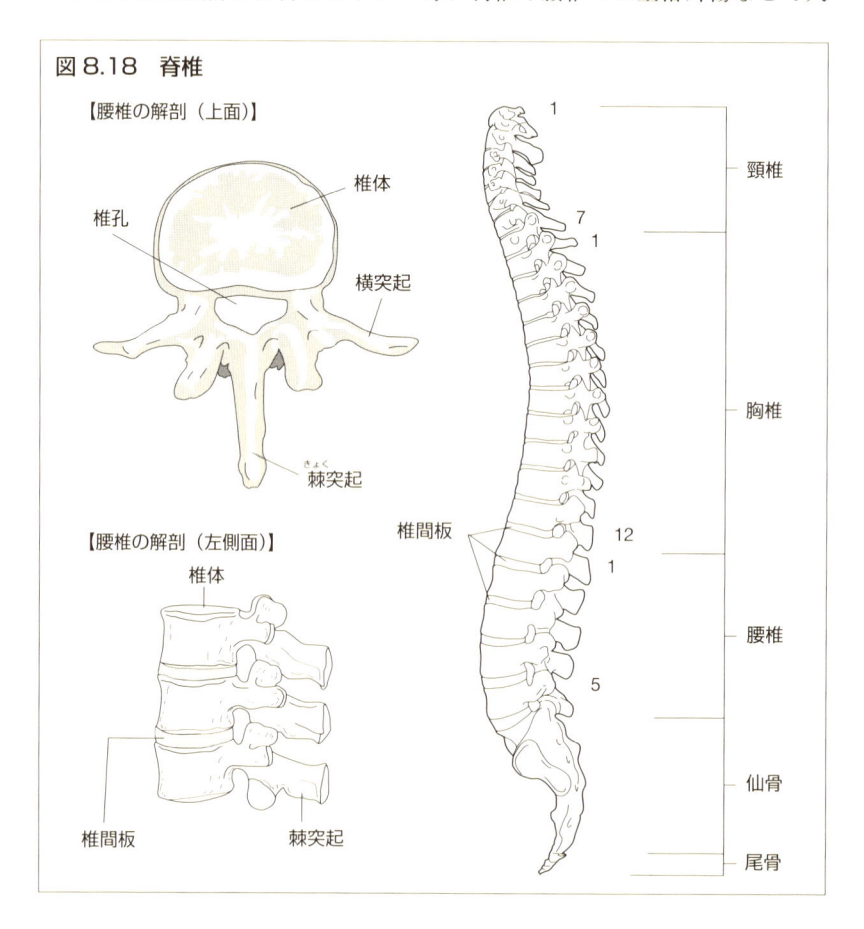

図8.18　脊椎

【腰椎の解剖（上面）】
椎体／椎孔／横突起／棘突起

【腰椎の解剖（左側面）】
椎体／椎間板／棘突起

頸椎／胸椎／椎間板／腰椎／仙骨／尾骨

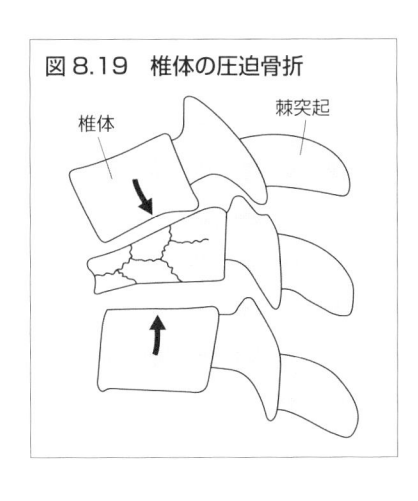

図 8.19　椎体の圧迫骨折
椎体　棘突起

きな力が垂直方向にかかると椎体が圧迫されて骨折を来します（図8.19）。

(2) 脊髄損傷

脊髄は椎孔に収納されているため、脊椎の損傷でしばしば一緒に損傷を受けることがあります。また、高齢者で脊柱管狭窄症のある人では、骨折を伴わない軽微な外力で頸髄損傷を来すことがあります。脊椎骨折は手術的固定や安静により数か月で治癒しますが、脊髄損傷による神経障害は回復することはありません。

脊髄損傷は、完全損傷と不完全損傷に分けられます。完全損傷では、損傷部以下の全運動麻痺、全知覚脱失を来します。脊髄部分損傷では、損傷される部位により特有の症状を示します。中心性脊髄損傷では、内側を走る上肢に行く神経が障害されるため、下肢よりも上肢に強い麻痺がみられます。脊髄半側損傷はブラウン―セカール症候群と呼ばれ、損傷側の運動麻痺と反対側の知覚消失という特徴的な所見を呈します。

ベル「首の骨が折れて頸髄が障害されると、意識はあるけど身体はまったく動かなくなるの？」

先生「そうだよ。外傷の中、いや、いろいろな病気の中でも最も気の毒な患者さんじゃないかな。交通事故や転落のほかに、浅いプールに飛び込んで受傷することもある。上肢の機能が一部でも残っている人ではリハビリによって社会復帰が望めるけれども、四肢が完全に麻痺した人では口しか使えないから社会復帰は難しいね。でも口でコンピュータを操作して社会復帰した人もいるからね。スーパーマンを演じた俳優がその例だ」

ベル「ベルは首が長いから怪我をしないように注意しなくっちゃね。ところで先生、手足の外傷の話はまだだよ」

先生「わかった、わかった。それでは最後に四肢外傷の話をしよう」

8.8 骨盤・四肢外傷

(1) 骨盤骨折

骨盤は大きく頑丈な骨で構成されており、骨盤が骨折することは強大な外力が作用したことを示唆します。恥坐骨骨折や腸骨の一部が骨折した安定型骨折では出血量も多くありません。一方、骨盤環が壊れて骨盤の安定性が失われる不安定型骨折では、大量の後腹膜出血を来します。とくに墜落外傷に見られ垂直方向の外力で生じる骨盤骨折は、腸骨と仙骨が離開するマルゲーン骨折と呼ばれ、大量出血を伴う重症骨盤骨折です（図8.20）。

骨盤骨折に伴う出血は2000〜4000 mLにもなります。出血性ショックの発現に留意するとともに、動脈塞栓術（TAE）による積極的な止血を行う必要があります。創外固定（図8.21）による骨盤の固定も出血の軽減に役立ちます。

(2) 四肢外傷

四肢は最も外傷を受けやすい部位ですが、生命に危機が及ぶ重症の外傷は比較的に少ないのです。轢断（列車などが上肢や下肢をひき、切断すること）のように重症の外傷も緊縛により止血が可能であり、手術につなげることができます。

●骨折

四肢に強い直達外力が加わると骨折が起きます。骨粗鬆症や癌の骨転移のある患者では、軽微な外力で骨折を来たします。骨折は、骨折端が皮膚の外へ飛び出した開放性骨折と、皮下にとどまる非開放性骨折に分けられます。開放性骨折では感染の危険性が高く、注意が必要です。

●脱臼

関節で接合している2つの骨が離開することにより生じます。強い痛みと変形が特徴で、診断は比較的容易です。骨折を合併していることもあり、注意が必要です。

●軟部組織損傷

四肢には切創がしばしば見られ、血管、神経、腱などが損傷されることがあります。特殊な外傷として広範囲皮膚剝脱創（デグロービング損傷）があります。ローラーに手を挟まれたときなどに見られ、あたかも手袋を

図 8.20 骨盤骨折の分類

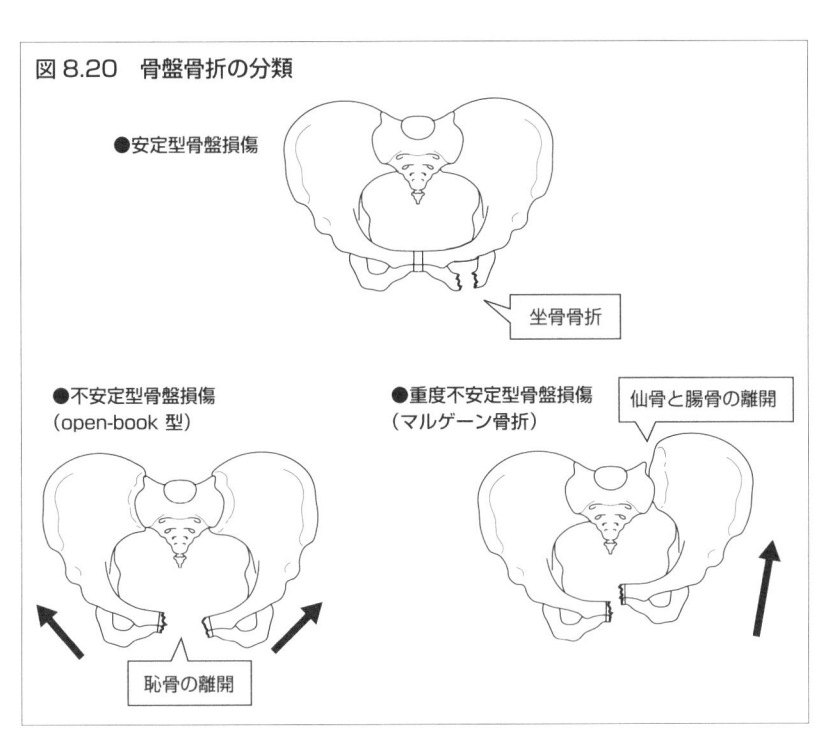

● 安定型骨盤損傷

坐骨骨折

● 不安定型骨盤損傷
（open-book 型）

恥骨の離開

● 重度不安定型骨盤損傷
（マルゲーン骨折）

仙骨と腸骨の離開

図 8.21 骨盤骨折の創外固定

▶ 両側の腸骨に金属の棒（ピン）を刺し、ピンをやぐらのように組んだ金属棒で固定することによって、不安定な骨盤を固定する。

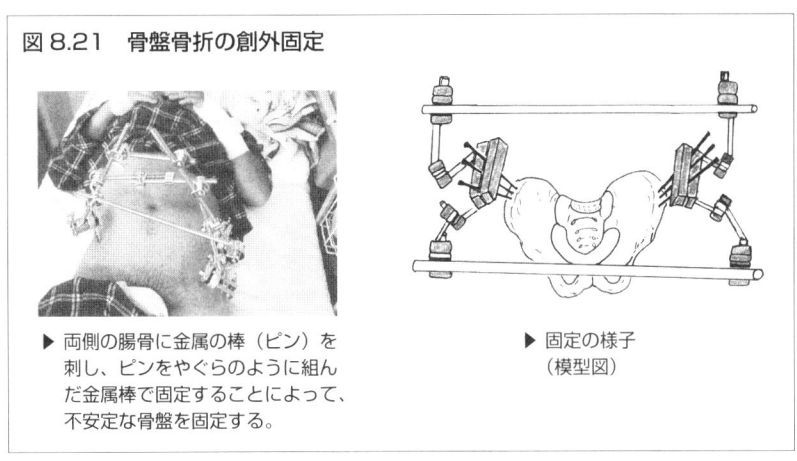

▶ 固定の様子
（模型図）

脱がせたような外傷であることからこの名前がついています。

● **コンパートメント症候群**

　四肢の筋肉は筋膜により区画（コンパートメント）に分けられています。

筋膜は伸展しないので、筋肉が腫れたり筋肉内に血腫を生じたりすると区画内の圧が高くなります。この状態がつづくと神経が障害されるばかりでなく、血流も障害されて放置すると組織が壊死に陥ります。この状態をコンパートメント症候群といい、緊急に皮膚と筋膜を切開して区画内の圧を下げる必要があります。

ベル「先生、外傷にはいろいろな種類があるんだね。自動車にはねられたら、頭も胸もお腹にも外傷を受けるように思えるけど、そのときはどうなるの」
先生「いいところに気がついたね。複数の部位に大きな外傷があると、重症度は1＋1＝2でなく、3にも4にもなるんだよ。このような外傷を多発外傷といって、それこそ救命救急センターの力の見せどころだ。それでは多発外傷について簡単に話してあげよう」

8.9 多発外傷

多発外傷とは、頭部、胸部、腹部、骨盤・四肢の2部位以上に損傷を見るもので、損傷の程度は放置すると生命に危険が及ぶ重篤なものとされています。したがって、1部位での複数の損傷、例えば両側の大腿骨骨折は重症の外傷ではありますが、多発外傷とはいえません。多発外傷は、このように重症の外傷であるばかりでなく、いくつかの特徴があります。

①**根本的治療には、複数の専門領域の医師の関与が必要となること。**
　頭部外傷による硬膜外血腫と腹部外傷による肝破裂がある場合、脳神経外科医と一般外傷外科医の協力が必要です。
②**治療の優先順位にしたがって治療を進めなければならないこと。**
　最も優先されるのは、胸部外傷による呼吸障害の除去であり、緊張性気胸（p.91）に対する胸腔ドレナージはその典型的な例です。
　2番目に優先するのは、大出血に対する止血処置であり、腹部外傷による実質臓器損傷が主として対象となります。
　3番目は、頭部外傷による頭蓋内圧亢進に対する治療で、脳ヘルニアを未然に防止することです。
　4番目は、腹部外傷による腸管破裂にともなう腹膜炎や後腹膜の炎症に対する治療です。

最後に四肢骨折や顔面外傷など、機能的あるいは整容的修復に関わる外傷の治療があります。
　この優先順位を間違うと、生命が危険にさらされることになるのです。例えば、十分な外傷の評価をしないで四肢骨折の手術をすると、術中に腹腔内の出血が進んで出血性ショックになることがあります。

③ 1つの外傷が別の外傷の診断を困難にすることがあること。

　例えば、頭部外傷による意識障害があると、腹部の所見がとりにくいために腹膜炎が重症になるまで腸管損傷が見逃されることが珍しくありません。また、下肢の骨折で牽引をしている患者をCT室まで運んで頭部外傷の評価をするのは、たいへんな苦労です。

④ 1つの病態に対する治療が、別の外傷の病態を悪化させることがあること。

　例えば、出血に対する大量輸液により、頭部外傷による脳浮腫が悪化したり、胸部外傷による呼吸障害が増悪することがあります。

　多発外傷にはこのように複雑な病態が絡んでいるため、絶えず何が生命を脅かしているかを考えながら評価と治療を進めていく必要があるのです。

ベル「外傷って、とても複雑だね。でも初期診療をガイドラインに沿って正しく行い、ベテランの外傷外科医が手術すれば、患者さんはみな助かるんでしょう、先生」

先生「そう簡単には行かないよ、ベルちゃん。外傷は人間にとってとても大きな侵襲、言い換えるとストレスになるんだ。そのため生体はいろいろな生体防御反応を備えて対応するのだが、対応の限界を超えるストレスが来ると生体はがたがたになってしまう。この生体反応の病態や機序は外科学の基礎になるもので、戦争での負傷兵の治療経験から学んだことが多い」

ベル「では重症の外傷患者さんはどうなるの、先生」

先生「合併症を併発して長期間入院したり、最後は力尽きて死亡する人も珍しくない。特に注意しなければならないのは、感染症と臓器不全だ。では、ベルちゃんに簡単に説明してあげよう」

8.10 外傷の合併症

(1) 感染性合併症

　感染は、細菌などの病原微生物が生体に侵入して増殖することによって成立します。皮膚、気道粘膜、消化管粘膜などは外界と接しており、外界からの細菌の侵入を防いでいますが、外傷によりこれらの組織が損傷されると、外界の細菌は容易に体内に侵入します。とくに大腸など下部消化管には大量の腸内細菌が常在しており、大腸穿孔では激しい腹膜炎を惹起します。

　外傷では皮膚や粘膜のバリアーが破綻するばかりでなく、損傷部の周囲に血腫を形成したり組織が壊死になったりします。血腫や壊死組織は、細菌の増殖に格好の培地を提供して感染を助長するのです。また、重症外傷患者ではカテーテルがしばしば体内、とくに血管内に挿入されるため、これらのカテーテルを介して細菌が侵入することがあります。

　体内には、外界から侵入する細菌などの異物を排除する機構があります。マクロファージや好中球などの食細胞が最初に生体防御に働き、次いでリンパ球、さらには免疫グロブリンなどの液性因子が細菌を攻撃します（図8.22）。

　重症外傷患者では、食細胞機能、リンパ球機能、液性免疫のいずれもが低下することが知られており、感染にかかりやすい状態にあり、かつ発症すれば重症化します。

　集中治療室で呼吸管理を必要とする重症患者では、人工呼吸器に伴う肺炎を合併することも珍しくありません。このように重症外傷患者では感染症の頻度が高いため、汚染創では予防的に抗菌薬（抗生物質）が投与され、感染の病原菌が判明すれば感受性のある抗菌薬で治療が行われます。感染が損傷の局所に限局していれば、しばしば膿瘍をつくるので、切開して排膿（ドレナージ）することにより治療します。感染が全身に及ぶと敗血症と呼ばれる重篤な病態となります（p.179参照）。敗血症を合併すると死亡率は数十％にもなり、しばしば次に述べる臓器不全へと進展します。

(2) 臓器不全

　臓器不全とは、重要臓器が著しい機能障害に陥る病態で、呼吸不全（肺）、

図 8.22 生体防御

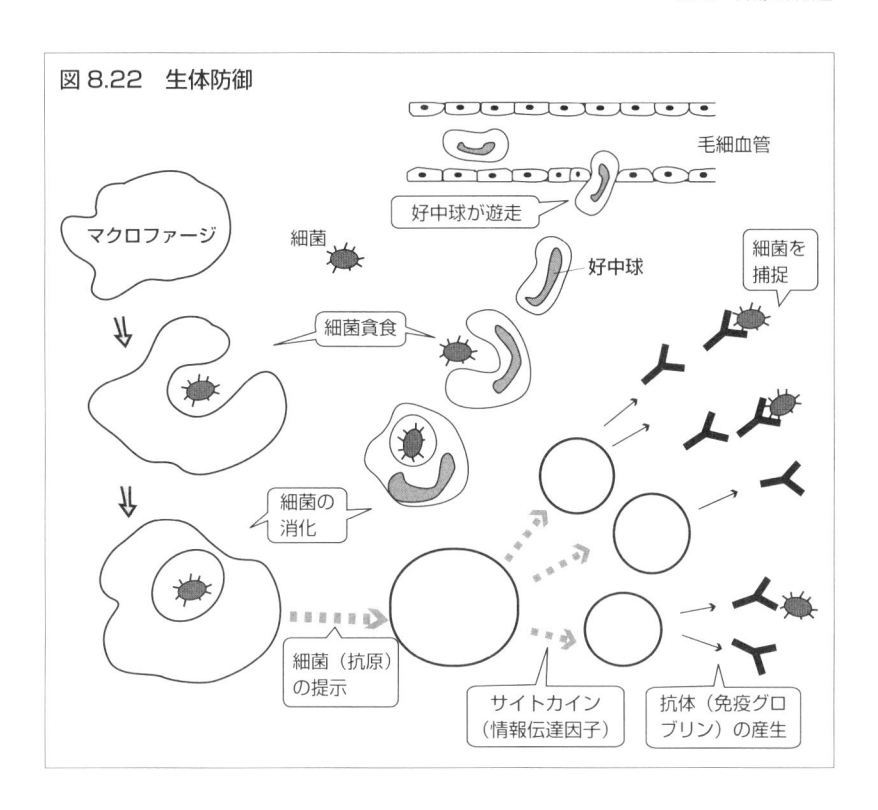

毛細血管
マクロファージ
細菌
好中球が遊走
好中球
細菌貪食
細菌を捕捉
細菌の消化
細菌（抗原）の提示
サイトカイン（情報伝達因子）
抗体（免疫グロブリン）の産生

急性腎不全（腎臓）、外傷後黄疸（肝臓）、播種性血管内凝固症候群（DICと呼ばれる）などが代表です。ショックの遷延と敗血症が、臓器不全発症の二大原因です。

● 呼吸不全

　肺の損傷があればもちろんのこと、なくても十分な酸素化が行われなくなり、人工呼吸器による呼吸管理が必要となります。肺自体には原因がないにもかかわらず、ショックや敗血症に引き続いて重篤な呼吸不全を起こすことがあり、急性呼吸促迫症候群（ARDS: acute respiratory distress syndrome）と呼ばれています。最近ではARDSよりもやや軽い病態を含めて急性肺障害（ALI: acute lung injury）と呼ばれます。原因病態の治療と適正な呼吸管理により治療しますが、死亡率は30〜40%にもなります。

● 急性腎不全

　ショックが遷延すると腎臓が障害されて乏尿、無尿となります。血液透

析（人工腎臓）を行って腎機能を支えます。比較的軽症（尿細管の障害）では腎機能が回復するものの、重症（糸球体の障害）では慢性腎不全に移行します。腎不全には、尿は出るが老廃物の排泄ができない非乏尿性腎不全があり、尿量だけを見ていると腎不全を見落とすことがあります。

● **外傷後黄疸**

肝臓に損傷がないにもかかわらず、重症外傷患者の治療中にさまざまな程度の黄疸を見ることがあります。ショックによる虚血で肝細胞が障害されて、生じるもので、肝臓に余分な負荷をかけないように注意することが大切です。

● **播種性血管内凝固症候群（DIC）**

ショックが遷延したり敗血症が続くと血液の過凝固の状態が起こり、結果として凝固因子が消費されて逆に出血傾向を見ることがあります。ヘパリンなどで過凝固を抑えるとともに、凝固因子を投与することにより治療しますが、原因の病態を取り除くことが最も大切です。

第 8 章のまとめ

● 外傷は鋭的外傷と鈍的外傷に分けられるが、日本では圧倒的に鈍的外傷が多い。

● 重症外傷では受傷後 1 時間以内に根本的治療が行われる必要がある。

● 初期診療の良否が患者の予後を左右するため、外傷初期診療ガイドラインの普及が進められている。

● 超音波検査（エコー）や CT などの画像診断が外傷の病態把握に威力を発揮している。

● 血管造影と動脈塞栓術（TAE）がしばしば手術に代わる止血法として活用されている。

● 頭部外傷では意識状態の把握が大切であり、グラスゴー・コーマ・スケール（GCS）やジャパン・コーマ・スケール（JCS）が用いられる。

● 緊張性気胸、心タンポナーデ、フレイルチェストは注意すべき胸部外傷である。

● 腹部外傷の主病態は腹腔内出血と腹膜炎である。

- 骨盤骨折は強大な外力で起こり、後腹膜に大量の出血をみることがある。
- 多発外傷は、優先順位を考えた治療と、チーム医療が不可欠な重症の外傷である。
- 重症外傷では、しばしば感染の合併から（多）臓器不全を発症する。

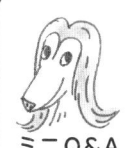

> **ミニQ&A**
>
> **Q：JATECの研修はだいたいどのくらいの医師の人が受けているの？**
>
> JATEC は、2004 年から研修を開始し、現在は NPO 法人により運営されています。年間約 35 〜 40 回の研修会コースを開催しています。1 回に 32 人しか受講できませんので、年間に 1200 人程度しか研修を受けられません。設立当初は研修会の開催が少なかったのですが、最近ではコースの開催数も増え、2015 年 3 月現在 11,046 名が研修修了者として登録されています。

第9章

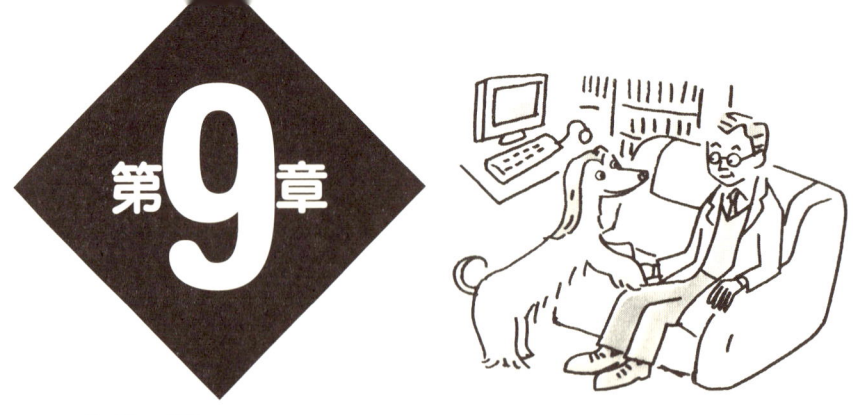

熱傷

　ベルちゃんに外傷の講義を終えた先生は、少し疲れたので教授室に戻って一休みすることにした。ベルちゃんも先生と一緒に教授室へついてきた。

ベル「うあっ！　こんなにたくさんの本があるんだ、すごいなあ。先生は家ではベルの相手をして遊んでいるけど、大学では勉強してるんだね」

先生「医学は日進月歩だからね。秘書のKさんが温かいコーヒーを入れてくれたので、ご馳走になるとしよう。ベルちゃんはコーヒーを飲めないから水をもらってあげよう」

ベル「どうもありがとう、先生。ベルものどが渇いたので、一服することにしよう。先生は前に、最もかわいそうなのはやけどの患者さんだと言っていたのを今思い出したけど、どうしてなの？　先ほど外傷の講義を聴いてベルはびっくりしたけど、やけどはもっとひどいの？」

先生「やけどの程度によりけりだよ、ベルちゃん。ベルは毛がふさふさしているから、やけどになりにくいよね。でも、人間は熱いものに触ったり、熱い湯をこぼしたりすると容易にやけどする。おそらく、やけどの経験のない人はいないだろう。とっても痛いのだけど、何日か経つと自然に治って忘れてしまうのが普通だね。少しやけどの範囲が広いと、外科や皮膚科の外来へ通院して治療することになる」

ベル「救命救急センターに運ばれてくるやけどの患者さんは、どうしてかわいそうなの？　一休みしたらやけどの話を聞かせてよ、ね先生」

先生「ベルちゃんのその目でねだられると、先生の疲れも吹っ飛んだから講義を続けるとしよう。最初に用語について、やけどは一般に火傷と書いてあるこ

とが多いけど、医学用語としては熱傷(ねっしょう)が正しい。では、熱傷の原因から話を始めよう」

9.1 熱傷の受傷の状況

　一般に熱のエネルギーによって皮膚が傷害されることを熱傷と呼んでいます。熱源には、熱い固体、熱い液体、火炎などがあります。硫酸や塩酸などの化学物質による皮膚の損傷は化学損傷として熱傷の仲間に分類されていますし、高圧電流や雷による損傷も電撃症と呼ばれて、これも熱傷の仲間です。

　熱傷の原因で圧倒的に多いのが、コーヒー、味噌汁、ポットの湯などの熱い液体をこぼすことによるものです。大人では小範囲の熱傷にとどまることが多いのですが、小児では比較的に大きな熱傷になることがあります。

　熱い固体による熱傷は手指に多く見られ、ほとんどは小範囲の熱傷です。固体による熱傷のうち特殊なものに低温熱傷があります。60℃以下の比較的低い温度の固体に長時間接触して生じる熱傷で、コタツやホットパックなどで受傷します。酒に酔って寝込んだときなどに起こりやすいのです。思いのほか傷害が強く、褥創(じょくそう)と類似の深い潰瘍を作ることがあります。

　火炎による熱傷は、火災などのほか、焼身自殺などで見られ、重篤な広範囲熱傷となります。

9.2 熱傷の重症度

　熱傷の大部分は局所の治療にとどまる小さな熱傷ですが、一定の範囲以上の皮膚が熱傷を受けると全身の重篤な病態をもたらします。重症度に影響する因子の代表的なものに、熱傷面積、熱傷深度、年齢、気道熱傷の有無などがあります。

(1) 熱傷面積

　全体表面積の何%が熱傷を受けているかで熱傷面積を表現します（%BSA）。大人では"9の法則"、子どもでは"5の法則"で概略を知ることができます（図9.1）。その他、患者さんの手掌（手のひら）が1%に相当することを知っておけば便利です。

図9.1 熱傷面積

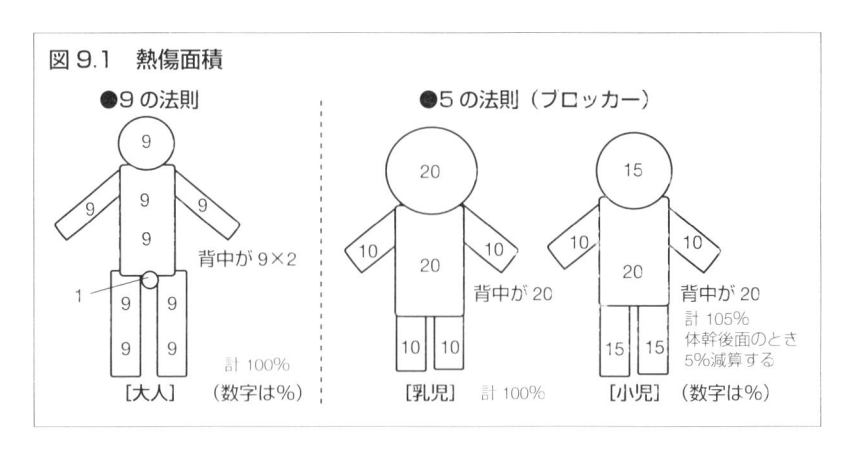

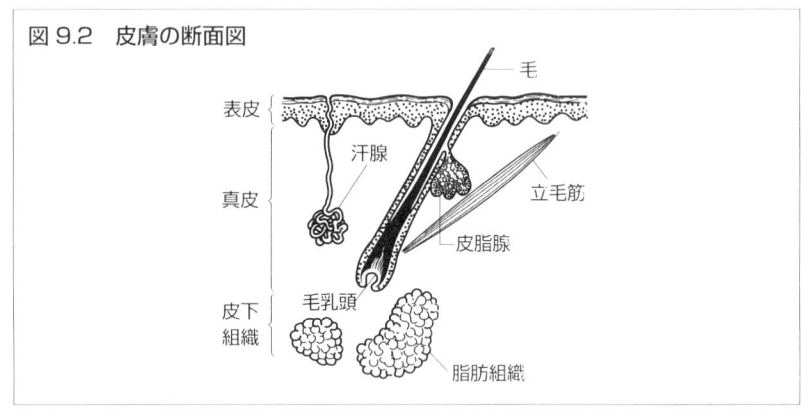

●9の法則
[大人] （数字は%）
9, 9, 9, 9, 9, 9, 1, 9, 9, 9, 9
背中が9×2
計100%

●5の法則（ブロッカー）
[乳児] 計100%
20, 10, 10, 20, 10, 10
背中が20

[小児] （数字は%）
15, 10, 10, 20, 15, 15
背中が20
計105%
体幹後面のとき5%減算する

図9.2 皮膚の断面図

表皮、真皮、皮下組織
毛、汗腺、立毛筋、皮脂腺、毛乳頭、脂肪組織

（2）熱傷深度

熱傷深度（Ⅰ度〜Ⅲ度）を理解するには、皮膚の構造を理解する必要があります（図9.2）。

①Ⅰ度熱傷（EB；epidermal burn）

表皮の熱傷で、日焼けがこれに当たります。発赤のみで、治療を要せず数日で瘢痕を残さず治癒します。このためⅠ度熱傷は、熱傷面積の算定には含めません。

②Ⅱ度熱傷

真皮の熱傷で、さらに2つに分類します。

　　a）浅達性Ⅱ度熱傷（SDB；superficial dermal burn）：水疱を形成し、痛みが強いのが特徴です。1〜2週間で表皮化し、瘢痕を残さず治癒

表9.1 熱傷深度とその特徴

分類	外見	症状	治癒期間	障害組織
Ⅰ度熱傷（EB）	発赤	疼痛熱感	数日	表皮
浅達性Ⅱ度熱傷（SDB）	水疱	強い疼痛と灼熱感	1〜2週	真皮の上層部分まで
深達性Ⅱ度熱傷（DDB）			4〜5週	真皮の深層部分まで
Ⅲ度熱傷（DB）	蒼白羊皮紙様	無痛	1月以上*	真皮全層皮下組織

＊植皮が必要

します。

b）深達性Ⅱ度熱傷（DDB ; deep dermal burn）：水疱を形成し、痛みがありますがSDBよりは弱いものです。治癒には3〜4週間かかり、瘢痕を残して治癒します。

③Ⅲ度熱傷（DB ; deep burn）

真皮より深層の皮下脂肪層までの熱傷です。白い皮革様の外観を呈し、神経終末が破壊されるため痛みがないのが特徴です。受傷部の辺縁から少しは表皮化がみられるものの、自然治癒は望めず植皮が必要です。

熱傷深度とその特徴を、表9.1にまとめました。

(3) 熱傷指数

熱傷面積と熱傷深度が熱傷の重症度を決定する2大因子ですが、同じ受傷面積であれば、Ⅱ度熱傷よりもⅢ度熱傷が重症になります。そこで両者を組み合わせた熱傷指数（BI ; burn index）が、重症度の指標として用いられます。

BI ＝ Ⅲ度熱傷面積（％）＋ 1/2 × Ⅱ度熱傷面積（％）

熱傷の死亡率とBIとはよく相関することが知られています。

(4) 年齢

広範囲の熱傷は、生体に加わる侵襲のうちで最も大きい侵襲と考えられています。臓器機能の予備力が低下している高齢者では、熱傷による大きな侵襲に耐えられないため、若年者に比較して死亡率が高くなります。年

表 9.2　アルツ（Artz）の基準（1969 年）

重症度	Artz の基準
1. 重症熱傷 （大学病院、総合病院で、熱傷専門治療可能な施設にて入院加療を要する）	1. Ⅱ度　30％以上 2. Ⅲ度　10％以上 3. 顔面・手・足の熱傷 4. 気道熱傷 5. 軟部組織の損傷・骨折の合併
2. 中等度熱傷 （入院施設のある病院にて入院加療を要する）	1. Ⅱ度　15〜30％ 2. Ⅲ度　10％以下
3. 軽症熱傷 （外来通院にて治療可能）	1. Ⅱ度　15％以下 2. Ⅲ度　2％以下

齢を加味した簡便な重症度指数に、熱傷予後指数があり、年齢に熱傷指数を加えて 100 以上は重篤な熱傷と判断されます。

また、総合的な重症度判断にしばしば利用されるものにアルツ（Artz）の基準があります（表 9.2）

9.3 熱傷の病態

ベル「熱傷面積が大きくなれば重症になることは、ベルにも直感的にわかるけど、もう少しその理由を知りたいな。先生、わかりやすく教えてちょうだい」

先生「うん、わかった。熱傷では水疱ができることは、先に話したね。あれは、もともと血管の中にある水分（血漿）が血管外へ漏れて生じたものだ。この現象を"毛細血管壁透過性の亢進"といって、熱傷に著明に見られる特徴的な病態だ。これから広範囲熱傷の病態をまとめて話してあげよう」

（1）毛細血管壁透過性の亢進と熱傷ショック
　　〜血管内の水分が外に漏れ出す

　小さな熱傷では熱傷局所のささいな出来事で済みますが、広範囲の熱傷では受傷部位はもちろんのこと、全身の毛細血管壁透過性が亢進します。その結果、血漿がどんどん血管外に漏出して周囲の組織内に溜まります。赤血球や白血球などは漏れないため、血管の中にある血液は濃縮するとともに、血漿の漏出で循環血液量は著明に減少します。その結果、循環不全（ショック）が生じますが、これを熱傷ショックと呼んでいます（第 14 章も参照）。

図9.3　浮腫

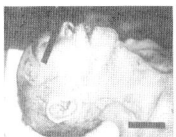

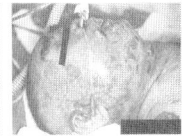

受傷直後　　受傷12時間後

図9.4　減張切開

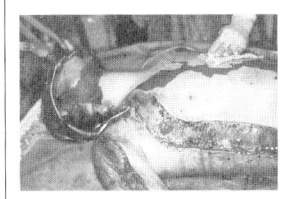

胸部は呼吸をしやすくするため、上肢は手への血流を保つために、減張切開をしています。

　熱傷ショックを放置すると死んでしまうので、大量の輸液が行われます。1日の輸液量が1万～2万mLにもなり、体重は10kg以上も増加することが珍しくありません。初期輸液療法については、9.4節で説明しましょう。

　血管からは血漿が漏れ続けるので、組織の浮腫は著明となります（図9.3）。Ⅲ度熱傷の皮膚は伸展性が失われるので、四肢や胸部にⅢ度熱傷があると組織内圧が高くなり、動脈が圧迫されて血流が途絶えたり、呼吸運動が抑制されます。それらを予防するために行われる処置が、減張切開です（図9.4）。

　毛細血管壁透過性の亢進は受傷直後から始まり、受傷後8～12時間で最高となり48時間ごろから回復してきます。毛細血管壁透過性の回復に伴い、組織中の水分が直接、あるいはリンパ管を介して血管内に戻ってきます。この現症を"refilling"と呼んでいます。急激に循環血液量が増加するため、尿は著しく増加し、心肺機能の弱い高齢者などでは肺水腫になる危険があります。

（2）エネルギー代謝と蛋白代謝の亢進
～安静にしていても早歩きのようにエネルギーを消費する

　広範囲熱傷患者が熱傷ショック期を脱すると、エネルギー代謝（代謝率）と蛋白代謝の亢進が見られるようになります。

　手術や外傷などの侵襲が加わるとエネルギー代謝の亢進が観察されますが、その程度は侵襲の大きさに相関するのです。熱傷面積が60％程度の広範囲熱傷患者の安静時エネルギー消費量は、あらゆる侵襲のなかでも最大であり、健常時の約2倍となります（図9.5）。言い換えると、広範囲熱傷は生体にとって最も大きい侵襲であり、対応できる代謝反応の限界が健

図 9.5 熱傷患者の安静時エネルギー消費量

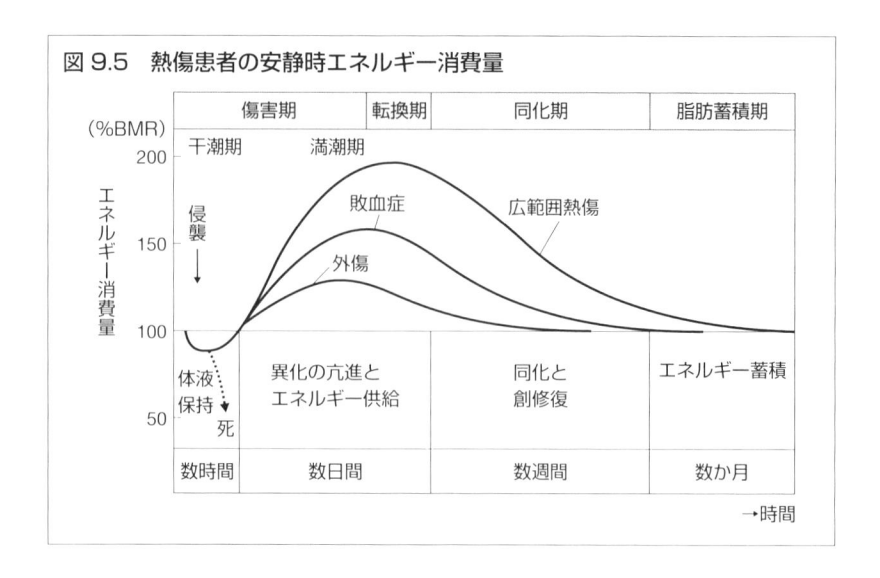

傷害期		転換期	同化期	脂肪蓄積期
干潮期	満潮期			
侵襲↓ 体液保持⇢死	異化の亢進とエネルギー供給		同化と創修復	エネルギー蓄積
数時間	数日間		数週間	数か月

（縦軸：エネルギー消費量 %BMR、50・100・150・200、曲線：敗血症、広範囲熱傷、外傷）
→時間

常時の2倍程度ということです。広範囲熱傷患者はベッドで安静にしていても、普通の人が早足で歩いているのと同じようにエネルギーを消費していることになるのです。

蛋白代謝も亢進しており、筋蛋白の崩壊も合成も共にさかんに行われています。しかし、筋蛋白の崩壊が合成を上回るため、骨格筋は急速に失われていきます。このため広範囲熱傷患者に対する積極的な栄養治療は重要な治療手段の1つであり、早期からの経腸栄養の有用性が認められています（第15章参照）。

(3) 易感染性と敗血症

外傷が感染を合併しやすいことは前章で述べた通りですが、広範囲熱傷では易感染性はさらに高く感染は必発です。熱傷により皮膚のバリアー（防御壁）が失われていることから、とくに熱傷創感染が早期に起こりやすいのです。外傷時よりも免疫能の低下は著しく、熱傷創感染はしばしば敗血症へと進展します。敗血症からは多臓器不全（MOF、p. 180参照）に陥る経過をとることが多く、致死的となります。敗血症の予防には、適切な抗菌薬の投与とともに、早期の熱傷創の閉鎖や積極的な栄養治療が有効です。抗菌薬の予防投与は一般には行われず、創培養の結果や施設の菌検出状況などを参考にして適切な抗菌薬が選択されます。

9.4 熱傷の治療

　広範囲熱傷は複雑な病態を示しますので、経過中に多種多様な合併症をみます。また、熱傷創の局所治療にも多大な労力を必要とします。そのため治療も病態に応じて複雑に変化しますが、基本となる治療の代表的なものにしぼって説明しましょう。

(1) 初期輸液療法

　熱傷ショックの予防、治療に初期輸液療法はきわめて大切です。広範囲熱傷には一般の常識を超えた多量の輸液が必要とされるため、古くから輸液の公式が多数出されています。熱傷の初期輸液に晶質液（電解質液：NaやClなどの電解質を含む液）がよいか膠質液（コロイド：血漿と同じようにアルブミンなどの粒子の大きな物質を含む液）がよいか長年の論争がありましたが、現在ではコストも含めて電解質液（細胞外液補充液である乳酸リンゲル液）を最初に使用し、受傷12時間以降にコロイドを併用するのが一般的です。

　現在、最も頻用されているバクスター（Baxter）の公式によりますと、受傷後から最初の24時間に投与する乳酸リンゲル液の量は、

4 mL ×熱傷面積（％）×体重（kg）

で計算されます。60 kgで50％熱傷面積の患者では、12,000 mLの初期輸液量となるわけです。実際には、輸液の公式で開始し、尿量（成人で1時間あたり50 mL、小児で1 mL/kg）を指標に輸液を行います。公式は安全域を見越してやや少なめに設定されており、Ⅲ度熱傷患者では公式で算出した量の1.5倍程度の輸液が必要になることが多いのです。コロイドは、受傷12時間以降にアルブミン製剤を投与するのが一般的です。

(2) デブリドマン（壊死組織除去）と植皮

　熱傷は皮膚の損傷であり、皮膚の修復をしない限り熱傷の病態は改善しません。しかし、広範囲熱傷初期の病態は複雑に変動するため、これまでは全身状態が落ち着くのを待って手術（デブリドマンと植皮）が行われることが多かったのです。ところが、最近の全身管理技術の向上や被覆材の進歩によって、受傷後早期に手術が行われる傾向にあり、生存率も向上してきています。一般的には、熱傷創の感染が起こる受傷後5日目より前に

図9.6 デブリドマンと植皮

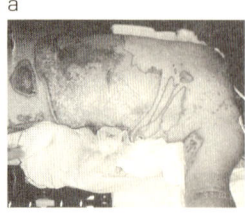

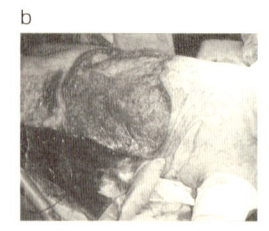

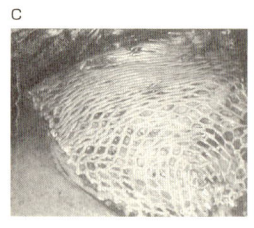

a：壊死したⅢ度熱傷部
b：患部を外科的に切除（デブリドマン）
c：患者の大腿部から採取した皮膚をメッシュ状にして広げて植皮

デブリドマンを行うのが望ましく、最近では受傷48時間以内に行われることも多くなりました。

　デブリドマンとは、壊死した皮膚を外科的に切除することをいい、切除した創には患者の健常な皮膚を薄く切って貼り付けます（図9.6）。これを植皮といい、デブリドマンと同時に施行することもあれば、人工被覆材を貼付して、後日あらためて植皮を行うこともあります。熱傷が広範囲で残っている健常皮膚が少ない患者では、死体の皮膚を利用することもあります。亡くなられた人の善意で皮膚の提供を受け、それを保存するスキンバンクが設立されています。他人の皮膚は生着しませんが、拒絶されるまでの間、患者の状態を良好に保つことができるのです。さらには、患者の皮膚の一部を採取して表皮を培養し、培養皮膚を植皮に応用する技術も開発されて一部臨床にも使用されています。

ベル「なるほど広範囲の熱傷を受傷すると、たいへんなことになるんだね。先生がかわいそうだと言うのも無理ないね」

先生「広範囲熱傷で植皮をしたあとには肥厚性瘢痕を残して機能的、整容的に大きな問題をのこすのだよ。だから、命を取り留めたあとも、20回、30回という形成外科的な手術が必要になる。本当に大変な損傷だよね」

ベル「ところで先生、熱傷が重症になる因子として気道熱傷をあげていたけど、その講義はどうなったの？」

先生「別に忘れていたわけではない。特殊な熱傷だから分けて話してあげようと

思ったのさ。一緒に電撃症についても触れておこう」

9.5 気道熱傷

　気道熱傷とは inhalation injury のことで、熱による気道の損傷のほか、有毒化学物質による気道の損傷も含まれます。閉鎖空間での爆発や火災に際して建材から出る化学物質でしばしば起こります。損傷部位によって気道障害型と肺障害型の2つに分けられ、前者は熱による障害が、後者は化学物質による障害が主体を占めます（図9.7）。熱は上気道で急速に冷やされるため熱による障害が肺に起こることは少ないのに対し、化学物質は容易に肺に到達して肺実質の障害を来します。

　顔面の熱傷、口腔内の煤（すす）、嗄声（しわがれごえ）などがあれば気道熱傷を疑います。診断は気管支鏡で直接気道粘膜を観察し、発赤、腫脹、びらんなどがあれば確定します。分泌物の増加による呼吸障害に注意し、気道の清浄化に努めます。

　肺障害型では、気管支炎や肺炎を起こして長期間の呼吸管理が必要となります。広範囲熱傷に気道熱傷を合併すると、初期輸液量は増大し、肺感染症を来して敗血症へのリスクが高くなります。

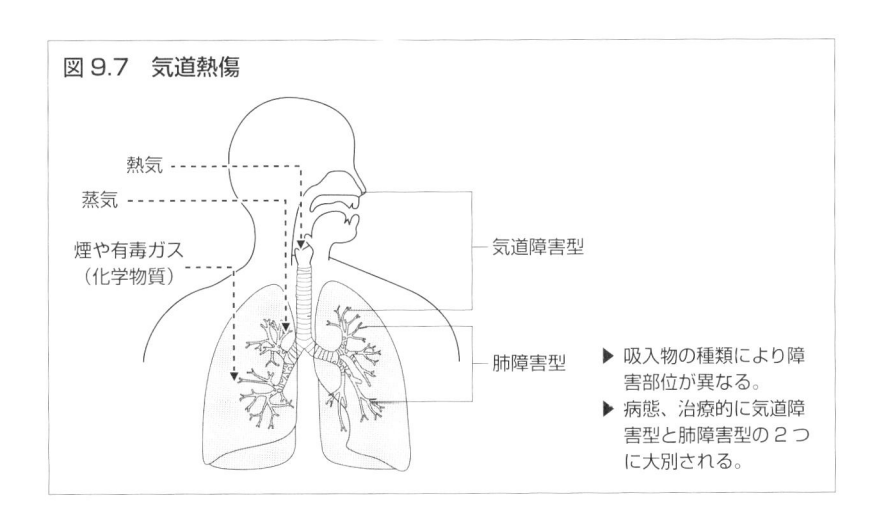

図 9.7　気道熱傷

- 熱気
- 蒸気
- 煙や有毒ガス（化学物質）

気道障害型
肺障害型

▶ 吸入物の種類により障害部位が異なる。
▶ 病態、治療的に気道障害型と肺障害型の2つに大別される。

9.6 電撃症

　電流が体内を流れることによる傷害を総称して電撃症といい、雷による損傷（雷撃症）も含まれます。一般には、電流、電圧、作用時間の３つの因子が大きく影響しますが、電圧よりも電流による障害が大きく、直流よりも交流による危険性が大きいとされています。

　生体の電気抵抗は組織によって異なり、骨＞脂肪＞腱＞皮膚＞筋肉＞血管＞神経の順で小さくなります。電気抵抗の大きい皮膚ではジュール熱を生じて局所の熱傷を生じる一方、神経や血管は容易に電気を通します。

　電撃症では即死することがありますが、それは、中枢神経への通電による呼吸麻痺と心臓への通電による心停止によるものです。また、一過性の意識消失をみることもあります。また、熱傷の範囲は小さくても、損傷が深部まで及び、挫滅症候群と類似の損傷でミオグロビン尿の出現をみることもあります。通電した血管壁や消化管壁の損傷により、遅発性の大出血や消化管穿孔をみることもあります。

ベル「ベルは毛が多いから熱傷を受傷することは少ないでしょう、先生」

先生「少しのお湯だったら大丈夫だけど、火事になったら毛が多くたって役に立たないよ、ベルちゃん」

ベル「僕は鼻だけは自信があるんだ。火事になる前に大きな声で先生に知らせてあげるよ。ところで先生、救命救急センターの ICU に睡眠薬を多量に飲んで意識のない患者さんがいたようだけど、眠らせておけば自然に治るの？」

先生「世の中には睡眠薬ばかりでなく、いろいろな薬物を事故あるいは故意に服用する人がいるんだよ、ベルちゃん。そのような病態を総称して"急性中毒"と呼んでいる。急性中毒は救命救急センターで扱う患者の中でも比較的多い病態だ。では、急性中毒について概略を話してあげよう」

第 9 章のまとめ

● 熱傷は、一定の範囲を越えると全身の重篤な病態をもたらす。
● 熱傷の重症度に影響する因子として、熱傷面積、熱傷深度、年齢、気道熱傷の有無などがある。
● 熱傷面積は、大人では「9の法則」、小児では「5の法則」で簡便に計算できる。
● 熱傷指数（BI）は予後とよく相関する。
● 広範囲熱傷では毛細血管壁透過性が亢進して、血漿が流出し、熱傷ショックとなる。
● 熱傷ショックの治療には乳酸リンゲル液の大量輸液が必要である。
● Ⅲ度熱傷にはデブリドマンと植皮を行う。

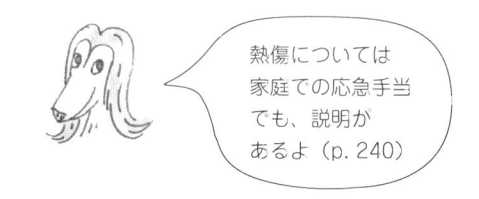

熱傷については家庭での応急手当でも、説明があるよ（p.240）

第10章

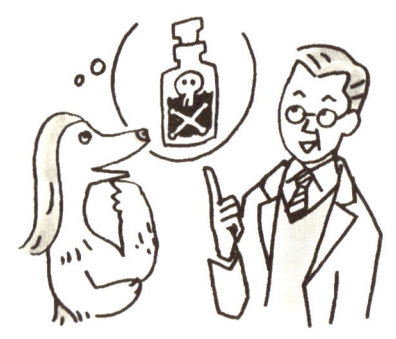

急性中毒

先生「身の回りをちょっと見てごらん。自然界にはいろいろな物質があるし、最近ではどんどん新しい化学物質が合成されて毎日の生活に利用されている。これら多くの物質は、目的に合わせて活用すれば便利なものだが、間違って使われると人体に害を及ぼすのだよ。**急性中毒**とは、化学物質が急に体内に入って生じる病態を指し、慢性に起きる中毒とは区別している。化学物質が体内に吸収される経路には、経口、経気道、経皮などがあるが、ほとんどは経口による消化管からの吸収によるものだ」

ベル「散歩中に道端に落ちているものを口にくわえ込む犬はいるけど、ヒトは安全なものしか食べないでしょう、先生」

先生「そんなことはないよ、ベルちゃん。小さな子どもは近くにあるものを何でも口に入れるし、自殺願望の人は有毒な物質を意図的に服用したり、また睡眠薬などの医薬品を過量に摂取したりするんだよ。また時には、仕事場や家庭で、誤って有害物質を吸入したり飲んだりすることもある」

ベル「身の回りにある物質は無数にあるから、お医者さんはどう治療していいのか困るでしょうね」

先生「その通りだよ。だからいろいろな物質が体内に入ったときの中毒作用を記録してデータベースを作っておく必要がある。そのためにわが国でも財団法人日本中毒情報センター*が設立されており、多くの情報を集めてデータを集積し、必要に応じて医療機関や患者からの問い合わせに答えている。それでは、日本中毒情報センターの統計から急性中毒の現状を紹介してあげよう」

＊［日本中毒情報センター］　大阪とつくばの2か所で対応。URL　http://www.j-poison-ic.or.jp

10.1 急性中毒の現状

(1) 発生頻度と原因物質

日本中毒情報センターで2014年1年間に受信したヒトの急性中毒に関する件数は33,117件でしたが、わが国での急性中毒発生件数については明らかなデータはありません。しかし、少なくとも20万件以上の発生があるものと推定されています。このうち5万人以上が入院加療を受けており、数千人が死亡していると考えられています。

日本中毒情報センターへの問い合わせのうち、圧倒的に多いのは、5歳以下の乳幼児に関するもので、78%を占めています。5歳以下で問い合わせの最も多い品目は、近年までタバコの誤食でしたが、最近の禁煙運動の結果のためか、最近では化粧品の誤飲・誤食が最も多く、次いでタバコ関連品となっています。その他、洗浄剤、乾燥剤・鮮度保持剤、文具・美術工芸用品の家庭用品の誤飲・誤食も多くなっています。

20〜64歳の成人では、誤飲・誤食などの不慮の事故は約66%であり、一方、自殺企図によるものが24%と高率です。自殺企図の場合の起因物質は、中枢神経系薬（医療用、一般用）が50%、家庭用品の洗浄剤が8%、農業用品の殺虫剤、除草剤がそれぞれ6%、5%となっています。

(2) 急性中毒の病態と診断

急性中毒の症状は、化学物質が吸収されることによって生じるのですが、原因物質、吸収経路、食事の有無などにより、きわめて多様です。多くの物質は肝臓で代謝されて腎臓から排泄されます。多くは代謝されることによって毒性が低下しますが、中には代謝産物が毒性を発揮するものもあります。

急性中毒の起因物質は無数にあり、症状・所見から特定物質を推定するのは困難です。急性中毒は、その可能性を疑うことが最も大切です。以下の場合には急性中毒を疑います。

①原因不明の意識障害、②突然の嘔吐や下痢、③説明の困難な呼吸障害、けいれん、ショック、過高熱*、代謝性アシドーシスなど（p. 169）、④自殺企図あるいは自傷の既往歴のある患者、⑤同じ症状の患者が集団発生し

---

*[過高熱]　環境障害や薬物などの外因による著しい高熱を過高熱と呼びます。

た場合、などです。

　薬包や毒物の残りがあるなど周囲の状況から中毒物質が明らかなこともありますが、中毒物質を特定できないことも珍しくありません。急性中毒を疑えば、血液や尿などのサンプルを保存しておくと、後になって毒物の特定に役立ちます。

ベル「中毒物質がわからなければ、治療の方法も決められないね、どうするの、先生」
先生「うん、それはそうだが中毒物質がわかっても、体内に吸収された毒物の治療は簡単ではない。なにしろ何万とある化合物のなかで、その毒性を軽減させる拮抗薬のあるのはわずかだからね。では、急性中毒の治療法を簡単に紹介しよう」

10.2 急性中毒の治療

　急性中毒の治療は、未吸収毒物（まだ吸収されていない毒物）の除去と、既吸収毒物（すでに吸収された毒物）の除去の2つからなります。

(1) 未吸収毒物の除去

　急性中毒のほとんどは毒物の経口摂取によるものです。したがって、毒物がまだ胃内にある摂取後早期であれば、吸収される前に除去することが可能です。

●**胃洗浄**（図 10.1）

　毒物を経口摂取後3時間以内では、毒物の一部が胃内に残存するため胃洗浄により残存する毒物を排除することができます。太いチューブを経口的に胃内に挿入し、数リットルの微温湯あるいは生理食塩液で洗浄します。大量の洗浄液を注入すると、胃内容物を十二指腸に押し込むため、1回の洗浄液は300 mL程度にとどめます。

●**下剤と吸着剤の投与**

　十二指腸以下に流入した毒物は、小腸から吸収されないようにする必要があります。そのため胃洗浄終了時に下剤（硫酸マグネシウム溶液）に吸着剤（活性炭 50 g）を混ぜて注入します。

図 10.1　胃洗浄

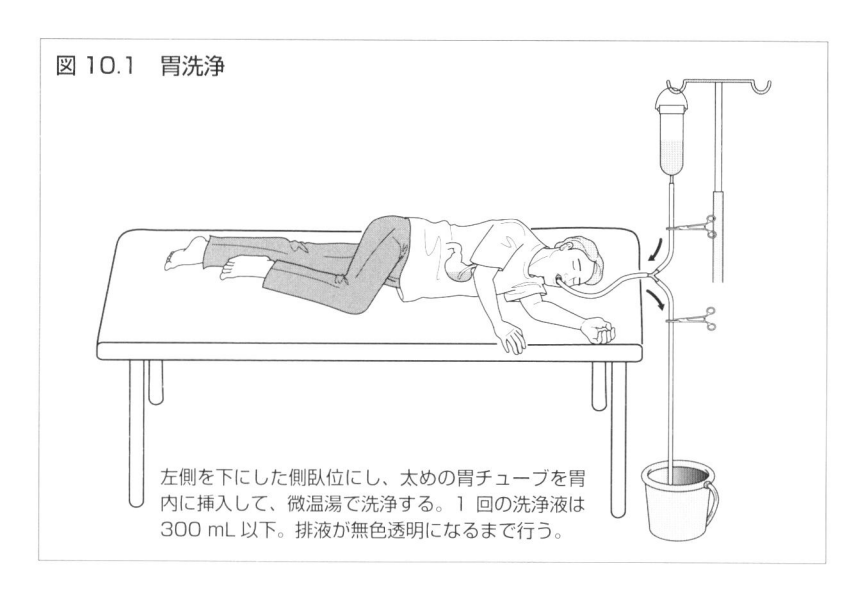

左側を下にした側臥位にし、太めの胃チューブを胃内に挿入して、微温湯で洗浄する。1 回の洗浄液は 300 mL 以下。排液が無色透明になるまで行う。

（2）既吸収毒物の除去

●強制利尿

腎臓からの毒物排泄を促進するために行います。水・電解質バランスや血行動態をモニターしながら、時間あたり 500 mL 程度の乳酸リンゲル液（p. 190 参照）を輸液します。腎臓から容易に排泄される分子量の小さな毒物に効果があります。腎臓ならびに心肺機能の良好なことが前提となります。

●血液浄化法

すでに体内に吸収されて血中にある毒物を取り除く方法で、腎不全患者に行う透析療法と同じ理屈です。

血液浄化法には種々の方法があり、毒物の分子量や蛋白結合の有無によって適切な方法を活用します（図 10.2）。

毒物は体内に吸収されると血液中ばかりでなく、脂肪組織など体内のいろいろな組織に分布します。そのため血液浄化法により血中の毒物を除去しても、組織中から血中へ濃度勾配で移行して、血中の毒物濃度が再上昇するため、血液浄化法を繰り返し行う必要があります。

●解毒薬・拮抗薬

ある物質の有害作用を特異的に軽減する薬剤を、解毒薬あるいは拮抗薬

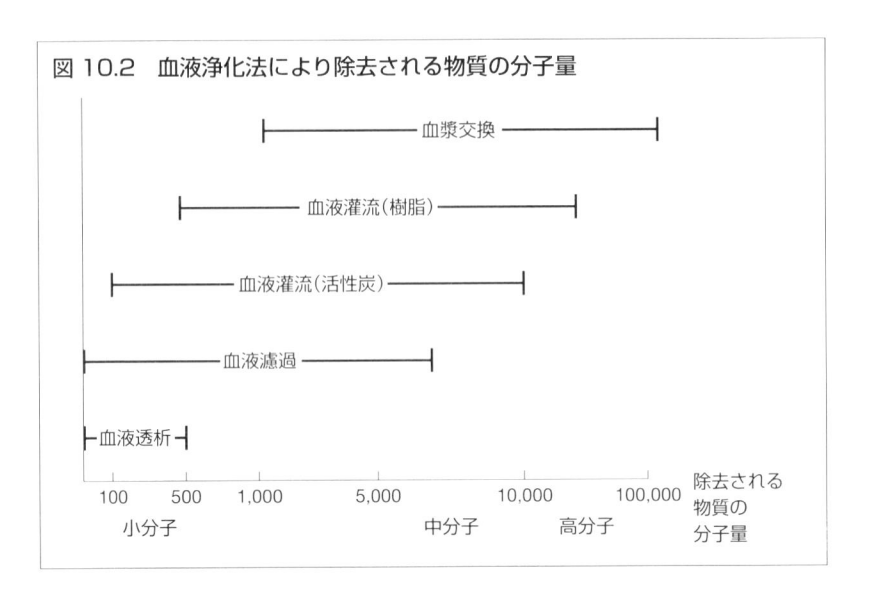

図 10.2　血液浄化法により除去される物質の分子量

血漿交換／血液灌流（樹脂）／血液灌流（活性炭）／血液濾過／血液透析

横軸：除去される物質の分子量　100　500　1,000　5,000　10,000　100,000
小分子　　中分子　　高分子

表 10.1　中毒物質と解毒薬

中毒物質	解毒薬・拮抗薬
有機リン	アトロピン、PAM（ヨウ化プラリドキシム）
アセトアミノフェン	N-アセチルシステイン
メトヘモグロビン	メチレンブルー
クマリン誘導体・ワルファリンカリウム（ワーファリン®）	ビタミンK
メタノール	エタノール
青酸化合物（シアン）	亜硝酸アミル、亜硝酸ソーダ、チオ硫酸ナトリウム（デトキソール®）
ヘパリン	プロタミン
麻薬	ナロキソン
ベンゾジアゼピン	フルマゼニル
無機水銀・ヒ素・クロム・鉛・銅・金	ジメルカプロール（Bal®）

といいます。多数ある中毒物質の中で解毒薬・拮抗薬のあるものはきわめて少数です（表10.1）。作用機序には、毒物と化学的に結合して無毒化するもの、毒物の受容体と拮抗して毒作用を軽減するものなどがあります。

ベル「急性中毒の全体像はよく理解できたけれど、具体的な中毒をいくつか説明してもらえると、もっとよくわかるような気がする。ベルは欲張りかな」

先生「好奇心旺盛なのがベルちゃんの良いところだ。では、代表的な中毒物質について少し解説を加えてあげよう」

10.3 代表的な中毒起因物質

(1) 医薬品中毒

●催眠鎮静薬

医薬品中毒の中では最も頻度が高く、とくにベンゾジアゼピン系薬によるものが多く起きています。意識障害のある間、合併症のないように注意して管理すれば、一般に後遺症なく回復します。

●抗うつ薬

三環系抗うつ薬と四環系抗うつ薬がありますが、基本的な薬理作用は同じです。大量服用により不整脈（心筋電導障害）、血圧低下、けいれん、意識障害などが見られます。心電図でQRS幅の拡大が見られれば、三環系抗うつ薬による急性中毒を考えます。

●下熱鎮痛薬

アセトアミノフェン中毒とアスピリン中毒が代表です。

アセトアミノフェンは市販の風邪薬に含まれており、比較的頻度が高い医薬品中毒の1つです。服用2～3日後に重篤な肝障害を来すことがあり、風邪薬だからと軽く考えると危険です。

アスピリン中毒は、アスピリンが常備薬として家庭に広く普及している欧米で多い中毒です。小児が誤って飲んだときにしばしばみられます。嘔吐、脱水、過呼吸、高熱、不隠、意識障害などがみられます。

(2) 農薬中毒

●パラコート中毒

パラコートは英国で開発された除草剤で、人体への毒性が高い農薬です。大量服用ではショックとなり死亡し、少量の服用でも活性酸素を産生して重要臓器障害、とくに肺線維症が進行して呼吸不全で死亡します。高濃度酸素投与は活性酸素の産生を促進して病態を悪化させるので、酸素投与は慎重に行わなければなりません。

表 10.2　有機リン中毒の症状

1. 副交感神経刺激症状＊ （ムスカリン様作用）	縮瞳、流涙、流涎、気道分泌の亢進、発汗、消化管蠕動亢進（腹痛、下痢）、尿失禁、徐脈、血圧低下
2. 神経筋接合部刺激症状	筋攣縮、呼吸筋麻痺
3. 中枢神経刺激症状	意識障害、不穏、興奮、けいれん、筋攣縮

＊有機リン中毒では、ムスカリン様作用（副交感神経刺激作用）のほかにニコチン様作用（交感神経刺激作用）もありますが、ムスカリン様作用が主体で前面に出てきます。

●**有機リン中毒**

　有機リン剤は広く市販されている殺虫剤で、神経毒です。神経節や神経末端から出る刺激伝達物質であるアセチルコリンを分解するコリンエステラーゼと結合して特有の中毒症状を呈します（表10.2）。

（3）工業薬品中毒

●**重金属中毒**

　鉛中毒、砒素中毒、水銀中毒などが知られています。従来の体温計に使用されていた水銀は金属水銀（無機水銀）で、誤嚥しても消化管から吸収されることはないため中毒は起こしません。また、水銀の蒸気も常温ではほとんど出ませんので、吸引する心配ありません。

●**シンナー中毒**

　有機溶媒の代表的なもので、"シンナー遊び"で急性中毒になることがあります。悪心、嘔吐、頭痛、意識障害、けいれんなどが見られます。

（4）家庭用品中毒

●**タバコ誤食**

　乳幼児でしばしば見られます。タバコの主成分はニコチンで自律神経系に作用する毒物ですが、消化管からはあまり吸収されない上に催吐作用のため嘔吐することが多く、重篤な症状を示すことは少ないものです。しかし、水の入った灰皿などに捨てたタバコからは多量のニコチンが滲出液にでるため、これを誤飲した場合は危険です。唾液分泌亢進、発汗、悪心、嘔吐、腹痛、下痢、頭痛、興奮、けいれんなどが見られます。

●**防虫剤中毒など**

　小児や認知症の高齢者が誤食することがあります。多用されているパラジクロルベンゼンは比較的安全とされていますが、ナフタリンや樟脳は

注意が必要です。

●洗剤など

台所の洗剤に使用されている界面活性剤は比較的安全とされていますが、風呂やトイレの洗剤には酸やアルカリが含まれており、接触局所の強い傷害を来します。

(5) 自然毒中毒

●毒キノコ中毒

種々の毒キノコがあり、症状も多様です。

●フグ中毒

原因物質はテトロドトキシンと呼ばれる毒素で、末梢神経の神経伝達が遮断されます。そのため呼吸筋麻痺で呼吸ができなくなり、放置すると呼吸不全で死亡します。

(6) その他

●一酸化炭素（CO）中毒

火災や閉鎖空間での不完全燃焼で生じます。自動車の排気ガスによる自殺企図でも見られます。COはヘモグロビン（Hb）との親和性が酸素の200倍もあり、Hbが酸素を運搬できなくなるのです。CO-Hb濃度が10％を超えると頭痛、悪心、嘔吐、めまいなどがみられます。さらに進むと昏睡や肺水腫となり、致死的です。

●神経毒ガス

地下鉄サリン事件で有名になり、テロの世界的蔓延で注目されるようになった毒物です。サリン事件では、縮瞳で目の前が暗くなったことが原因物質の特定に役立ちました。

ベル「こんなにいろいろな物質があって、症状も所見も違うのでは、中毒の治療はたいへんだね。中毒情報センターが必要な理由がよくわかったよ」

先生「その通り、ベルちゃん。でも化学物質によって治療法が大きく変わるわけではないから、考え方によっては、急性中毒の治療は単純だとも言えるよね。毒物の除去に努めるほかには、対症療法で全身状態の安定化を図るしか方法がないからね」

ベル「先生、救命救急センターには、ほかにどんな患者さんが運ばれてくるの？」

先生「いろいろな患者さんが救命救急センターには収容されるけれど、特殊な患者さんに環境障害によるものがある」

ベル「環境障害って何のこと？」

先生「次回にゆっくりと説明してあげよう」

第 10 章のまとめ

- 急性中毒の原因物質は無数にあり、データ集積のため（財）日本中毒情報センターがある。
- 原因や診断のはっきりしない患者では、急性中毒の可能性を疑うことが大切である。
- 急性中毒の治療は、未吸収毒物の除去と既吸収毒物の除去から成る。
- 未吸収毒物の除去には、胃洗浄、下剤と吸着剤の投与が行われる。
- 既吸収毒物の除去には、強制利尿、血液浄化法、解毒薬の投与などがある。
- 毒物の除去に努める一方で、ICU で全身状態の安定化を図ることが大切である。

第11章
環境障害による疾患

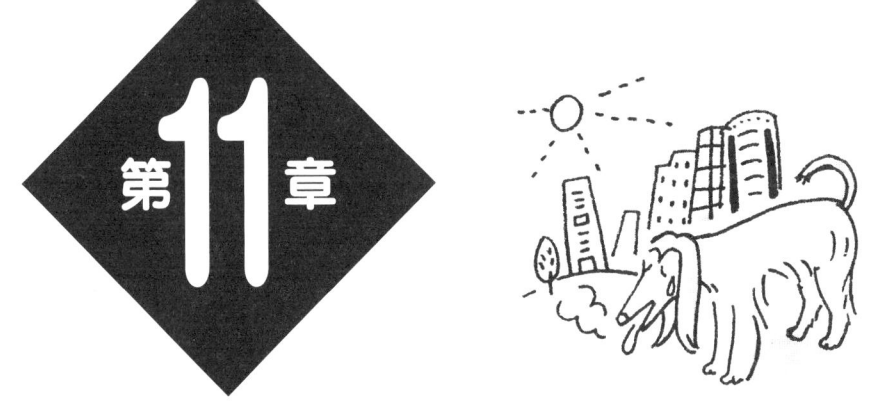

ベル「先生、次は環境障害による病態のことを教えてくれるんだったよね。地球の環境異常と関係があるの？」

先生「いや、地球規模の環境異常ではなくて、そうだね、例えば、とても暑い環境や寒い環境に置かれると、人は傷害を受けることがあるんだよ。熱中症とか偶発性低体温症と呼ばれている病態だ。また、深い海に潜って急に浮上すると減圧症という特殊な病態を示す患者さんもいる」

ベル「とても難しそうだけど、なんだか興味深そうな病態のような気がするね、先生。この際、環境障害による疾患についても教えてもらっておこう」

先生「それでは環境障害による各種の病態についても説明してあげよう」

11.1 熱中症

　暑さや熱による生体の障害を総称して"熱中症"と呼んでいますが、この中にはいろいろな病態が混在しています。従来の熱中症分類では重症度がわかりにくいとして、最近、重症度によってⅠ～Ⅲ度に分ける新しい分類法が提唱されました*。

　生体の体温調節中枢は脳の視床下部にあって、周囲の温度の変化に対応して体温を一定に保つように調節しています。周囲の環境が暑くなると、発汗を促して熱放散を亢進させることにより体温を保っていますが、その限度を超えると体温調節中枢が障害されて異常な高体温となります。調節

＊[新しい分類と日射病]　炎天下で運動しているときに発症する熱中症を、従来は日射病と呼んでいました。皮膚や筋肉への血流が増して循環血液量の相対的な低下により、めまい、脱力感、嘔気などが見られるものです。これでは原因と病態が混在してわかりにくいため、新しい熱中症の分類からは除かれました。

表 11.1　熱中症の分類と病変

新分類 （重症度）	Ⅰ度		Ⅱ度	Ⅲ度
	小 ———————————————————————————→ 大			
従来の分類	熱失神	熱けいれん	熱疲労	熱射病
病態	相対的循環血流量の減少	ナトリウム欠乏性脱水	高度の脱水 うつ熱 循環不全 （ショック）	高度の脱水 過高熱 細胞障害 多臓器不全
体温	正常～軽度上昇	正常～軽度上昇	上昇（40℃以下）	上昇（40℃以上）
症状 　中枢神経系	—	—	頭痛、めまい 意識障害（軽度）	昏睡、精神症状 けいれん
皮膚	発汗、湿潤	発汗、湿潤	蒼白、発汗	紅潮、乾燥、 発汗なし
筋けいれん	—	一過性の 有痛性けいれん	時に有痛性けいれん	
その他	めまい、失神 嘔気、脱力感	低ナトリウム血症、嘔気、嘔吐、腹痛	血圧軽度低下、頻脈、嘔気	呼吸・循環・腎・肝の障害、DIC

の範囲内で体温上昇を伴わない病態に、"熱失神"と"熱けいれん"（熱中症Ⅰ度）があり、調節の限度を超えて著明な体温上昇をみるものに"熱疲労"（熱中症Ⅱ度）と"熱射病"（熱中症Ⅲ度）があります（表 11.1）。

(1) 熱失神（熱中症Ⅰ度）

　炎天下で運動や高温環境下での作業をしているときに発症します。皮膚の血管が拡張するとともに、筋肉への血流が増大して、血管内の循環血液量の相対的な不足を生じることにより起こります。一過性の脳血流低下を生じてめまい、脱力感、嘔気、嘔吐などがみられ、皮膚は発汗で湿潤しています。体温は正常か、やや上昇しています。日陰の涼しい場所に休ませて、スポーツドリンクなどを飲ませれば自然に軽快します。

(2) 熱けいれん（熱中症Ⅰ度）

　高温多湿な環境で作業や運動をしたときに発生します。多量の発汗で水分とともに電解質（主としてナトリウム）が失われ、低張性脱水となるのがその本態です。発汗時に水分だけの補給を行うと、さらに低ナトリウム

血症が進み、発症しやすくなります。身体各部、とくに腓腹筋（ふくらはぎ）の有痛性筋攣縮が見られるのが特徴的です。これは、低ナトリウム血症により筋肉の興奮性が亢進することによるものです。

内臓の筋肉である平滑筋も攣縮を起こすため、腹痛や嘔吐をみることもあります。皮膚は発汗により湿潤しています。体温は正常かやや上昇しており、相対的あるいは脱水による絶対的な循環血液量の減少により頻脈や軽度の血圧低下をみることもあります。熱失神と同じく、涼しい場所に寝かせてスポーツドリンクあるいは食塩の補給を行います。医療機関では、生理食塩液あるいは乳酸リンゲル液の輸液を行って治療します。

（3）熱疲労（熱中症Ⅱ度）

体温調節中枢が壊れかかった状態で、循環不全（ショック）が主病態です。放置すると、次の熱射病に移行します。高温多湿の環境で作業や運動をすることにより、皮膚血管の拡張、筋肉への血流偏移、多量発汗による脱水と電解質喪失（低張性脱水）などによる循環血液量減少性ショックに陥るものです。頭痛、めまいなどのほかに、頻脈、低血圧、興奮や意識障害などのショックの症状をみます。発汗が多く、体温も上昇していますが40℃以下にとどまります。乳酸リンゲル液などの輸液による、ショックと脱水の治療が必要です。

（4）熱射病（熱中症Ⅲ度）

熱疲労がさらに進んだ状態が、熱射病です。熱産生が放散を上回ると、身体全体にうつ熱が生じてきます。うつ熱が進行すると、体温調節中枢が障害されてうつ熱がさらに進行する悪循環が生じ、体温が異常に上昇することになります。熱疲労の場合と同じく、頻脈、低血圧などの循環不全の症状が発現します。しかし、熱疲労と異なり、発汗は停止して皮膚は乾燥しているのが特徴です。

体温が41℃になるとけいれんが生じ、42℃になると重要臓器の細胞が働かなくなり、この状態が続くと多臓器不全に陥ります。とくに脳浮腫によるけいれん、意識障害、麻痺などのほかに、急性腎不全、肺水腫などによる呼吸不全、血液凝固障害などが見られます。

治療は、全身管理を厳重に行いながら冷却により体温を下げるのが基本です（表11.2）。冷却には、濡れたガーゼで体表を覆い、扇風機で送風し

表11.2 代表的な冷却法

1. 体表、体腔からの熱伝導を用いた冷却
   - 体表冷却
       冷水、氷嚢、冷水ブランケット
   - 体腔冷却
       冷水による胃、膀胱、腹腔内洗浄、
       冷却した輸液投与
   - 体外循環
       人工透析、経皮的心肺補助（PCPS）
       などの途中回路にて冷却

2. 蒸発、対流原理を用いた冷却
   - 室温を低下させる（20〜22℃）
   - 濡らしたガーゼによる被覆
   - アルコールによる冷却（扇風機による送風がより効果的）

て冷却する体表冷却が一般的ですが、腹腔内を冷たい生理食塩液で洗浄する体腔冷却や、冷たい輸液を追加することもあります。

体温が低下すれば、臓器不全の状況に応じて、臓器機能の維持に努めますが、予後は不良のことが多い重篤な病態です。

ベル「ベルは毛が深いので夏はとっても暑い。先生、冷房をいれてくれないとベルも熱中症になるかもしれないよ」

先生「ベルは犬だから発汗はしないよ。ベルがハーハーと長い舌を出して息をしていると、こちらが気分悪くて倒れそうだ。先生は冷房が苦手だから、扇風機にしよう」

ベル「ところで熱中症の逆は？　ベルは寒いのには強いけど、人は寒さに弱いのかな」

先生「人は寒いときには、毛皮やオーバーを身に着けるから寒いときでも大丈夫さ。でも飲酒後や睡眠薬服用後に寒冷にさらされると、容易に低体温になる。冬山登山や冬の海難事故でも起こりうるね。寒い環境にいて、極度に体温が低下してしまう状態を偶発性低体温症というんだ」

11.2 偶発性低体温症

低体温は、深部体温*で36℃未満をいい、34〜36℃を軽度、30〜34℃を中等度、30℃未満を高度低体温といいます。軽度低体温では、生体はカテコラミンなどのホルモンを多量に分泌して血管を収縮させ、熱の発散を

＊**[深部体温]**　環境温度の影響を受けにくい心臓や脳など身体深部の体温。鼓膜温あるいは直腸温で代用する。

防ぐとともに、骨格筋の振戦（シバリングという）により熱を産生して、体温の維持に努めます。これが寒冷反応ですが、熱の喪失が産生を上回れば、体温は急速に低下します。

高度の低体温では、以下の変化が見られます。

心血管系：心室性不整脈、心収縮力の低下、徐脈
中枢神経系：意識障害、昏睡
呼吸系：呼吸中枢の抑制による呼吸の減弱
その他：代謝率の低下、血液の濃縮などです。

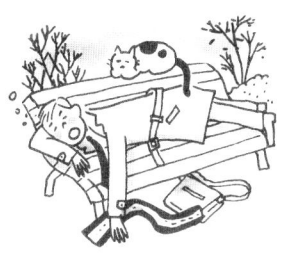

都会では酔っぱらって寝込んでしまって、偶発性体温症になることがあります

治療は、全身管理を厳重に行いながら復温に努めます。復温には、電気毛布や温水への浸漬などの表面加温のほか、加温輸液、腹腔内への温生理食塩水注入などの体腔内加温法も行われます。緊急の場合には人工心肺による加温が行われることもあります。

11.3 減圧症

潜水すると10m潜るごとに1気圧の圧が加わって環境圧が上昇します。窒素が79％を占める空気を吸入しながら潜水しますと、動脈血の窒素分圧は環境圧に比例して増大し、組織中に多量の窒素が溶解することになります。浮上すると、組織の窒素溶解量は過飽和となり、組織中から血液を経て呼気中に排出されます。急浮上して、窒素の呼気への放出が間に合わないと、窒素は気泡化します。この気泡が微小血管を閉塞したり神経終末を刺激して、特有の症状を呈するのです。

軽症のⅠ型減圧症では、皮膚紅斑、掻痒感（かゆみ）、浮腫、関節痛、筋肉痛などをみます。重症のⅡ型減圧症では、頭痛、けいれん、意識障害、四肢麻痺、耳鳴り、めまい、喘鳴、呼吸困難などを呈してきます。

治療は、現場で高圧環境に戻して徐々に減圧してもよいのですが、最良の方法は緊急再加圧療法であり、高圧酸素治療装置のある医療機関に搬送しなければなりません。

ベル「先生、先日のニュースで、清掃のためにタンクに降りた人が倒れて、その人を助けようとした人も倒れたと報道されていたけど、この人たちはどうなったの」

先生「それは酸欠症だね。酸素が十分に摂れないために低酸素血症になって意識が消失したものだ。同じように低酸素血症を来すものに**高山病**がある。しかし、高山病と酸欠症は似て非なるものだから、少し解説してあげよう」

11.4 酸素欠乏症

　酸素欠乏症（酸欠症）は、換気の悪い閉鎖空間で作業をしているときの事故でみられることが多いものです。メタンガスや炭酸ガスが異常発生して、空気中の酸素が相対的に減少することによっても発生します。

　空気中の酸素濃度は21％ですが、酸素濃度が16％以下になると、集中力低下、頻脈、頻呼吸（呼吸数の異常な増加）、頭痛などが見られるようになります。酸素濃度が14％以下になると、意識が低下してめまいや呼吸困難を訴えます。酸素濃度が10％以下になると、意識消失、チアノーゼ*、けいれんなどが発生して死に至ります。治療は100％酸素の早期投与に尽きます。酸素不足に最も弱いのは脳であり、一定時間以上の酸欠が続けば、たとえ救命できても不可逆性の意識障害を残します。

11.5 高山病

　平地で生活する人が、馴らしをしないで3000m以上の高地へ急に上ると発症します。空気中の酸素濃度は21％と正常ですが、気圧の低下により酸素分圧が低下して酸素欠乏を来たすのです。動脈血酸素分圧（PaO_2）が減少すると、ヘモグロビン（Hb）と結合する酸素も減少して、動脈血中酸素含量が低下します。すなわち、動脈血中の酸素含量が低下した状態を低酸素血症といいます。気圧が下がると、ヘモグロビン結合酸素量と血中溶解酸素量の両方が低下して低酸素血症とな

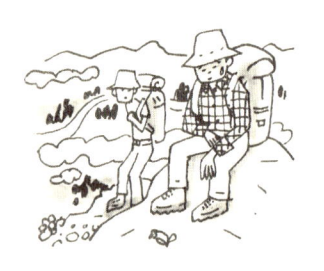

---

*［チアノーゼ］　酸素は一部が血中に溶けていますが、大部分は赤血球中のヘモグロビン（Hb）と結合して運ばれます。低酸素血症で酸素と結合しているHbの量が少なくなると、皮膚が紫色になります。この状態をチアノーゼといいます。

り、その結果、組織の低酸素症が起きて高山病を発症するのです。

　高地に到着後6〜12時間で発症し、2〜3日でピークとなります。頭痛、食欲低下、嘔気、嘔吐、めまいなどを起こします。重症型では脳浮腫を起こしてけいれんや意識障害を来し、さらには肺水腫となることもあります。治療は軽症例では下山で軽快しますが、重症例では酸素投与とヘリコプター搬送が必要となります。

ベル「人間はいろいろなことで命が危険にさらされているんだね。そういえば今年のお正月に何人ものお年寄りが餅を喉に詰まらせて死亡した記事が新聞に出ていたけど、そんな患者さんも救命救急センターに運ばれて来るの？」

先生「その通りだよ、ベルちゃん。最近、日本は高齢化社会になってきたから、喉に物を詰まらせる人が増えている。先日は先生も大きなパン片を飲み込んだところ、危うく喉に詰まらせるところだったよ」

ベル「救急医療の専門家の先生が救急車で運ばれるとみっともないから、気をつけてね、先生」

先生「うん、わかったよ。ベルちゃんに心配をかけないように先生も気をつけよう」

第11章のまとめ

- ヒトは周囲の環境の変化で、いろいろな障害を引き起こす。
- 暑さによる生体の障害を熱中症と呼び、重症度に応じ、Ⅰ度（熱失神と熱けいれん）、Ⅱ度（熱疲労）、Ⅲ度（熱射病）に分けられる。
- 熱射病は体温調節中枢が壊れた状態で、著しい高体温を示す重篤な病態である。
- 酸素欠乏症と高山病はともに低酸素血症を来すが、病態はまったく異なる。

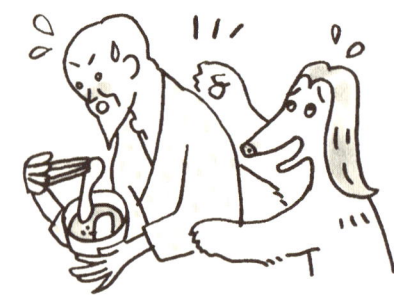

第12章 その他の特殊救急疾患

先生「動物病院に緊急で連れて来られる犬で一番多いのが、食べ物でないものを飲み込んだ胃内異物だと、先日動物病院の先生がラジオで話していたよ。ベルちゃん、何でも口に入れるとダメだよ」

ベル「道端にあるものを何でも口の中に入れる犬が多いけれど、ベルは先生がくれる食事以外には口をつけないから、その心配はないけどね」

先生「異物にはいろいろな物があるけど、口から飲み込む異物が最も多いのは当然だね。口から入っても食道に行ってくれればよいが、気道に入ると大変だ。日本では餅が多いけれど、欧米では肉の塊を喉に詰まらせる人が多い。喉に詰まる異物が最も危険だけど、その他にも食べ物以外のものを飲み込んだり、肛門や尿道に物を入れて遊んでいるうちに取り出せなくなることもある。世の中には変わった人がいるもんだね」

ベル「喉に物が詰まると息ができなくなるから緊急事態だね。とても苦しいだろうな」

先生「ベルもときどき早口で食べて咳込んでいることがあるから、気をつけないとね。それでは、異物について簡単に解説してあげよう」

12.1 異物

異物とは、本来生理的に存在しない物の総称であり、口や耳孔などの体

孔を介して侵入した異物のほかに、伏針＊に代表される組織内の異物もあります。組織内の異物は経皮的に刺入されます。また、静脈内カテーテルなど医療用に挿入された物は異物とは呼びません。しかし、カテーテルが切れて血管内に迷入したときは、異物となります。

(1) 気道異物

気道異物は気道を閉塞するため、最も危険性の高い異物です。脳梗塞などの後遺症や加齢による嚥下機能の低下に起因することが多いのです。

高齢者では餅による気道異物が多く、上気道を完全閉塞して窒息を生じます。泥酔者などが嘔吐すると、吐物を気道内に誤嚥することもあります。小児では、ピーナツ、種、ボタン、小さな玩具など、誤嚥するものは多彩であり、異物の止まった部位によって気道を完全閉塞したり、部分的に閉塞したりするのです。

気道の完全閉塞による窒息では、声が出ないため、窒息を示すサイン（両手で自分の首を押さえる、p. 63 図5.17）で、周囲の人に緊急事態を告げることになっています。患者が咳をするのが可能であれば、咳をさせるのが最も効果的です。咳ができなくなったら、ハイムリック法（腹部突き上げ法、p.63）または背部叩打法を行い、喉頭異物の除去に努めます。一歳未満の乳児では腹部突き上げ法ではなく、背部叩打法または胸部突き上げ法を行います。患者の意識がない場合には、ただちに胸骨圧迫を開始し、口腔内に固形異物を視認できるときは指で取り出すか、喉頭鏡とマギール鉗子で異物を除去します。

気管内異物で気道が部分的に閉塞された場合は、激しい咳、気管の狭窄音、喘鳴などが見られます。異物が気管支にまで入り込めば、症状はむしろ軽快します。気管・気管支異物は、気管支ファイバーにて除去しなければなりません。

(2) 消化管異物

消化管異物の多くは小児にみられます。小児では、ボタン、硬貨、碁石などを飲み込むことが多く、高齢者では義歯や歯冠を誤って飲み込むことがあります。また、精神疾患のある患者が釘やスプーンなどを故意に飲み込むこともあります。

＊[伏針]　針を知らずに踏みつけたときに、折れた針の先端部分が組織内に埋没している状態をいう。

食道を通過して胃内に落ちた異物は、ほとんど自然に便中に排泄されるため、原則として保存的に経過を観察します。しかし腸管穿孔やイレウス（腸閉塞）を起こせば緊急手術となります。異物が食道に止まるときは、胸部の違和感があり、内視鏡で除去します。
　肛門内異物はビンなど比較的大きい異物が多く、自然排出は困難で、麻酔をかけて肛門括約筋をゆるめてから、経肛門的に摘出します。

(3) その他の異物
　異物は以上のほか、耳孔、鼻腔、尿道・膀胱、膣など、孔のあるところにはどこでも見られます。耳には小さな虫が入ることがあり、鼻には幼小児が、豆や小さなおもちゃを入れることがあります。簡単に思って素人が摘出を試みると、異物を奥へ押し込んで痛みや不快感を増悪することもあり、専門医に相談するのがよいでしょう。

ベル「先生、夏になると海水浴やプールで溺れる人がいるでしょう。そのような患者さんも先生のところへ来るの？」

先生「先生の救命救急センターは都会にあるから海や川で溺れた人は来ないけど、プールや風呂で溺れた人がくることがあるんだよ」

ベル「ふーん。お風呂の中でも溺れることがあるんだ」

先生「入浴中に意識消失発作を起こして溺れることがあるんだね。ところで、溺死と溺水の違いをベルちゃんは知ってるかい？」

ベル「同じ意味ではないの？」

先生「一応の定義があって、"溺死（drowning）"と"溺水（near drowning）"は違うのさ。どちらも水中に溺れることだが、溺死とは、24時間以内に死亡したもの、溺水は24時間以上生存したものをいうことになっている。次に溺水の病態についても話しておこう」

12.2 溺水

　溺水とは気道入口部（鼻腔および口腔）が水に浸かって、呼吸障害を来す状態をいいます。そのうち24時間以内に死亡した場合を溺死といいます。
　溺水の主病態は、水没に伴う窒息による低酸素血症です。したがって、

脳が最も強い障害を受けることになります。

(1) 湿性溺水と乾性溺水

息苦しさに耐えられずに水中で呼吸をすると、水が気道に入ってきます。これが湿性溺水と呼ばれるもので、溺水の80〜90%に見られます。一方、溺水の10〜20%は、喉頭けいれんが起きて気管に水が入らない乾性溺水であり、必ずしも水が肺胞に浸水するわけではありません。

かつては、海水と淡水で病態が異なるとされていましたが、臨床的にこの分類は意味がないとして、最近では区別されなくなりました。

(2) 治療

治療は、溺水現場での一次救命処置が最も大切です。他の心肺停止症例に比べて救命できる症例が多いため、積極的に救命処置を行わねばなりません。そのとき注意すべき点に以下のようなことがあります。

①目撃者のいない溺水患者は、頸損があるものとして扱い、頸椎保護に努める。
②気道に誤嚥された水は急速に吸収されるため、気道の水を排除する必要はなく、一刻も早く心肺蘇生法を行う。
③心室細動があれば除細動を行うが、3回までに止めて早く医療機関に搬送する。
④医療機関では、厳重な全身管理のもとに復温を図り、合併症の予防に努める。

先生「最近は中高年の自殺者が増えて、首をつる人もときに見られるから、ついでに縊首についても少し話しておこう」

12.3 縊首

頸部を絞扼する（しめつける）力が働いて生じる病態で、自分の体重で起こすものを縊首、それ以外を絞首と呼んでいます。

絞首刑のように、高所から飛び降りて自分の全体重を頸にかけると、頸椎の脱臼骨折、頸髄や脳幹の損傷を来して即死となります。

自殺企図では、体重はかかるものの頸椎の脱臼骨折をみることは稀で、頸が絞まることにより自律神経が圧迫されたり牽引される結果、心停止、

呼吸停止、意識消失などが見られます。頸部に索状痕が見られるのが特徴的です。

治療には、一般的な心肺蘇生法を行いますが、たとえ救命されても低酸素脳症の後遺症を残す例が多いのです。

先生「以上で救急医療でよく見る特殊な病態について概略を話したつもりだが、ベルちゃんは理解してくれたかな」

ベル「なんとなく理解できたような気がするけど、実際の患者さんに遭遇しないと本当に理解するのは難しいね。でも先生のお話はわかりやすいから、基礎知識としては充分に役に立ったと思うよ」

先生「ベルちゃんが理解できれば、多くの読者は理解できるはずだね。先生も一安心だ。ここで家に帰って一休みしよう」

第12章のまとめ

- 異物とは、生理的に存在しないものの総称である。
- 気道異物は窒息を来すことがあり、緊急事態である。
- 消化管異物は、食道を通過して胃に入れば自然に便中に排泄されることが多い。
- 溺水は、海や川ばかりでなく、風呂の中でも起こることがある。
- 溺水の主病態は水没による窒息であり、一刻も早く心肺蘇生法を行う。

第13章

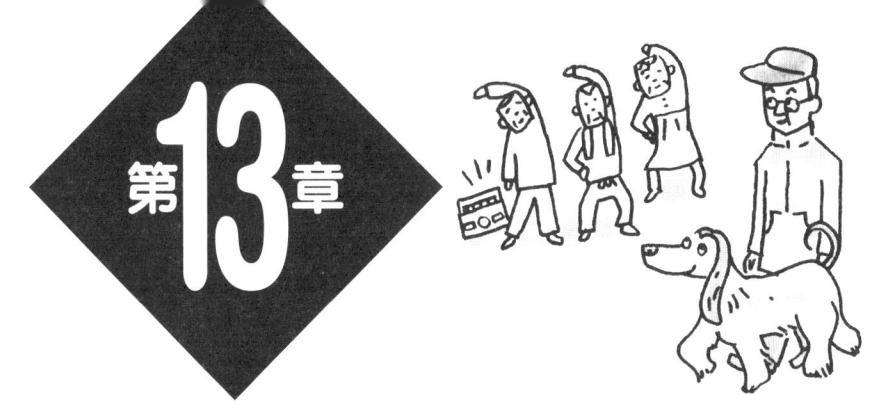

救命救急センターでみる代表的な内因性の病態

ベル「先生、今日もいいお天気だよ。早く起きて散歩に行こうよ。ベルは若いから一晩寝たらすっかり元気になったよ」

先生「ベルちゃんは元気だね。先生も健康のためにベルちゃんと暮らしているのだから、散歩に出よう。今朝は、近くの公園に行こう」

ベル「この公園は緑が多くて空気がきれいだから、気持ちがいいよ。今朝もたくさんの人がラジオ体操しているね。高齢の人がとても多いよ、先生」

先生「ベルちゃんは若くていいね。ラジオ体操に来ている人たちは高齢でも元気だけれど、日本は高齢社会になって、いろいろ重篤な病気になるお年寄りが増えている。先生だって年金をもらう歳なんだが、元気で働いているからありがたいことだよ。ベルちゃんが昨日救命救急センターで見た外傷は若い人に多いけれど、高齢者は内因性の重症の病気になることが圧倒的に多い。心肺停止に至らなくても、脳や心臓の病気で救命救急センターに運ばれてくる患者さんが急増してICUのベッドを占領しているのが実情だ。それでは、今日は家でゆっくりこれらの代表的な病気について解説してあげよう」

ベル「先生の救命救急センターで感じたことだけど、意識の無い患者さんがとても多いね」

先生「その通りだ、ベルちゃん。では、意識障害から始めよう」

13.1 意識障害

　意識の定義は難しいのですが、簡単に言うと「自分と周囲の状況がわかっている状態」と考えればよいでしょう。意識は大脳の活動で営まれており、覚醒は脳幹網様体(のうかんもうようたい)の賦活により保たれています。脳幹網様体とは、脳幹(視床、視床下部、中脳、橋、延髄)にある神経線維のネットワークで、末梢の感覚器からの情報を大脳へ伝えています(図13.1)。意識障害の程度は患者の生命に関わるため、客観的な評価が臨床上たいへん重要となるのです。

(1) 意識障害の評価

　意識障害は、刺激による覚醒の程度で評価するのが一般的で、日本で開発されたジャパン・コーマ・スケール(Japan Coma Scale ; JCS)分類と、世界的に使用されているグラスゴー・コーマ・スケール(Glasgow Coma Scale ; GCS)分類の2つが代表的です(p.100 表8.1、表8.2)。

①ジャパン・コーマ・スケール(JCS)分類(3-3-9度分類)

　意識のレベルを、「覚醒している状態」、「刺激により覚醒する状態」、「刺激によっても覚醒しない状態」の3段階に分け、それをさらに3段階にわけており、3-3-9度分類とも呼ばれています。スコアの桁と数字が増えると意識障害の程度は大きく、昏睡は『300』となります。

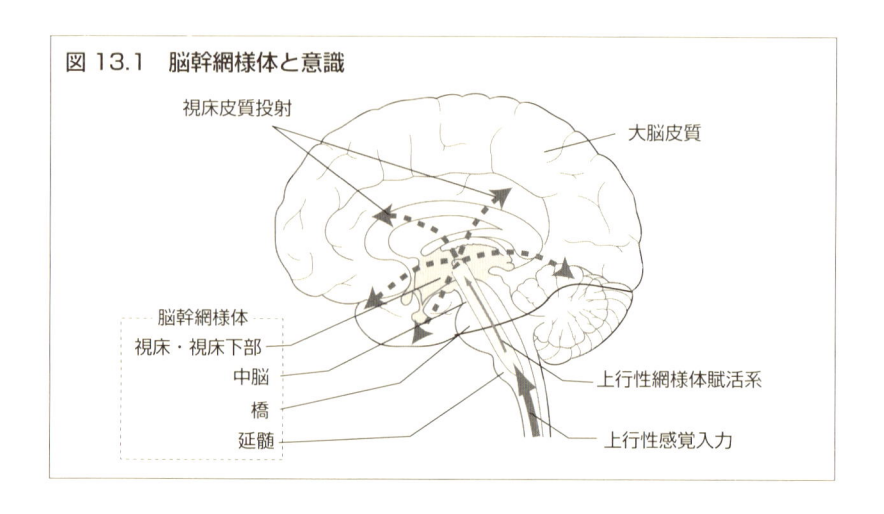

図13.1　脳幹網様体と意識

②グラスゴー・コーマ・スケール（GCS）

　意識障害を、刺激に対する「開眼」、「発語」、「運動反応」の３つの反応に分けて評価するもので、開眼は４段階、発語は５段階、運動反応は６段階に分けています。最も良い反応の数値を加算したのが評価の数値となり、数字が少ないほど意識障害の程度が大きくなります。深昏睡は『GCS3』となります。

（2）意識障害の原因

　意識障害の原因はさまざまなのですが、頭蓋内の病変によるもの（一次性脳病変）と頭蓋外の病変（二次性脳病変）によるものに分けられます。

　頭蓋内の病変の代表は脳卒中であり、脳出血、脳梗塞、くも膜下出血などがあります。頭蓋外の疾患では、各種ショックや不整脈など循環器に異常がある場合、低酸素血症など脳の酸素不足の場合、低血糖など脳のエネルギー不足の場合、電解質異常、腎不全、肝不全などの代謝異常のある場合、などが代表的です。

　一次性脳病変による意識障害では、瞳孔不同（光を当てた時に左右の瞳孔の大きさが違う）や片麻痺などの神経局在徴候をみることが多くあります。

　次に、意識障害となる各病変についてみていきましょう。

（3）意識障害となる病変

●脳出血

　脳内の血管が破れて脳内に出血をみるもので、多くは高血圧によるものです。大脳半球（被殻、皮質下など）に起こることが多く、片麻痺などの脳局所症状をみとめます。高血圧によるものでは血圧を下げ、血腫の大きさにより、開頭手術や血腫吸引術が行われます。脳CTで容易に診断がつきます。

●くも膜下出血

　脳表のくも膜下腔に出血をみるもので、大部分が脳底の動脈瘤の破裂によるものです。激しい頭痛が特徴で、重症例では意識障害を伴います。くも膜下出血は髄液中への出血であり、片麻痺などの局所症状はなく、項部硬直（項部［うなじ］が硬く、頭部を持ち上げると肩も一緒に上ってくる状態）などの髄膜刺激症状が出てきます。脳CTで容易に診断がつきます。

発症後6時間以内に再出血を起こすことが多く、その場合は致死的となります。再出血の前に、脳動脈瘤のクリッピング術（動脈瘤の基部にクリップをかける手術）を行うことが大切です。

●脳梗塞

脳の血管が閉塞して、その末梢の脳組織が壊死になるものです。脳血管閉塞の原因には、動脈硬化により詰まる場合（脳血栓）と、心臓の血栓が飛んで血管が詰まる場合（脳塞栓）があります。脳深部の細い動脈が閉塞して小さな梗塞を起こす場合を、とくにラクナ梗塞といいます。

脳血栓は就寝中に徐々に起こり、朝目が覚めると片麻痺や言語障害があるのに気がつくことが多いのに反し、脳塞栓では日中に突然発症します。早期にはCTでは所見が出ないので、MRIが診断に有用です。発症後3時間以内では、血栓溶解療法が有効だといわれています。

13.2 急性心不全

(1) 急性心不全の病態と症状

急性心不全とは、心臓が全身の酸素需要を満たせなくなった急性の病態で、いろいろな疾患がその原因となります。急性心不全は、左心不全と右心不全に分けられます。

●急性左心不全（図13.2）

急性左心不全は、左心室のポンプ作用が失調している状態で、駆出されない血液が左心房、肺静脈、肺に鬱滞して肺水腫を来すものです。呼吸困難、咳嗽、泡沫状の血痰などをみます。仰臥位では重力の関係で下半身からの血液の還流が多くなるため、夜間就寝時に呼吸困難の発作を起こすことが多いのです。

同じ理由で起坐位のほうが仰臥位よりも呼吸が楽なため、患者は起坐位をとります（起坐呼吸、p.32参照）。胸部の聴診で著明なラ音（異常肺音の一つ）を聴取し、胸部X線ですりガラス状の肺陰影を認めます。

●急性右心不全

急性右心不全では、右心室から血液が円滑に駆出されないため、右心房、上下大静脈圧が上昇します。そのため、頸静脈の怒張、肝腫大、腹水貯留、下肢の浮腫などが見られます。

図 13.2 急性心不全を理解するための全身の循環

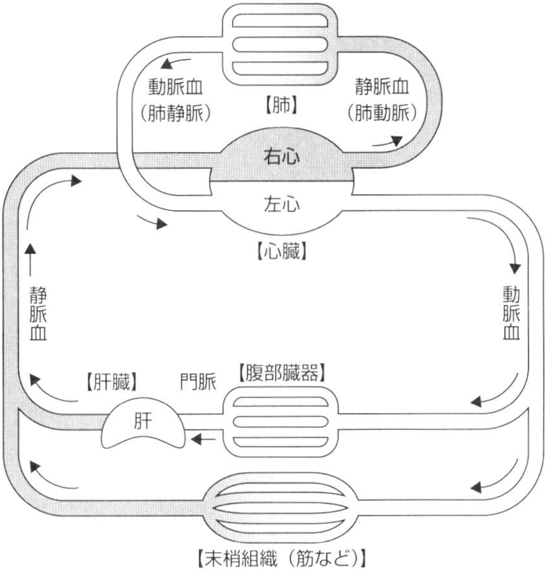

```
                肺
  動脈血              静脈血
 （肺静脈）           （肺動脈）
          右心
          左心
         【心臓】

 静                   動
 脈                   脈
 血                   血

   【肝臓】 門脈 【腹部臓器】
         肝

         【末梢組織（筋など）】
```

▶ 左心室の機能が低下すると、肺から還流した血液を駆出できないために肺に血液が溜まり（肺うっ血）、呼吸困難や肺水腫を来す。

▶ 右心室の機能が低下すると、末梢組織からの静脈血の戻りが悪くなり、下肢の浮腫や頸静脈の怒張を来す。肝臓を通る血液も流れが悪くなり、肝がうっ血して腹水をみる。

左心不全と右心不全では病態は大きくことなりますが、臨床の場ではどちらかが優位ではあるものの、左右両心不全が混在することが多いのです。

（2）急性心不全の原因

急性心不全の原因疾患はたくさんありますが、以下のように分類できます。

①心筋が障害されたもの：急性心筋梗塞

②心臓の動きが不規則で十分な心拍出量を得られないもの：各種の徐脈性ならびに頻脈性不整脈

③心臓への負荷が大きくなるもの：肺血栓塞栓症、敗血症、貧血、脚気心など

（3）急性心不全の治療

原因疾患が特定されるまでは、各種モニターを行いつつ対症療法を行う

しかありません。ファウラー位（半起坐位）にして酸素投与し、末梢静脈を確保して5％ブドウ糖液（NaClを含む輸液は原則として禁）を点滴します。ハートモニター、パルスオキシメータ、胸部X線、心電図、血液検査、心エコーなどで診断をつけます。必要に応じて人工呼吸管理とします。原因疾患が特定されれば、専門医に依頼することになります。

---

column　　[少し詳しく]　**心電図と不整脈と動悸**

【心電図】
　心筋細胞は電気的興奮により脱分極と再分極を繰り返しています。脱分極に伴い収縮し、再分極で弛緩するのです。この電位の変化を体表から記録したものが心電図です。電極の位置を変えることによって12通りの観察が可能であり、12誘導心電図と呼ばれています。不整脈の診断ばかりでなく、心筋の虚血など死に直結する心筋の異常を見つけるのに役立ちます。
　心電図モニターは両肩と左前胸部の下部の3箇所に電極をはり、モニター上で心臓の動きをリアルタイムで観察するもので、心拍数や心臓のリズムを見るのに大変有用です。除細動（電気ショック）が必要な心室細動の診断に不可欠な機器と言えます。
　正常な心電図の基本波形と心臓の刺激伝導系を図に示します（図1、図2）。主要な波形として、P波、QRS波、T波があります。P波は心房の興奮を示し、次のQRS波は心室の興奮を示します。T波は心室が興奮から回復していくときに出ます。QRS波の終わりからT波のはじめまでの平坦な部分はST部分と呼ばれます。正常では基線と同じ高さです。心筋虚血ではST部分が上昇したり下降したりします。
　心電図は、心臓の収縮力など心筋の機械的な活動状況を示すものではないことに注意しておくことが大切です。

【不整脈】
　不整脈をよく理解するには心電図が不可欠です。そして不整脈を見るためには正常を知ることが大切です。
　心筋の興奮は洞結節から始まります。正常洞調律とは、心電図のP、QRS、ST部分、Tがはっきりと判別できて、心拍数が50～100拍/分で規則的なものと考えていいでしょう。それ以外は不整脈となります。
　不整脈は頻脈性（脈が速くなる）と徐脈性（脈が遅くなる）に分けられます。

図1　正常な心電図

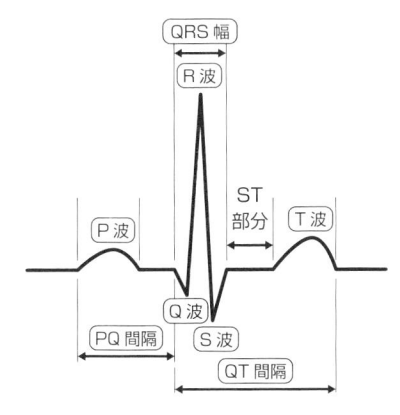

P波：心房の興奮
PQ間隔：房室伝導時間
QRS波：心室の興奮
T波：心室興奮の回復
QT間隔：電気的収縮時間

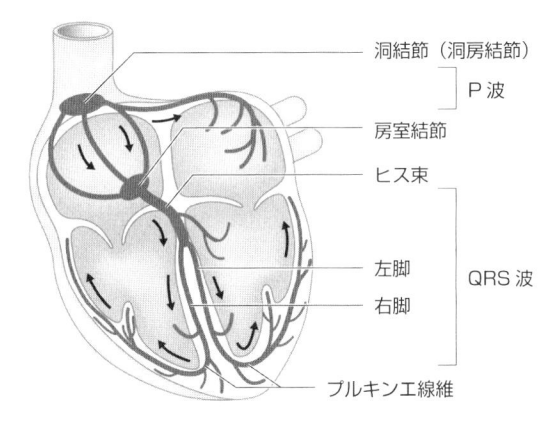

図2　心臓の刺激伝導系

【動悸】
　動悸とは病名ではなく、心臓の拍動を不快感あるいは不安感として自覚する状態のことをいいます。動悸を訴える表現はいろいろあり、「心臓がどきどきする」、「心臓がドキーンとする」、「脈が飛ぶ、あるいは結滞する」などが代表的な訴えです。動悸は心臓の不調によるもののほか、不安感、医薬品の作用あるいは嗜好品によるものもあります。心臓に起因するものでは、心拍数の増加（発作性上室性頻拍など）、心拍動の変化（心室性期外収縮など）、1回心拍出量の増加（運動後の動悸など）などが、動悸発現の因子と考えられます。

> 症状が動悸のみの場合は、緊急度、重症度ともに高くありませんが、胸痛、呼吸困難、失神などの随伴症状がある場合には迅速な専門的対応が必要となります。

13.3 急性呼吸不全

呼吸不全とは、呼吸が上手くいかない状態を指す概念です。急性呼吸不全は、"何らかの原因によって急性に発症した換気と酸素化の障害"と定義することができます。

急性呼吸不全では、多くの場合に、呼吸困難を伴います。呼吸困難は、息苦しい、空気が足りないなどと感じる自覚症状です。低酸素血症、高二酸化炭素血症でみられるほか、種々の呼吸器疾患、循環器疾患、神経疾患や精神的要因でも生じます。

呼吸は無意識で行われていますが、いろいろな受容体からの情報が呼吸中枢に集められ、呼吸の調節が行われているのです。何らかの原因で換気努力が必要であると認識されたときに、呼吸困難と自覚されます。

(1) 呼吸困難の病態 〜換気と酸素化

ヒトが生きるためには酸素が各組織に十分供給されることが必要です。外気から酸素を肺で取り込み、体内で生じた二酸化炭素（炭酸ガス）を体外へ排泄する機能が呼吸運動です。すなわち、空気が肺の中の肺胞へ到達し、再び排出される過程（換気）と、肺胞で血液が酸素化される過程（酸素化）の両方がうまく行われて、呼吸が営まれているのです。

肺でのガス交換の障害は、①**換気障害**（気道の閉塞など）、②**拡散障害**（肺胞膜の間質浮腫）、③**血流障害**（ショックによる血流低下など）、の3つの要因が関与しています（図 13.3）。

酸素化の良否は動脈血酸素飽和度（SaO_2）、あるいは動脈血酸素分圧（PaO_2）で知ることができます。一方、換気の良否は、動脈血二酸化炭素分圧（$PaCO_2$）で知ることができるのです。

①**換気障害**

換気障害には、呼吸運動が障害される場合と、気管から肺胞に至る気道

図 13.3　呼吸障害の機序

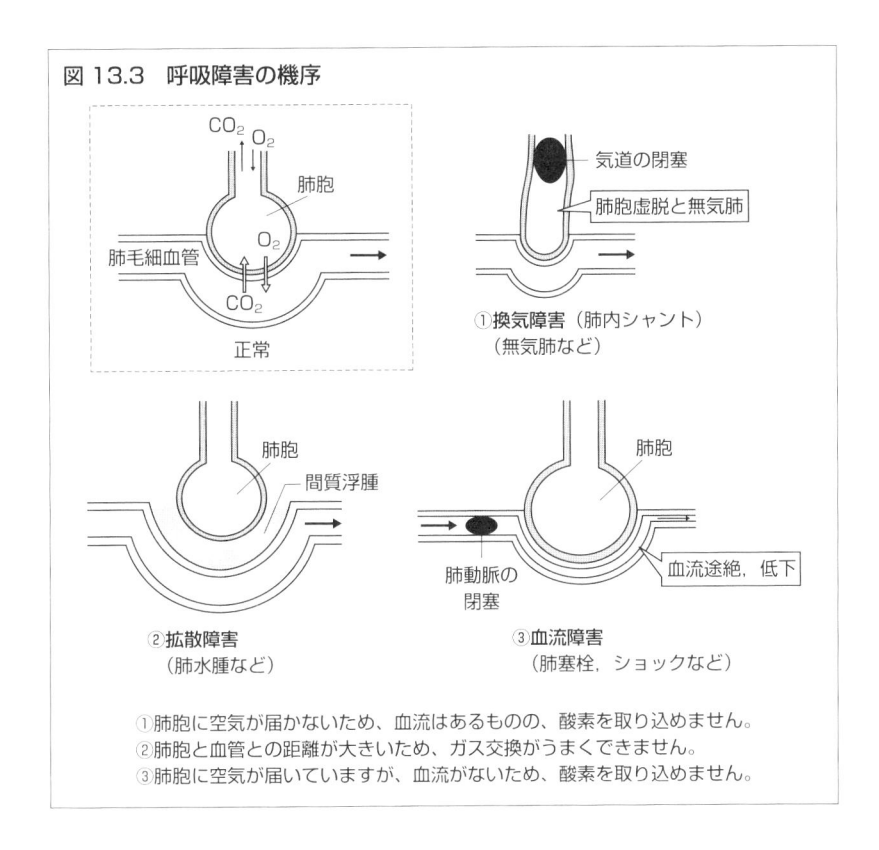

正常

① 換気障害（肺内シャント）
（無気肺など）

② 拡散障害
（肺水腫など）

③ 血流障害
（肺塞栓, ショックなど）

① 肺胞に空気が届かないため、血流はあるものの、酸素を取り込めません。
② 肺胞と血管との距離が大きいため、ガス交換がうまくできません。
③ 肺胞に空気が届いていますが、血流がないため、酸素を取り込めません。

のどこかに閉塞や狭窄がある場合とがあります。前者は、意識障害による呼吸抑制、破傷風やけいれんに伴う呼吸運動障害、ふぐ中毒や頸髄損傷による呼吸筋麻痺などで生じます。

後者は、気管・気管支異物、溺水、無気肺による部分的肺胞虚脱などでみられます。

換気障害があると同時に酸素化も障害されることが多く、動脈血酸素分圧（PaO_2）は低下し、二酸化炭素分圧（$PaCO_2$）は上昇します。

②拡散障害

肺毛細血管の透過性亢進により血漿が血管より漏れ出て、肺胞と毛細血管の間に血漿が貯留し、間質浮腫を形成するとガス交換が障害されます。二酸化炭素の拡散能は酸素の20倍も速いため、酸素化の障害のみが現れます。肺水腫でみられます。

③血流障害

　ショックや肺塞栓症（p. 203 参照）などで肺毛細血管の血流が低下、あるいは途絶すると、換気は行われるものの有効なガス交換が行われないため、酸素化が障害されます。

（2）呼吸不全の治療

　ただちに換気と酸素化の改善が必要です。咽喉頭異物などの上気道閉塞があれば、ただちに除去して気道を確保します。異物の除去ができないときは、輪状甲状間膜（靱帯）切開（p. 80 参照）などの緊急気道確保のための処置が必要です。

　上気道閉塞による緊急事態でなければ、パルスオキシメータ（p. 187 参照）の装着により酸素化（SpO_2）*の状態を把握します。$SpO_2 < 90\%$ では呼吸不全であり、酸素投与が必要です。酸素投与によっても酸素化（SpO_2）が改善しなければ、適切な気道確保（気管挿管など）の下で人工呼吸管理を行わなければなりません。

（3）呼吸不全を来す疾患

　呼吸不全は、呼吸器系の疾患はもちろんのこと、その他の重篤な疾患の随伴症状として出ることがあります。例えば、心不全では呼吸困難を訴えて起坐呼吸となります。呼吸不全の状態ではないが、放置すると呼吸不全に進行する呼吸器疾患も多いですし、慢性の呼吸不全が急性増悪して急性呼吸不全に陥ることもあります。

　喘鳴の有無、胸痛の有無、喀痰や血痰の有無、発熱の有無などによって、鑑別すべき疾患が違ってきます。症状から鑑別すべき呼吸器疾患を表 13.1 に示します。

先生「救命救急センターに来る重篤な疾病の患者さんの病気はもっともっとたくさん種類があるけど、今日はこれくらいにしておこう。一度に話しても、ベルちゃんの小さな頭には入りきらないだろうからね」

ベル「失礼だね、先生。ベルはこれでも一生懸命に習っているんだから。ベルをいじめると、先生の散歩に付き合ってあげないからね」

先生「ごめん、ごめん。ご機嫌を直してもらうために、明日はまた救命救急センターを案内してあげよう」

---

*[SpO_2]　動脈血中の酸素飽和度（SaO_2）を、パルスオキシメータで測定したもの。

表 13.1　症状から考えられる呼吸器疾患

せき・痰など	呼吸困難
●乾性咳（痰の出ない咳） 　気管支炎、気管支喘息 ●咳嗽（がいそう）、喀痰（かくたん）、発熱 　気管支炎、肺炎、肺結核 ●咳嗽、大量喀痰 　気管支拡張症 ●泡沫血痰 　肺水腫 ●血痰、喀血 　肺がん、気管支拡張症、肺結核、肺挫傷	●急性呼吸困難 　上気道狭搾、喘息、肺血栓塞栓症、気胸 ●慢性呼吸困難 　慢性閉塞性肺疾患、肺線維症
	喘　鳴（ぜんめい）
	●呼気性喘鳴 　気管支喘息、慢性閉塞性肺疾患 ●吸気性喘鳴 　喉頭蓋炎、仮性クループ

第 13 章のまとめ

- 生命にかかわる重篤な病態に、意識障害、急性心不全、急性呼吸不全などがある。
- 意識状態は、グラスゴー・コーマ・スケールやジャパン・コーマ・スケールで評価する。
- 意識障害の原因には、頭蓋内に病変がある場合と、頭蓋外に病変がある場合とがある。
- 急性心不全には、急性左心不全と急性右心不全がある。
- 急性左心不全では、呼吸困難を訴えて起坐呼吸となる。
- 急性呼吸不全には、換気障害と酸素化障害がある。
- 換気障害には人工呼吸による換気、酸素化障害には酸素投与を行う。
- パルスオキシメータの装着により、酸素化の状態を把握する。

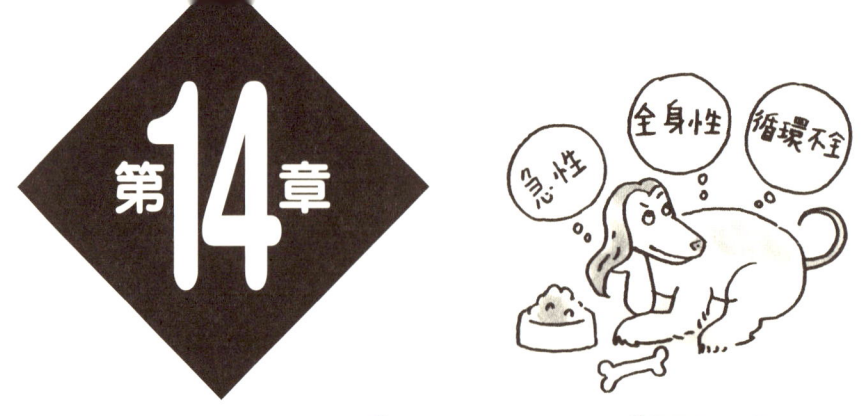

第14章 ショックって何？

ベル「今日も気持ちのいい朝だね、先生。元気で生きているって本当に幸せだ」
先生「先生もベルちゃんと一緒に散歩していると幸せいっぱいの気分だよ。でも病院に一歩足を入れると、患者さんたちが精一杯病気と闘っている。とくに救命救急センターでは生死の間をさまよっている患者さんがたくさん治療を受けているからね。今日は約束通り救命救急センターのICUへ案内してあげよう」

●●●●●

ベル「さあ、救命救急センターについた。前にも少しICUを見せてもらったけど、今日は満床で、すべての患者さんが人工呼吸器を付けているよ。すごいなあ！ 最初のベッドにいる患者さんには、輸液バッグのほかに輸血のバッグも付いている」
I先生「この患者さんは、交通事故で今朝入った32歳の男性です。来院時の血圧が85/60 mmHg、脈拍126/分のショック状態でした。超音波検査による緊急画像診断（FAST）で脾破裂による腹腔内出血と診断され、緊急輸液を行いましたが反応しませんでしたので緊急開腹手術をして、先程ICUに戻ったばかりです」
ベル「先生、"ショック"って言っていたけど何のこと？」
先生「"ショック"は救急医学では大切な病態だから、ゆっくり解説してあげよう」

14.1 ショックの概念

(1) ショックとは

"ショック"は、精神的あるいは社会的な衝撃を意味する言葉として日常的に使用されています。医学用語としての"ショック"は、「外傷そのたの侵襲が生体に加わったときにみられる急性の全身性循環障害で、適切な処置が行われなければ急速に重要臓器の機能障害を招いて生命が危機に陥る病態」と理解することができます。このようにショックとは傷病名ではなく、いろいろな原因の侵襲に対して、生体が共通の反応（臨床像）を呈するために生まれた、臨床上の症候群です。

(2) ショック概念の広がり

ショックの病態については、第一次世界大戦の戦傷者の経験から急速に理解が進み、外傷患者にみられるショックは循環血液量の減少が主因であることが明らかとなったのです。その結果、第二次世界大戦では外傷性ショックに輸血が行われ、死亡率は著明に減少しました。

ところが外傷性ショックから一度は回復した患者が、急性腎不全に陥り死亡することが明らかとなり、腎臓はショックの標的臓器と考えられるようになったのです。人工腎臓が開発されたのは第二次世界大戦の末期のことです。

人工腎臓の開発で急性腎不全を脱するようになったベトナム戦争では、ショックと急性腎不全を乗り越えた戦傷者が、呼吸不全で死亡しました。同じような呼吸不全は重症感染症でもみられることが判明し、急性呼吸促迫症候群（ARDS）と呼ばれ、現在では侵襲に対して生体が産生する各種のメディエータ（情報伝達因子）が発症に関与することがわかっています。

このようにショックの概念は、当初は出血による全身性の循環不全として理解されていました。しかし、1960年代になって敗血症患者で従来のショックとは異なる循環不全が起こることが明らかとなり、皮膚が温かいことからwarm shockと呼ばれるようになりました。この病態は、臨床症状は異なるものの、本質的には急性かつ全身性の循環障害により重要臓器の機能障害を来すことからショックの仲間入りをして、「敗血症性ショック」あるいは「感染性ショック」と呼ばれています。その他にも急性の全

身性循環不全を来す病態が加わり、ショックの概念は大きく広がってきています（p. 176 参照）。

ベル「先生、ショックにはいろいろな原因によるものがあって複雑だね。もう少しわかりやすく説明してくれると、ベルにも理解できそうだよ」
先生「ショックの原因や種類は後で話すとして、ショックの代表である出血性ショックの病態をまず理解してもらうことにしよう」

14.2 出血性ショックの病態

　生命保持に必要な酸素とエネルギー基質（ブドウ糖）を全身の組織に運ぶのが循環の役目であり、血管の中を心臓から駆出された血液が流れることにより循環が保たれています。

　ショックのキーワードは、急性、全身性、循環不全の3つです。例えば、下肢の動脈が閉塞すると閉塞部よりも末梢には血液が流れないから循環不全となりますが、これは局所的で全身性ではないためショックとは呼びません。

（1）出血性ショックでは体内の循環動態はどのように変化するのか
●血液循環の三要素

　血液を全身の組織に運ぶには血圧が必要です。組織へ血液を流す圧を組織灌流圧といい、平均血圧*に相当します。血圧については以下の式が成り立ちます。

　平均血圧 = k × 心拍出量 × 全末梢血管抵抗 … （1）
　心拍出量 = 1回心拍出量 × 心拍数（脈拍数）〔1分間〕 … （2）

k は比例定数

　（1）の式より、心拍出量（cardiac output ; CO）が下がっても、全末梢血管抵抗が下がっても、平均血圧（組織灌流圧）は低下することがわかります。

　一方、（2）の式より、1回心拍出量が減少したときには心拍数を増やせば心拍出量が維持されることがわかります。

　また、心臓に還流する血液量が少ないと、1回心拍出量（stroke volume ;

＊[平均血圧]　平均血圧は、拡張期圧に脈圧（最高血圧−最低血圧）の2/3を加えた値と考えてよいものです。

SV) は減少します（スターリングの法則という）。

このように、組織灌流は、①心臓のポンプ機能（心拍出量）、②末梢血管の抵抗、③循環血液量の3つの要素からなるのがわかります。この3つの要素をそれぞれみていきましょう。

● 循環血液量の変化

最初に循環血液量の変化から考えてみましょう。循環血液量は体重の約8％と考えてよく、体重60 kgの人なら約5,000 mLの血液が体内を循環しています。そのうち25％は酸素化のため肺循環にあり、75％が体循環にあります。55％は静脈系、13％が動脈、7％が毛細血管にあります。血液はこのように静脈系に多く蓄えられています。そして出血量がある程度多くなると、急性、全身性の循環不全、すなわちショックとなるのです。

出血性ショックでは、循環動態は以下のように変化します。

① 出血により循環血液量が減少すると心臓への静脈還流が減少し（心臓に戻ってくる静脈血量が減少し）、スターリングの法則により1回心拍出量が減少します。静脈還流の減少は中心静脈圧（central venous pressure ; CVP）の低下として捉えられます。

② 1回心拍出量低下の代償として、脈拍数が増加することで心拍出量が維持されます。しかし、脈拍数の増加で代償しきれなくなると、心拍出量は低下します。

③ 生体は、心拍出量の低下に対応して全末梢血管抵抗を上げることにより、平均血圧を維持することに努めます。全末梢血管抵抗の上昇は、皮膚、内臓、腎などの血管が収縮することで起こるため、皮膚は蒼白となり尿量は減少するのです（図14.1）。

④ 十分な血流を得られない末梢の組織は、血液から平常時よりも多くの酸素を取るため、心臓に還流する血液は酸素含量のきわめて低いものとなります。また、組織に十分な酸素が供給されないと、細胞でのエネルギー代謝が障害され、血中に乳酸が蓄積して代謝性アシドーシス*となります。

以上を図示すると、図14.2のようになります。

---

*[代謝性アシドーシス]　血中に乳酸などが蓄積して、血液が酸性に傾くこと。ショックなどの循環不全でしばしばみられる。

第14章 ショックって何？

図14.1　循環血液量の減少に対する代償機構

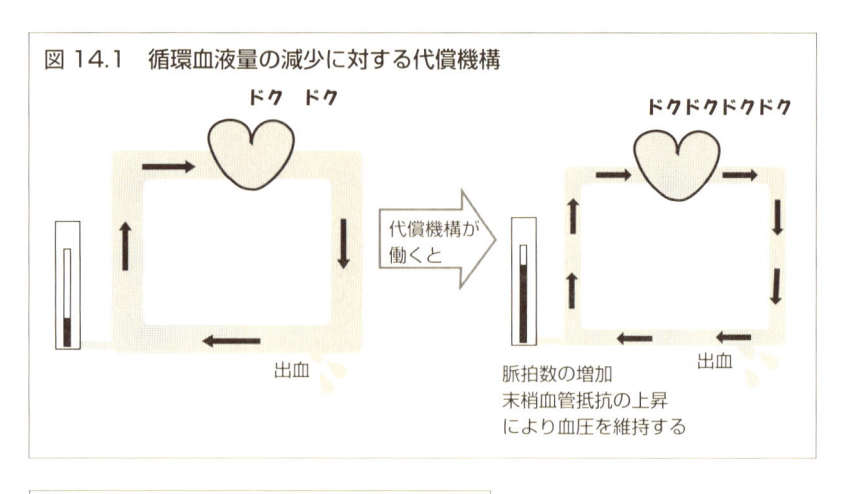

ドクドク → 代償機構が働くと → ドクドクドクドク

出血

脈拍数の増加
末梢血管抵抗の上昇
により血圧を維持する

出血

図14.2　循環血液量減少性ショックの病態

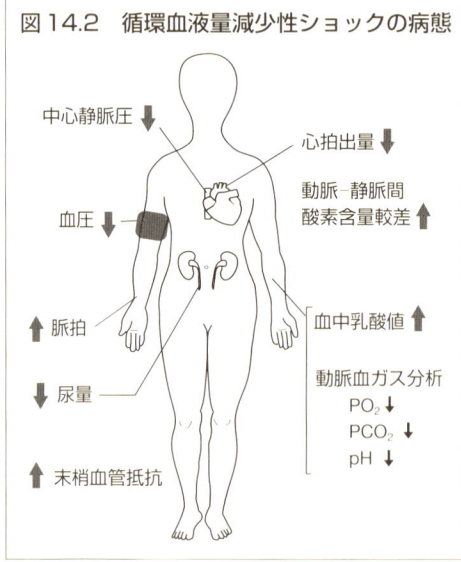

- 中心静脈圧 ↓
- 血圧 ↓
- ↑ 脈拍
- ↓ 尿量
- ↑ 末梢血管抵抗
- 心拍出量 ↓
- 動脈−静脈間酸素含量較差 ↑
- 血中乳酸値 ↑
- 動脈血ガス分析
  PO_2 ↓
  PCO_2 ↓
  pH ↓

ベル「先生、中心静脈圧って何のこと？」

先生「中心静脈圧を知らないと、ショックの循環動態は理解できないね。簡単に教えてあげよう」

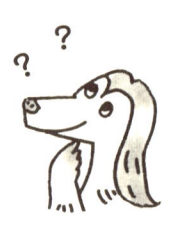

column　中心静脈圧（CVP）とは

　中心静脈圧（central venous pressure；CVP）は右心房に近い胸腔内の上大静脈の圧のことを指し、右心房の圧を反映します。鎖骨下静脈あるいは内頸静脈からカテーテルを挿入して、先端を右心房近くに留置して圧を測定します（p. 82参照）。現在では圧トランスデューサにより電気的に測定することが多いのですが、原理を理解してもらうために、ここでは旧来の水

マノメータを示しています（図）。

中心静脈圧は、①循環血液量、②心臓のポンプ機能、③胸腔内圧の３つの因子に影響されます。通常は５～８cm水柱であり、心機能と胸腔内圧に異常がなければ循環血液量の指標となるのです。出血性ショックでは心臓へ帰ってくる血液量が減少するために中心静脈圧は低下し、過剰輸液・輸血で上昇します。一方、心臓のポンプ機能が障害されると、心臓に還流した血液を処理しきれないため中心静脈圧は上昇します。

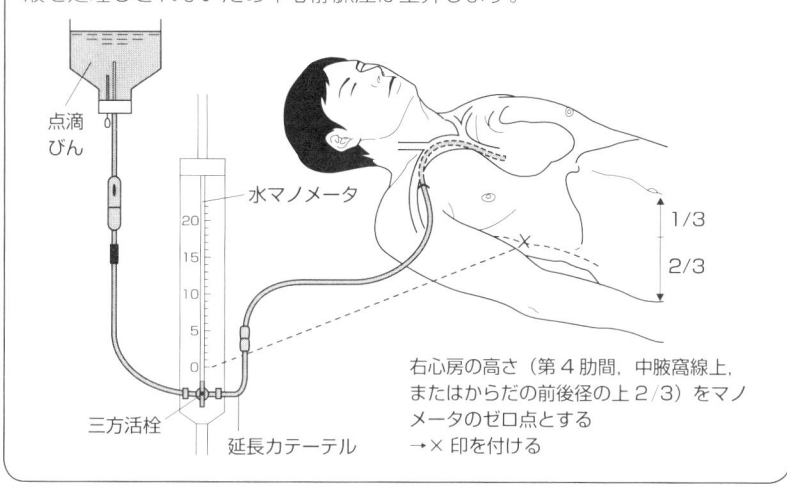

図中ラベル：点滴びん／水マノメータ／三方活栓／延長カテーテル／右心房の高さ（第４肋間，中腋窩線上，またはからだの前後径の上２/３）をマノメータのゼロ点とする→×印を付ける／1/3／2/3

● **心機能が障害されると**

次に心機能が障害されるとどうなるでしょう。心筋梗塞で心臓のポンプ作用が低下した場合を考えてみましょう。心筋梗塞では、循環血液量は変わりませんが、心臓のポンプ作用が低下することにより心拍出量が減少します。このため平均血圧が低下してショックとなるのです。

肺から心臓に入って来る血液を十分に心臓から大動脈へと駆出できないため、肺がうっ血して肺水腫となり、中心静脈圧は上昇します。組織灌流圧（平均血圧）が低下するので、出血性ショックと同じように末梢組織が酸素不足に陥ります。

● **末梢血管抵抗の急激な低下**

次に、末梢血管抵抗が急に低下したらどうなるでしょう。薬剤アレルギーや蜂刺されによるアナフィラキシー反応がこの場合に相当します。循環血液量には変化がないものの、細動脈が拡張して血管抵抗が急に低下するた

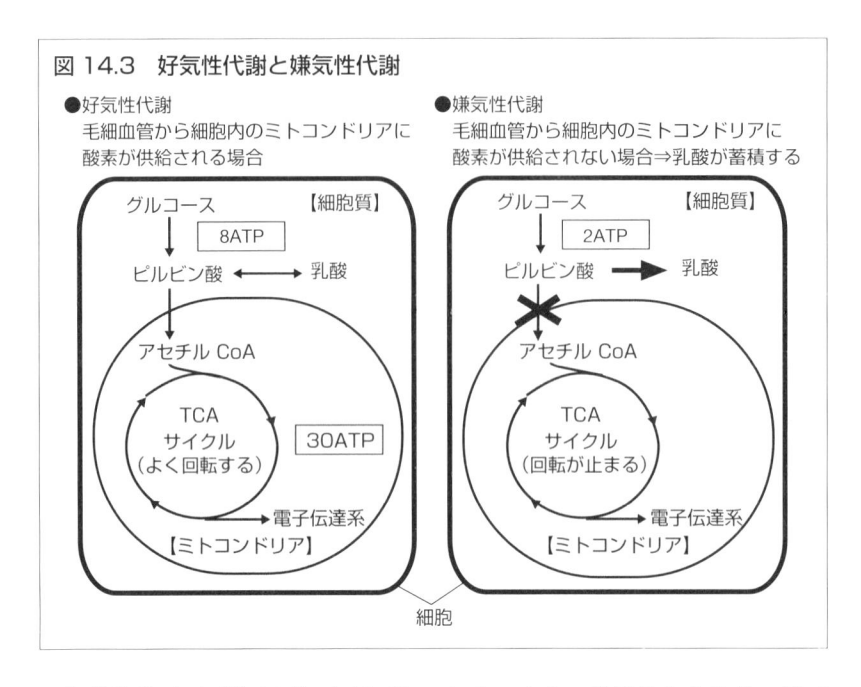

図14.3　好気性代謝と嫌気性代謝

●好気性代謝
毛細血管から細胞内のミトコンドリアに酸素が供給される場合

●嫌気性代謝
毛細血管から細胞内のミトコンドリアに酸素が供給されない場合⇒乳酸が蓄積する

（図：好気性代謝では、グルコース→ピルビン酸（8ATP）→アセチルCoA→TCAサイクル（よく回転する）→電子伝達系（30ATP）【ミトコンドリア】、細胞質内。嫌気性代謝では、グルコース→ピルビン酸（2ATP）→乳酸、アセチルCoAへの移行が×、TCAサイクル（回転が止まる）【ミトコンドリア】）

め組織灌流圧（平均血圧）が低下してしまいます。相対的な血液量の低下が生じると考えてもよいでしょう。

（2）ショックにみられる組織代謝障害

　出血性ショックの状態では、前述したように組織に十分な酸素が供給されなくなります。

　組織中の細胞は、ブドウ糖をエネルギー源として利用し、代謝の過程で産生されるATP（アデノシン三リン酸）を生体エネルギーとして生命活動を営んでいます。このATP産生に関わる代謝回路はTCAサイクルと呼ばれ、細胞内のミトコンドリアで行われています。

　酸素が十分に供給されるとグルコース1分子から38個のATPが産生されますが、酸素の供給が不十分だと代謝過程が進まず、TCAサイクルが回転しなくなります。その結果、嫌気性代謝となり1分子のグルコースから2個のATPしか産生されず、TCAサイクルが回らないために乳酸が蓄積されて血中に出され、代謝性アシドーシスとなるのです（図14.3）。

　ATP不足となった細胞ならびに組織・臓器は大きく障害され、ショックが早期に改善されなければ、生体は生命の危機に直面することになります。

14.3 アナフィラキシーショックの病態

(1) アナフィラキシーショックとは

アナフィラキシーとはアレルギー反応の一種であり、即時型Ⅰ型アレルギー反応と呼ばれています。特定の物質にアレルギー反応を起こす人が、再度同じ物質に接触したときに急激に起こる反応で、しばしば喉頭浮腫や気管支攣縮など呼吸器系の障害を見ます。

(2) アナフィラキシーショックの病態

感作された体内に抗原が侵入すると抗原抗体反応が起き、肥満細胞や好塩基球などの細胞からさまざまな情報伝達物質が放出されます。情報伝達物質としてはヒスタミン、プロスタグランディン、ロイコトリエンなどが知られており、血管拡張、毛細血管透過性亢進、平滑筋攣縮などを引き起こします。血管拡張により血圧は低下し、毛細血管の透過性亢進により血管内の液体成分が血管外に漏出して全身の浮腫を形成してショック（血液分布異常性ショック）となります。アナフィラキシーショックで注目すべきは、喉頭浮腫と気管支攣縮であり、短時間で呼吸困難から致命的となるおそれがあります。

(3) アナフィラキシーの原因物質と治療

アナフィラキシーの原因物質として「ハチ毒」がよく知られていますが、牛乳、卵、ソバ、小麦などの食品、ラテックス（ゴム）、医薬品など多種多様の物質があります。アナフィラキシーの特効薬はアドレナリンであり、自己注射用製剤としてエピペン®が開発されています。従来、ハチに刺される可能性の高い山林作業員に限りその使用が認められてきましたが、2005年から食品や医薬品によるアナフィラキシーに対しても使用が許されており、さらに2009年からは自己注射が困難となった人に代わって救急救命士が注射をできるようになりました。

ベル「先ほど、先生は、ショックの仲間入りしたもののなかに、感染性ショックがあるって言っていたけど、今の話のどこにも出てこないよ。感染性ショックはどうなっているの」

先生「なかなかいい質問だ。感染性ショックは、今述べたショックと少し病態が

異なるのだよ。でも急性の全身性の循環不全を伴って全身の重要臓器が機能障害に陥ることからショックの仲間入りをしている。それでは感染性ショックについて解説してあげよう」

14.4 感染性ショックの病態

(1) 感染性ショックとは

感染性ショックの概念が生まれたのは1960年代末であり、敗血症の患者で全身性循環不全がみられることが報告されたのに始まります。これまでのショックと異なり、皮膚が暖かいことから"warm shock"と呼ばれていました。今日では感染性ショックあるいは敗血症性ショックと呼ばれています。感染性ショックでは、心臓、血管、血液の3要素がすべて関与しますが、主たる障害は末梢組織における酸素の利用障害であると理解されており、細菌や細菌毒素の直接作用のほかに、各種のサイトカイン[*1]や一酸化窒素[*2]などのメディエータ（情報伝達因子）の関与が大きいとされています。

(2) 感染性ショックの病態

感染性ショックは初期のhyperdynamic state（高心拍出量状態）と晩期のhypodynamic state（低心拍出量状態）に分けられます。初期のhyperdynamic stateでは、末梢組織での酸素利用障害から酸素需要の要求が高まり、各種メディエータの作用で血管が拡張するため心臓はどんどん働かされることになります。心拍出量は正常時の1.5倍から2倍にもなり、末梢組織への血流も増加しています。それで皮膚が温かくなるのです。それにもかかわらず組織は酸素不足の状態にあります。血流がシャント（短絡）を通って組織を素通りしていると考えれば理解しやすいでしょう。末梢組織で酸素が取り込まれずに心臓へ帰ってくるので、静脈還流血は酸素含量の多い赤い血液になります。このシャントのたとえは感染性ショックの循環動態を理解するのにわかりやすいのですが、形態的にシャントの存在が証明されているものではありません。（図14.4）

[*1]［サイトカイン］　サイトカインとは、侵襲に対して生体のいろいろな細胞から産生される情報伝達物質で多様な生物活性をもっている。似たものにホルモンがあるがホルモンは単一の組織から産生されて特定の臓器組織に作用する点で大きく異なる。
[*2]［一酸化窒素（NO）］　サイトカインの作用により、血管の内皮細胞から遊離される物質で、強力な血管拡張作用をもっている。

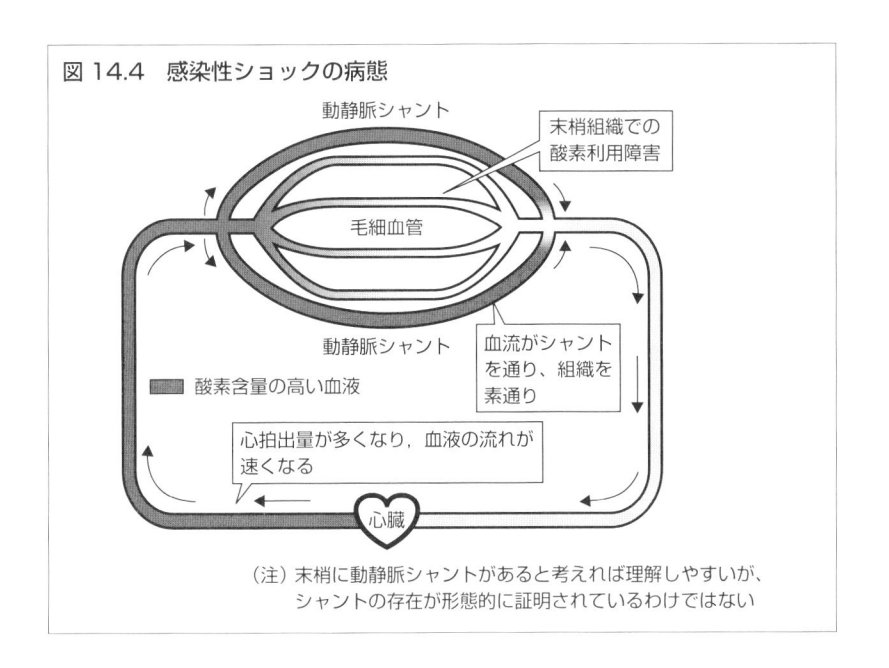

図 14.4 感染性ショックの病態

```
              動静脈シャント    末梢組織での
                              酸素利用障害
                 毛細血管

              動静脈シャント    血流がシャント
                              を通り、組織を
   ■ 酸素含量の高い血液         素通り

        心拍出量が多くなり、血液の流れが
        速くなる

                    心臓
   （注）末梢に動静脈シャントがあると考えれば理解しやすいが、
        シャントの存在が形態的に証明されているわけではない
```

感染性ショックが進行すると、毛細血管内圧が上昇するとともに毛細血管壁の透過性も亢進するため、血漿が血管外へ漏れてきます。したがって、輸液による治療がなされないと循環血液量は著明に減少することになるのです。

感染性ショックがさらに進行すると心機能が低下し、心拍出量の低下、末梢血管抵抗の上昇という、他のショックと同じ循環動態を示すようになります。この状態が hypodynamic state（低心拍出量状態）と呼ばれて、感染性ショックの末期像であると考えられています。

ベル「ショックにはいろいろな原因があって病態も異なるから、複雑でわかりにくいね。ベルがわからないと読者も理解できないよ、先生」

先生「ショックの病態の概略は理解してもらえたと思うから、ショックを分類して簡単に特徴をまとめよう」

14.5 ショックの分類

(1) 原因による分類

ショックは従来、循環血液量減少性ショック、感染性ショック、心原性ショック、神経原性ショックなどショックの発生原因別に分類されていました。しかし、最近では、ショックの病態で大別した分類が広く用いられつつあります。循環血液量減少性ショック、心原性ショック、心外閉塞・拘束性ショック、血液分布異常性ショックなどに分けられています（表14.1）。

(2) その他のショックの分類

●一次性ショックと二次性ショック

主として外傷患者に用いられた用語です。一次性ショックとは、激しい疼痛や驚愕によって自律神経失調から血圧低下を来す神経原性ショックであり、徐脈が特徴です。安静のみで回復します。

二次性ショックは重症外傷による出血など、いわゆる外傷に起因するショックを指します。

●可逆性ショックと非可逆性ショック

出血性ショックの動物実験から生まれたショックの進行程度による分類です。犬を脱血してショック状態に置いた後、血液を返血すると、低血圧の時間が短いときには犬は回復します。一定時間が過ぎると、返血しても

表14.1 新しいショックの分類と主要原因

I. 循環血液量減少性ショック	A. 出血性ショック B. 体液喪失（広範囲熱傷など）
II. 心原性ショック	A. 心筋性（心筋梗塞など） B. 機械性（僧帽弁閉鎖不全症など） C. 不整脈
III. 心外閉塞・拘束性ショック	A. 心タンポナーデ B. 緊張性気胸 C. 重症肺塞栓症
IV. 血液分布異常性ショック	A. 感染性ショック/敗血症性ショック B. アナフィラキシーショック C. 神経原性ショック

犬は回復せず死亡します。このように治療に反応するショックを可逆性ショックといい、もはや治療に反応しないショックを非可逆性ショックというのです。

臨床的には、可逆性か非可逆性かは治療をしないとわからないため、この分類は使えません。臨床的に治療に反応しないショックを、難治性ショックということがあります。

14.6 ショックの症状と重症度評価

ショックの一般的な症状・所見は、①虚脱と無気力状態、②皮膚蒼白と冷感、③冷汗と湿った皮膚、④血圧低下、⑤脈圧の狭小化、⑥頻脈、⑦頻呼吸、⑧乏尿・無尿、⑨爪床 refilling 遅延*などです。ただし、感染性ショックでは、皮膚は乾燥して温かいのが特徴です。

ショックが進行すると、脳血流の低下を招き、意識レベルは低下します。初期には不穏、興奮がみられ、進行すれば傾眠、昏睡状態となります。

簡便なショックの重症度評価にショックスコアがあります（表 14.2）。

アナフィラキシーショックでは、血圧低下のほかに喉咽頭浮腫による窒息や喘鳴を伴う呼吸困難がみられます。前駆症状として、不安感、冷感、胸部圧迫感、発疹などがみられることが多いので、この時点でアナフィラキシーショックを疑い、治療を準備することが肝要です。

表 14.2 ショックスコアのつけ方

項　目	スコア 0	1	2	3
収縮期血圧(BP)(mmHg)	100 ≦ BP	80 ≦ BP < 100	60 ≦ BP < 80	BP < 60
脈拍数 (PR)（回/分）	PR ≦ 100	100 < PR ≦ 120	120 < PR ≦ 140	140 < PR
意識状態	清　明	興奮から軽度応答遅延	著明な応答遅延	昏　睡

合計のスコアが大きいほど重症と判断する。小川のショックスコアを救急現場用に改変。
[参考：改訂第 6 版救急救命士標準テキスト（へるす出版）、2002, p.385]

---

*[爪床 refilling 遅延]　検者の母指頭で患者の指の爪床部を圧迫したのち、すばやく離します（爪床圧迫テストといいます）。健常者ではすぐに赤味が戻りますが（refilling）、ショックの患者では遅延して 2 秒以上かかります。

14.7 ショックの治療

　ショックの一般的な治療は、①気道確保と酸素投与などの心肺蘇生法を含む救急処置、②循環動態の把握と異常の補正、③原因の除去、④集中治療による全身管理と合併症の予防などに集約できます。

●循環血液量減少性ショック

　出血性ショックには、止血と輸液・輸血が治療の中心となります。輸液には乳酸リンゲル液などの細胞外液補充液（p.188 15.4 体液管理参照）を用い、1,000 mLの急速輸液により反応をみます。輸血は必要に応じてクロスマッチ[*1]済みの血液を使用します。緊急輸血時には過剰輸血になりがちなので留意しなくてはなりません。また、低体温や肺障害を予防するため、輸血回路に加温器と輸血用フィルターを使用することも大切です。

　重症熱傷、急性膵炎、腹膜炎などの血漿が漏出する循環血液量減少性ショックでは、乳酸リンゲル液の大量投与が必要となります。

●心原性ショック

　5％ブドウ糖液で輸液を開始します。うっ血性心不全の所見がなく心拍出量が減少している場合には、乳酸リンゲル液を使用します。必要に応じてドパミン、ドブタミンなどの血管作動薬を使用し、肺水腫を伴う場合は、フロセミドで利尿を図るとともに呼気終末陽圧（PEEP）[*2]による人工呼吸管理を行います。

●感染性ショック

　呼吸・循環・体液・栄養管理などの全身管理を行いながら、感染巣の除去を行います。

●アナフィラキシーショック

　気道確保、乳酸リンゲル液の輸液、アドレナリン投与の3つが基本です。

●神経原性ショック

　軽症では安静にして下肢を挙上するのみで軽快します。血圧低下のある場合には、乳酸リンゲル液の輸液と血管収縮薬の投与を行います。

＊1［クロスマッチ］　血液にはA型、B型、AB型、O型の4型があります。型が同じであるのはもちろんですが、患者の血液と輸血予定の血液を混ぜて異常が起きないことを確認する検査。
＊2［呼気終末陽圧］　呼気を開放するときに、陽圧をかけて気道を陽圧に保つことにより、呼吸の効率を良くする方法

先生「ショックの治療は、詳しく述べるときりがないので概略だけを話したけど、ショックの病態を理解すれば治療の原則は自明だね」

ベル「ショックって話を聞くだけでも面白いね。いろいろと研究が行われているのでしょう、先生」

先生「その通りだ、ベルちゃん。日本にもショックを専門にする学会があるし、世界にもショックの学会がある。大きな研究領域の一つだね。これでショックについてはベルちゃんにも理解できたと思うけど、ショックの治療が遅れると、多臓器不全という重篤な合併症が起きるのだ」

ベル「"多臓器不全"、なんだか怖そうな名前だね。それはどんな病気なの？」

先生「"多臓器不全"は病名ではない。いろいろな重要臓器が機能障害に陥る一連の病態を指す名称さ。では"多臓器不全"について簡単に解説してあげよう」

14.8 ショックの合併症—多臓器不全

　多臓器不全とは、腎、肺、肝、心、脳などの生命維持に不可欠な臓器が同時に、あるいは連続的に機能不全になる、急性の重篤な病態です。もともとは、1970年代に米国で腹部大動脈瘤の手術後に種々の重要臓器が機能障害を起こす事実が観察されたのに始まります。その後、いろいろな病態、特にショックが遷延した場合や敗血症の患者にしばしば見られることが明らかとなり、予防・治療が大きな研究課題となっています。ショックの治療が遅れたり、治療が不十分でショック状態が遷延した場合にみられるほか、敗血症にもしばしば合併します。ショックについては話したので、まずは敗血症についても触れておきましょう。

（1）敗血症とは？

　敗血症とは、感染が全身に及んだ重篤な感染症の総称です。そのうち循環不全を来したものを「感染性ショック」あるいは「敗血症性ショック」と呼ぶことは、14.1項で解説した通りです。

　全身性感染症のうち、とくに細菌が血中に証明されたものを菌血症と呼ぶことがあります。しかし、重篤な全身性の感染症である敗血症の定義はあいまいで混乱をみたため、米国の学会が中心となって敗血症の具体的な定義がなされました（1992年）。それによると、敗血症とは「感染による

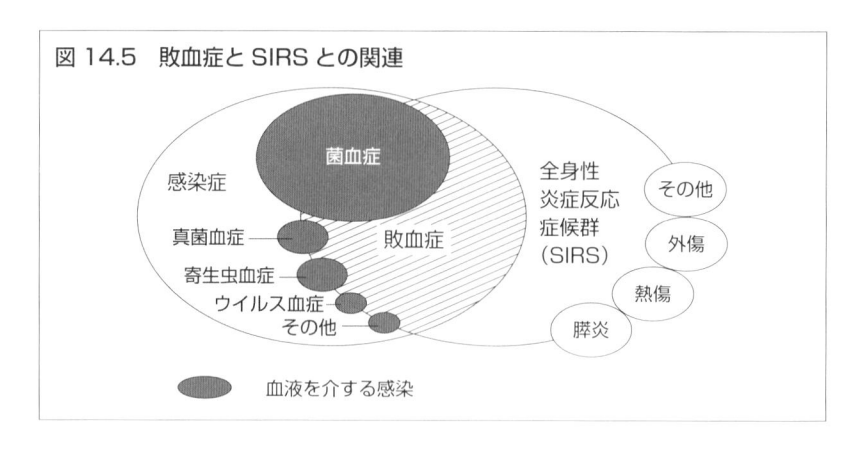

図 14.5　敗血症と SIRS との関連

（図：菌血症、感染症、真菌血症、寄生虫血症、ウイルス血症、その他、敗血症、全身性炎症反応症候群（SIRS）、その他、外傷、熱傷、膵炎、血液を介する感染）

表 14.3　SIRS の診断基準

(1) 体温 > 38℃ または < 36℃
(2) 心拍数 > 90/分
(3) 呼吸数 > 20/分
　　または $PaCO_2$ < 32 mmHg
(4) 白血球数 > 12,000/mm³
　　または < 4,000/mm³
　　または桿状核白血球数 > 10%

以上のうち 2 項目以上満たせば SIRS と診断する。

[Crit Care Med 20: 864-874, 1992]

全身の炎症反応」と位置付けられ、全身性炎症反応症候群（systemic inflammatory response syndrome; SIRS）の中に含まれることになったのです。すなわち、感染が原因で SIRS の状態になったものを敗血症と呼ぶことになりました（図 14.5）。

それでは SIRS とは何なのでしょう？　SIRS とは、いろいろな侵襲によって生体に全身的な炎症反応が起きている状態をいい、具体的な診断基準は表 14.3 の通りです。これらの所見は、各種のサイトカイン（IL-6、TNF、IL-1 など数十のサイトカインが知られている）により引き起こされるもので、SIRS は高サイトカイン血症の病態と考えることができます。

侵襲によるサイトカインの誘導は、生体の一部の組織が損傷されたことを全身に知らせるシグナルであり、本来は生体を防御する合目的な反応と考えられます。しかし、反応があまりにも強いか長期間持続すると、逆に重要臓器を障害することになり、多臓器不全（multiple organ failure; MOF）へと進展します。また、軽い SIRS の状態にあるときに、別の侵襲が加わると、著明な高サイトカイン血症を来して MOF を誘発することがあります（図 14.6）。手術（比較的軽い侵襲と考えられる）後に感染を合

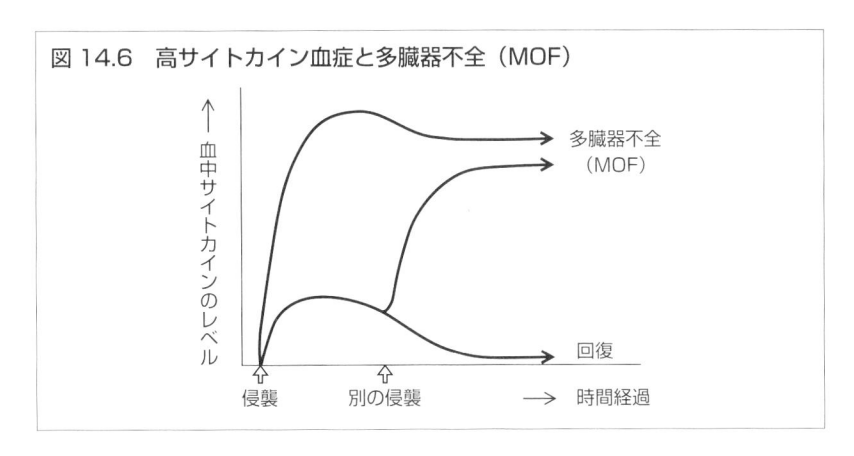

図 14.6 高サイトカイン血症と多臓器不全（MOF）

併（別の侵襲）した場合が、これに相当します。

(2) 多臓器不全（MOF）

多臓器不全は、ショックの遷延や敗血症などのほか、いろいろな重症救急疾患で引き起こされます。例えば、急性膵炎、劇症肝炎、汎発性腹膜炎、多発外傷などです。また、高齢者、肝硬変症患者、重症糖尿病患者、低栄養状態の患者などでは MOF を合併しやすいと考えられます。

MOF の概念は理解しやすいのですが、具体的診断基準はなかなかに難しいところがあります。多くの学者がいろいろな診断基準を出していて、いまだ統一されたものはありません。簡単に言えば、腎、肺、肝、心、血液（凝固異常）などについて、それぞれ臓器のサポートを必要とする程度の障害が 2 つ以上の臓器に見られる状態と考えておけばよいでしょう。

当然のことながら、不全臓器数が多くなるほど治療は困難となり、4 臓器以上の MOF では、救命はきわめて困難となります。

ベル「先生、救命救急センターの ICU では、機械で呼吸している患者さんが多いね」

先生「人工呼吸器だね。病気やけがのため自分で呼吸のできない患者さんや、薬で沈静しているので呼吸の補助が必要な患者さんに、人工呼吸器で呼吸管理をしているのさ」

ベル「ところで先生、お隣の患者さんは大きな装置に繋がれているけど、どうしたの？」

先生「ああ、これね。これはね、"持続的血液濾過透析"といって血液をきれいにする装置だよ」

ベル「僕も血液をきれいにしてもらえば、少しは頭がよくなるかしら」

先生「血液浄化法というのだけど、ベルちゃんには残念ながら役に立たないよ。この患者さんは腹膜炎から敗血症になり、急性腎不全、呼吸不全、黄疸（肝機能障害）、血液凝固異常を合併した多臓器不全の患者さんだ。先程話したように治療に苦労した患者さんだが、幸いなことに一命を取り留めて快復へ向かっている」

ベル「それはよかったね。先生の救命救急センターは有名だけど、実際に素晴らしいんだね。それにしてもたくさんの器材があって、先生方も看護師さんたちもたいへんだろうな」

先生「救命救急センターでは**チーム医療**が大切だよ。医師、看護師はもちろん、医療機器を取り扱うME技士、レントゲン技師、臨床検査技師、リハビリなどの総力を挙げて治療しなければならない。また、精神的に問題のある患者さんでは、精神科の医師の応援も必要だ。では、救命救急センターのICUでどのような治療が行われているか、少し説明してあげよう」

第14章のまとめ

- ショックは病名ではなく、循環不全により共通の臨床像を示す症候群である。
- ショックのキーワードは、急性、全身性、循環不全である。
- ショックの病態を理解するには、出血性ショックの循環動態を理解するのがよい。
- 出血性ショックでは、頻脈、血圧低下、皮膚蒼白、爪床 refilling 遅延などが見られる。
- 出血性ショックでは、循環血液量が減少して末梢組織が酸素不足となる。
- 感染性ショックでは、末梢組織での酸素の利用障害が主病態である。
- ショックの治療が遅れると多臓器不全で生命が危険となる。
- 多臓器不全は敗血症やショックに続発する重篤な病態である。
- 敗血症は感染により生じたSIRSと定義され、しばしば感染性ショックとなる。
- SIRSは侵襲による全身性炎症反応症候群で、多くの救急患者で見られる。

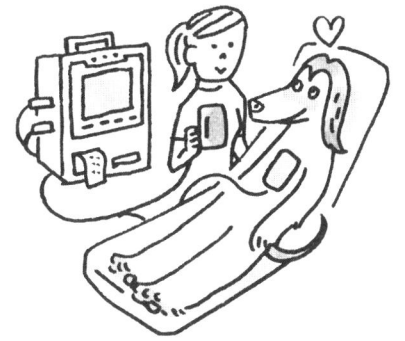

第15章
救命救急センターICU での患者管理・治療

先生「さて、これから救命救急センターの ICU について説明する前に、ICU には内容の異なるいろいろな ICU があることを、ベルちゃんには知ってもらいたいね」

ベル「ICU は intensive care unit（集中治療室）といって、重症の患者さんを治療する場所でしょう？」

先生「その通りだよ、ベルちゃん。大きな総合病院には集中治療室（ICU）が設置されているけど、これは心臓外科手術などの術後患者を収容する場であり、比較的定型的な治療や観察が行われるんだ。よく似た病態の重症患者さんを集めて治療するのが専門的治療には都合がいいからね。だから収容する患者さんによって、いろいろな呼び方の場所がある。例えば未熟児を収容するのは新生児 ICU（NICU：neonatal ICU）、心筋梗塞などの心臓病の患者さんを収容するのが CCU（coronary care unit）だ」

ベル「なるほど、そうか」

先生「では救命救急センターの話に戻ろう。今まで話してきたように、救命救急センターは重篤な救急患者さんを収容する、いわば救急医療の最後の砦なんだ。救急処置室で救命処置を受けたあと、ただちに緊急手術が必要な場合や、血管造影・塞栓術が必要な場合は手術室や血管造影室に運ばれるんだけど、多くの患者さんは救命救急センターの ICU（集中治療室）に移されて全身管理を受けることになるんだ。救命救急センターの ICU は多様な重症救急患

者を収容して治療する専門の場所といっていい。では、これから救命救急センター ICU での実際の治療の様子をお話してあげよう」

15.1 救命救急センターの ICU

　救命救急センターの ICU では、救急処置室での救命処置を引き継ぎながら、呼吸、循環、体液などの全身管理を行うばかりでなく、病態の進行に応じて検査、手術などの専門的な治療をも随時行わなければなりません。

　このように救急医療の重症患者管理は、多様な病態に対応できる知識、観察力、医療技術を持ったうえに、呼吸、循環、体液等の全身管理技術を応用して治療を行うものです。

　このため救急医療における重症患者管理は、術後の集中治療医学（intensive care medicine）とは区別されて、重症患者管理学（critical care medicine）と呼ばれています。

　全身管理とは、**呼吸、循環、体液、栄養、感染対策**などを総合的に行うもので、重症救急患者の治療には欠かせない治療手段です。

　全身管理の項目について、それぞれお話していきましょう。

15.2 呼吸管理

(1) 人工呼吸器

●呼吸のしくみ

　呼吸は胸郭（きょうかく）と横隔膜（おうかくまく）の動きで行われています。安静時には横隔膜 70%、胸郭の動きが 30% をそれぞれ担っていますが、努力呼吸では胸郭の役割が大きくなります。

　横隔膜はドーム状の筋肉でできており、吸気時には筋肉が収縮して、平坦となり、胸腔の容積を広げます。その結果、胸腔内が陰圧となります。また、胸郭の呼吸筋が収縮すると肋骨が水平となって前後径が大きくなり、胸腔内が陰圧となって肺が拡張し、吸気が気道に流れ込みます（図 15.1）。

●人工呼吸器のしくみ

　ポリオ*による呼吸不全が流行したとき、"鉄の肺"と呼ばれる人工呼吸器が使用されたことがあります。胸部に閉鎖腔を作って周期的に陰圧をかけ、胸郭を広げる人工呼吸器で、通常の呼吸と同じ原理で呼吸をさせる

＊[ポリオ]　小児マヒ；急性脊髄前角炎

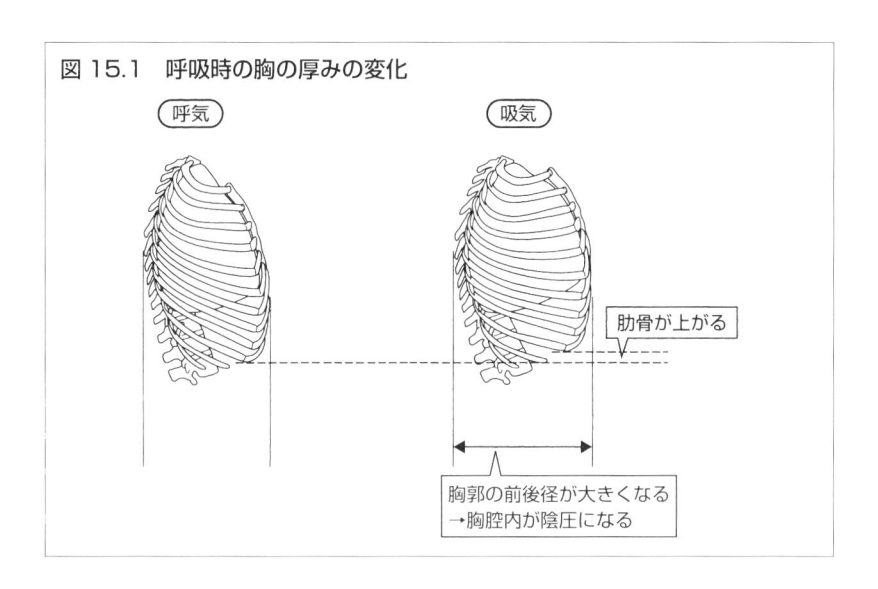

図 15.1 呼吸時の胸の厚みの変化

呼気 / 吸気

肋骨が上がる

胸郭の前後径が大きくなる
→胸腔内が陰圧になる

ものでした。しかし、たいへん大掛かりな装置で、広く普及するには至らなかったのです。

代わって登場したのが陽圧人工呼吸器で、今日広く使用されているものです。気道内に陽圧でガスを送り込み、肺を拡張させることにより吸気を行います。送気を止めると肺が自動的に収縮して呼気を排出します。生理的な呼吸様式とは逆の換気ですが、簡便で効率がいいため広く用いられています。

● **人工呼吸器のいろいろ**

人工呼吸器には、気道内圧が一定になるまで送気するタイプ（従圧式人工呼吸器）と、1回換気量を一定にして送気するタイプ（従量式人工呼吸器）とがあります。胸郭や肺のコンプライアンス（膨らみやすさ）が低い場合（伸展性が悪い場合）には、従圧式では十分量の送気ができません。一方、従量式では気道内圧が異常に高くなって肺が破れる（圧損傷という）可能性があります。

長期間人工呼吸器を使用すると、呼吸筋が能動的な収縮をしないため廃用性萎縮をきたして自発呼吸が困難になることがあります。早期に人工呼吸器から離脱できるように、最近の人工呼吸器にはいろいろな補助装置が付いています。

(2) 呼吸管理の留意点

●気道の清浄保持

　気道には吸入気とともに絶えず病原菌や異物などが混入しますが、健常な気道にはこれらの侵入に対する自浄機能が備わっています。すなわち、咳嗽反射（せき）、気道粘膜の線毛運動、粘液中の免疫グロブリン（IgA）などです。異物は粘膜で捕捉され、病原菌は IgA で殺菌され粘膜の線毛運動で上気道に運ばれ、痰として喀出されます。

　ICU での呼吸管理で行われる気管挿管、鎮静、吸入気の不十分な加湿などは、気道の自浄作用を著しく低下させることが知られています。気管挿管は最低必要期間に止めるとともに、気管挿管中は十分な吸入気の加湿、気道の吸引、体位変換などにより気道の清浄化に努めることが大切です。

●肺胞虚脱*の防止

　疼痛による深呼吸の抑制、臥床や腹圧上昇による横隔膜の挙上、胸水貯留や血胸、人工呼吸時の気道内圧の減少など、ICU での重症患者に見られる状況は、いずれも肺胞虚脱の原因となります。

　肺胞虚脱は酸素化の障害になるばかりでなく、無気肺から肺炎へと進展して呼吸障害を悪化させる要因となります。除痛、腹圧の軽減、胸腔内病変の除去、定期的な気道の加圧などが大切です。

●適正な酸素投与

　重症救急患者への酸素投与が、しばしば必要でかつ有効なことはいうまでもありません。しかし、慢性閉塞性肺疾患（COPD）の患者では高濃度酸素投与が無呼吸を惹き起こして危険なこともあります（下記コラム参照）。長期間の高濃度酸素投与は、肺を障害して不可逆性の肺障害（ARDS）を起こすため、注意が必要です。また、長期投与の場合、酸素濃度は 40％以下に保つのが望ましいとされています。

---

column　CO_2 ナルコーシス

　慢性閉塞性肺疾患のような慢性呼吸不全の患者さんは、呼吸障害のため、血中の二酸化炭素分圧（$PaCO_2$）が高い状態にあります。風邪や肺炎を合併すると CO_2 がさらに蓄積して、$PaCO_2$ が一層高くなり、CO_2 の麻酔作用

---

*[肺胞虚脱]　p.163　図13.3 ①参照。肺胞が縮小し、含気がなくなり、肺胞でのガス交換が障害された状態。

で意識障害に陥ることがあります。これをCO_2ナルコーシスと呼んでいます。

　一般には動脈血の二酸化炭素の高値が呼吸中枢を刺激して、呼吸が行われます。しかし、このような慢性呼吸不全の患者さんでは、動脈血の二酸化炭素分圧（$PaCO_2$）の上昇よりも酸素分圧（PaO_2）の低下が刺激となって呼吸が行われているため、酸素投与によりPaO_2が上昇して呼吸停止を来すことがあります。

15.3 循環管理

　循環管理の目標は、十分に酸素化された血液を末梢組織へ運ぶことであり、心臓、血管、血液の3要素が関与しています。目標の達成には、循環に関わる3要素についてのモニタリングが必要となります。

(1) 循環管理のモニタリング

　ICUでの循環動態のモニタリングには、以下のような指標が用いられます。

①**ハートモニタ**：不整脈、脈拍数のモニタは基本的なものであり、必要に応じて心電図検査が行われます。

②**観血的*動脈圧測定**：一般患者ではマンシェットによる血圧測定が行われますが、重症患者では橈骨動脈（前腕の親指側を走る動脈）、足背動脈（足の甲のあたりを通る動脈）などにカテーテルを挿入して持続的に動脈圧を測定します。ショック状態でも平均動脈圧が持続的に表示されるほか、必要時にいつでも採血して動脈血ガス分析を行うことができます。動脈血ガス分析により、酸素化の状態、アシドーシスの程度など身体全体の末梢組織の循環状態の良否を知ることができます。

③**パルスオキシメータ**：血液中のヘモグロビンの酸素飽和度を連続性に測定することができる器具で、救急車で搬送される患者にはすでに装着されています。測定用のセンサーは耳や指先などに装着し、侵襲がなく簡便で、呼吸機能を含む全身状態の把握のために有用ですが、ショックや心肺停止の患者では信頼性がないのが欠点です。

④**中心静脈圧（CVP）の測定**：目的や有用性については14章で述べた通りです（p.170）。緊急輸液路として中心静脈にカテーテルを挿入すること

---

*[観血的]　患者さんに何らかの外科的処置を行う場合に使われる用語です。この場合は、動脈を穿刺して、カテーテルを挿入する手技を指します。

⑤ **スワン・ガンツカテーテルによるモニタ**：スワン・ガンツ（Swan-Ganz）カテーテルは、かつては循環動態モニタのために頻繁に使用されました。カテーテル先端のバルーンを大静脈内で膨らますことにより、バルーンが血流に押されて右心房、右心室、肺動脈へとカテーテルを誘導することができるカテーテルです。侵襲的な検査のため最近では使用頻度が減りましたが、心拍出量を測定できるため心不全の評価に活用されています。

（2）循環管理の基本

末梢組織へ十分な酸素を供給するためには、必要な心拍出量を確保しなければなりません。心拍出量は、静脈還流量（前負荷）、心臓のポンプ機能、末梢血管抵抗（後負荷）、血液の粘稠度などにより影響を受けます。心拍出量の確保のために、前負荷となる静脈還流量が少ないときは輸液、大きいときは利尿薬を投与する一方、血管作動薬で心筋の収縮力の改善（心臓のポンプ機能の改善）をはかります。薬剤に反応しない心不全に対しては、大動脈内バルーンパンピング（IABP）や人工心肺装置（経皮的心肺補助法）が使用されることもあります。

15.4 体液管理

体液は体重の60％を占める最も大きい体の構成成分であり、呼吸・循環とならんで体液管理は重症患者管理の柱の一つです。

（1）体液の構成と機能

●細胞内液と細胞外液

体液は細胞内液と細胞外液に分けられ、細胞外液はさらに組織間液（間質液）と血漿に分けられます（図15.2）。細胞内液は細胞の生命活動の場であり、外部環境に大きく影響されることがないように、細胞膜で守られています。

重症救急患者で異常を示すのは、細胞外液です。血漿と組織間液は毛細血管壁で隔てられていますが、それぞれの水と電解質は容易に移動します。例えば出血すれば血漿が減りますが、組織間液から体液が移動して血漿を補充します。

図15.2　体液の構成

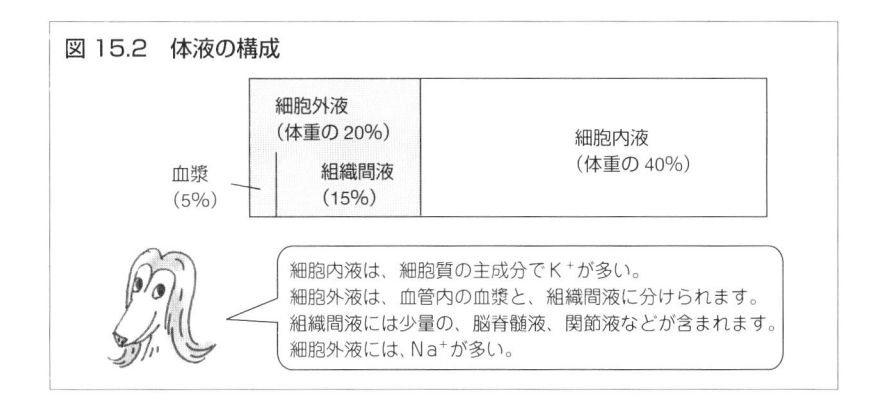

細胞外液（体重の20％）
　血漿（5％）
　組織間液（15％）
細胞内液（体重の40％）

細胞内液は、細胞質の主成分でK⁺が多い。
細胞外液は、血管内の血漿と、組織間液に分けられます。
組織間液には少量の、脳脊髄液、関節液などが含まれます。
細胞外液には、Na⁺が多い。

● 組織間液を一定に維持する

　静脈内へ投与した輸液剤は、一部が血管内から組織間へ移動します。循環系の血流で末梢へ運ばれたエネルギー基質と酸素は、組織間液を経て細胞に届けられます。そのため組織間液の量、電解質組成、酸・塩基平衡（pH）などが一定の範囲に維持されることは、重症患者管理にとってきわめて大切です。細胞内液と細胞外液の電解質組成はまったく異なります（図15.3）。体液管理に関係の深いのは、細胞外液です。

（2）体液管理と輸液療法

● 細胞外液の量と電解質

　体液管理で大事なのは、細胞外液量と電解質の管理です。
　酸・塩基平衡の異常で代謝性アシドーシス（血中に乳酸などが蓄積して、血液が酸性に傾くこと。ショックなど循環不全でしばしばみられる）をみることがありますが、循環を改善すれば是正されるのが一般的です。
　細胞外液量が不足して脱水状態にある場合もありますが、そうでなくても経口摂取ができない重症患者には適正量の輸液が不可欠であり、電解質異常があれば是正しなければなりません。そこで輸液が大切となるわけです。

● 輸液剤のいろいろ

　輸液剤には、①5％ブドウ糖液、②電解質液、③血漿増量剤の3つがあります（栄養輸液は除いている）。静脈内に投与した輸液剤がどこまで届くかを理解する必要があります（図15.4）。

図15.3　細胞内液・血漿・間質液の電解質濃度

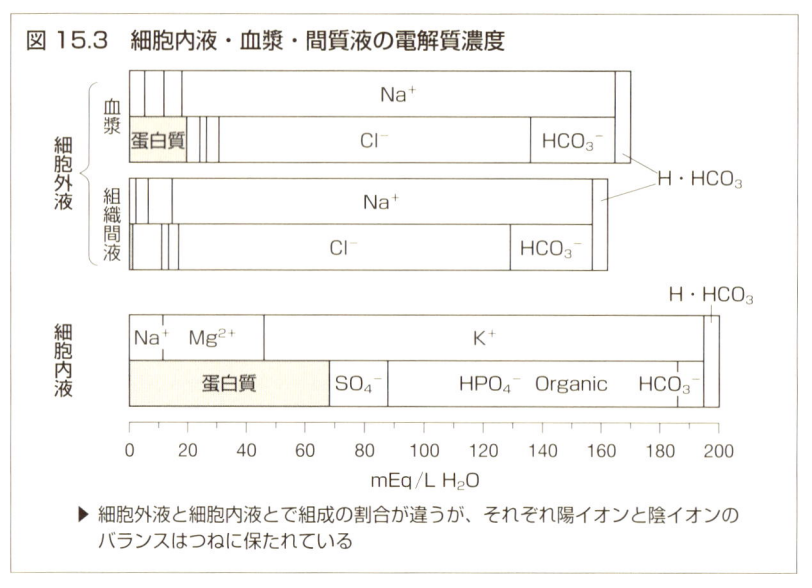

細胞外液
- 血漿：蛋白質、Na^+、Cl^-、HCO_3^-、$H \cdot HCO_3$
- 組織間液：Na^+、Cl^-、HCO_3^-、$H \cdot HCO_3$

細胞内液：Na^+、Mg^{2+}、蛋白質、K^+、SO_4^-、HPO_4^-、Organic、HCO_3^-

0　20　40　60　80　100　120　140　160　180　200
mEq/L H_2O

▶ 細胞外液と細胞内液とで組成の割合が違うが、それぞれ陽イオンと陰イオンのバランスはつねに保たれている

図15.4　輸液剤が投与されたときの体内分布

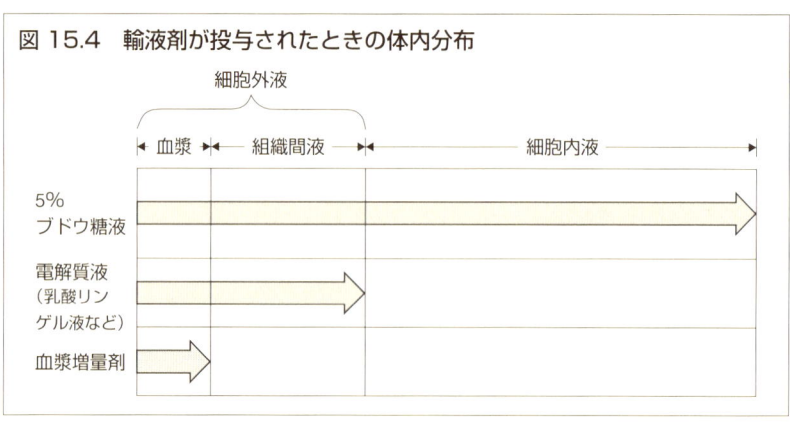

細胞外液（血漿・組織間液）／細胞内液

- 5％ブドウ糖液
- 電解質液（乳酸リンゲル液など）
- 血漿増量剤

● 電解質液のいろいろ

【乳酸リンゲル液】　救急救命士が静脈路確保に用いる乳酸リンゲル液は電解質液であり、投与された液は一部が血管から外に出て間質に拡がります。血漿と組織間液は量的に1：3の割合のため、理論的には投与された乳酸リンゲル液が平衡に達すると血管内には1/4しか留まらないことになります。出血に対して乳酸リンゲル液を使用する場合に、出血量の3倍（安全を考慮して）を目安に輸液するのはこのためです。電解質液の各電解質濃

表 15.1　電解質液の組成

	Na^+	K^+	Ca^{2+}	Mg^{2+}	Cl^-	HPO_4^{2-}	HCO_3^-	乳酸イオン
細胞外液	140	4	5	1.6	103	1.5	26	
生理食塩液	154				154			
乳酸リンゲル液	130	4	4		110			27

単位は (mEq/L)

度を表 15.1 に示します。

　乳酸リンゲル液の Na 濃度はかなり高く、細胞外液のそれに近くなっています。乳酸リンゲル液は細胞外液が減少したとき（外傷、熱傷、急性膵炎など多くの重症救急患者でみられる）に補充するのに用いられ、細胞外液補充液とも呼ばれます（表 15.1）。

【維持液】　手術前後のように経口摂取を控えるべき患者では、細胞外液が減っているわけではないので、尿や不感蒸泄（呼吸や皮膚から喪失する水分）で失われる水と電解質を補充するだけでよいのです。その場合には、Na 濃度の低い維持液と呼ばれる電解質液を輸液します。

　毎日電解質濃度を測定して不足を補正しますが、補正は一度で急速に行うと危険ですので、不足量の半分ずつを補正していきます。

15.5 栄養管理と感染対策

　救急医療と栄養管理はあまり関連がないようにみえますが、重症救急患者では救急処置に引き続いて適切な栄養管理を行うことは不可欠の補助治療手段です。多くの重症救急患者、とりわけ外傷や熱傷では、エネルギー代謝と蛋白代謝が亢進しており、筋蛋白の著明な崩壊が見られます。また、低栄養状態は病態の回復を遅らせるばかりでなく、易感染性を助長します。

　外傷患者の多くは受傷直前まで健康で生活していた人たちであり、4～5日以内に経口摂取が可能と思われる患者には必ずしも栄養治療を考える必要はありません。しかし、長期にわたって十分な経口摂取が困難な患者では、しばしば経静脈栄養（高カロリー輸液）や経腸栄養による強制栄養が必要となります。

　従来は、高カロリー輸液が栄養管理の主役でしたが、腸管を使わないこ

とによる弊害、とくに腸粘膜の萎縮とバクテリアル・トランスロケーション（bacterial translocation）を起こすことが問題にされています。bacterial translocation とは、腸管内の細菌や毒素が体内に侵入してくる現象を指します。最近では、「腸が使えるときは腸を使え」のスローガンで経腸栄養法が主体となってきています。重症外傷患者では、早期に経腸栄養を開始することにより感染性合併症が著明に減少することが知られています。

重症救急患者は、侵襲による免疫能の低下から感染を合併しやすい、いわゆる易感染性患者（コンプロマイズド・ホスト；compromized host）です。とくに人工呼吸管理を受けている患者では肺炎の合併頻度が高く、人工呼吸器関連肺炎（ventilator associated pneumonia；VAP）と呼ばれています。そのほか、胸腔ドレーン、膀胱カテーテル、血管内カテーテルなど体内に留置されるカテーテル類が多く、感染のリスクを高くしているのです。

感染に対しては抗菌薬投与を行いますが、薬剤耐性を生じないように培養や感受性テストの結果に従って適正に投与しなければなりません。また、医療従事者が媒体となって患者から別の患者へ耐性菌が伝播することがあります。ICUでは、このような院内感染が起きやすいことを念頭において、手洗いの励行などの予防措置を行う必要があります。

15.6 血液浄化法

慢性腎不全患者に対する血液透析で始まった血液浄化法は、その後機器と手技の改良が進み、現在では適応疾患や病態も増加して、重症救急患者管理に不可欠の治療手段となっています。血液を浄化装置に導くために、太い動脈や静脈にカテーテルを留置する必要があります。

●**血液透析**：血液を透析装置（ダイアライザー）に導き、半透膜の透析膜を介して、血液と透析液の間の濃度差を利用して溶質を拡散作用により除去するとともに、膜を介する圧力差によって血漿水分を除去するものです。急性腎不全や薬物中毒などに行われます。

●**血液濾過**：濾過膜を用いて、腎の糸球体で血液が濾過されるのと同じ原理で限外濾過を行うものです。濾過膜の孔を通過する物質は水とともに除去することができます。

●**血液吸着**：吸着剤を充填した吸着筒内に血液を通すことにより、血中の

有毒物質を吸着するものです。活性炭を充填した吸着筒は急性中毒の治療に用いられています。

●**持続的血液濾過透析**：血液濾過に透析を組み合わせた浄化法で、24時間持続的に行われるため血行動態への影響も少なく、重症救急患者に対する血液浄化法の第1選択になっています（図15.5）。

●**血漿交換**：血漿分離器で患者の血液を血球部分と血漿に分離し、有毒物質を含む患者の血漿を破棄して新鮮凍結血漿で補充して返血する方法です。劇症肝炎による肝不全に対して行われます。

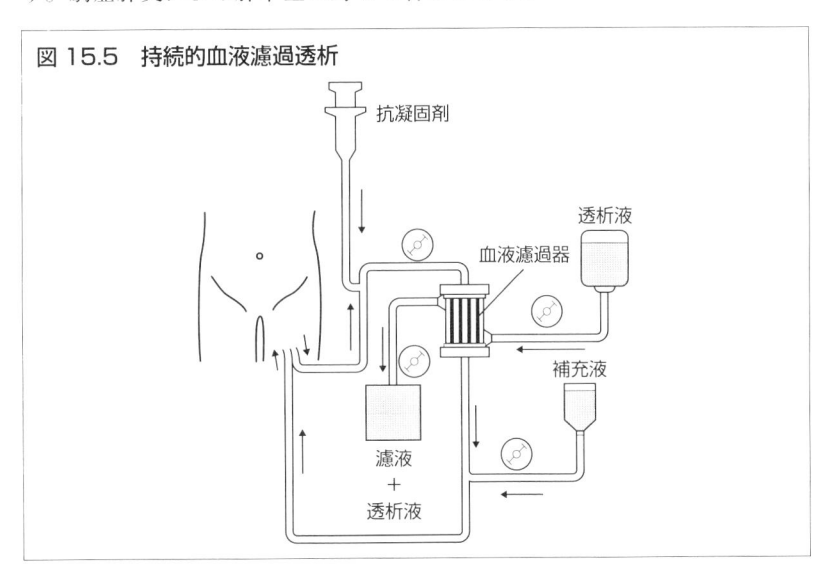

図15.5　持続的血液濾過透析

ベル「救命救急センターのICUでは、大変高度な治療が行われているんだね。先生はこのような治療を全部一人でできるの？」

先生「もちろんできないさ。先生は超人じゃないからね。救命救急センターにはいろいろな分野を得意とする医師がいて、その医師を助ける看護師や技師がいるんだ。これらの人々のチームプレーで救命救急センターの医療が成り立っている。先生はオーケストラの指揮者のような役割かな」

ベル「先生は生きがいのある仕事ができて幸せだよね。ベルも次に生まれてくるときには人間になって、先生のような仕事をしたいな」

先生「ベルちゃんも、先生をはじめたくさんの人に可愛がられて幸せじゃないの

かな。それはともかく、今日は疲れたから家に帰ることにしよう」
ベル「うん。僕は先生の言うとおりにするからね」

第15章のまとめ

- ICU（集中治療室）には、目的によっていろいろなICUがある。
- 救命救急センターのICUでは、重篤な救急患者の全身管理を行う。
- 全身管理には、呼吸管理、循環管理、体液管理、栄養管理などが含まれる。
- 呼吸管理には人工呼吸器を使用することが多いが、気道の清浄化に留意が必要である。
- 循環管理は、ハートモニタ、動脈圧測定、CVP測定法などにより適切に行う。
- 体液は体重の60％を占める大きな構成要素で細胞内液と細胞外液に分けられる。
- 体液管理に関係するのは細胞外液（体重の20％）である。
- 乳酸リンゲル液は、細胞外液補充液と呼ばれ、重症救急患者の輸液にしばしば使用される。
- 経口摂取の期待できない重症救急患者の栄養管理はとても大切である。
- 腸が使えるときは、経静脈栄養（高カロリー輸液）よりも経腸栄養を行う。
- 種々の血液浄化法が重症救急患者の治療に役立っている。

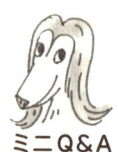

ミニQ&A

Q：救急看護認定看護師さんって、どういう人？

日本看護協会は、特定の看護分野において高い看護技術と知識を持ち、質の高い看護を実践できる看護師を養成するために、認定看護師制度を設けています。その一つに「救急看護認定看護師」があります。

認定看護師教育課程を経て養成されますが、救急看護学科（6か月以上）に入学するには、看護師の資格を持ち、5年間の実務経験（うち3年は救急医療の看護分野）が必要です。2016年1月現在1,015名が登録されています。

救急看護認定看護師は、救命救急センターなどの救急医療の教育施設で働いており、一般の看護師の教育・指導に活躍しています。

第16章

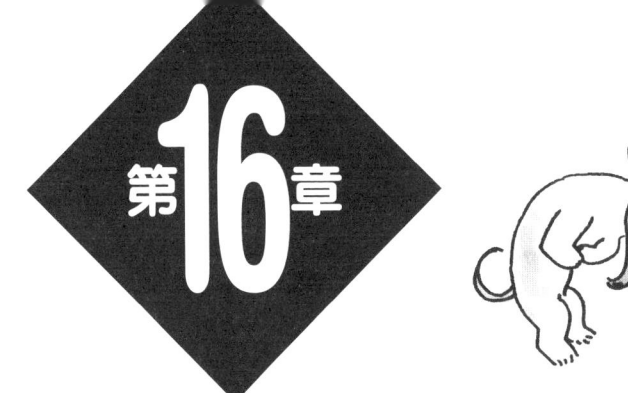

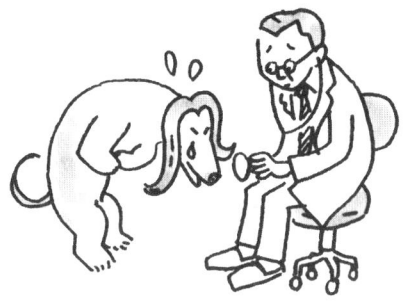

救急症候学って何のこと？

ベル「先生、早く起きて散歩に行こうよ。今朝も快晴で気持ちがいいよ」

先生「昨日はベルちゃんのお相手でとても疲れたよ。昨夜はお酒をちょっぴりのんで寝たから、ぐっすり寝てしまった。おかげで今朝は元気いっぱいだ」

●●●ピーポ！　ピーポ！　ピーポ！　●●●

ベル「また救急車が走っている！　たいしたことがなければいいけどね」

先生「ベルちゃんが見学した救命救急センターには救急車の5％しか行かないのだから、ほとんどの救急車は一般の病院へ行くことになるんだ。先生のいる大学病院では救命救急センターと一般の救急外来が分かれているから、救急医の多くは救命救急センターの仕事をして、救急医の一部と各科の先生方が救急外来を担当している。救急外来では軽症の初期救急患者と中等症の二次救急患者を診ることになる。救急外来では"救急症候学"が重要だ。今後"ER"式の救急医療が増えてくると、救急症候学はますます大切になってくる」

ベル「"救急症候学"って何？　先生」

先生「ベルちゃんがお腹が痛くなって病院へ行ったとする。『ベルは盲腸でお腹が痛いから診てください』とは言わないでしょう。『お腹が痛いから診てください』と言うじゃない。その結果、虫垂炎（いわゆる盲腸）であればその治療をしてもらうことになる。そのように患者さんは、ある症状を持って救急外来を受診する。疾病の症状や所見に関わる学問領域を、症候学

（symptomatology）と呼んでいるんだ」

ベル「症状はみな違うから無数にあることにならない、先生？」

先生「たしかに多いには多いし、程度もまちまちだ。でも、頻度の多い症状はそれほど多いわけではないんだよ。それでは、今日は救急外来でよく見かける症状について説明してあげよう。個々の疾患について解説すると大変なことになるので、代表的な疾患の列挙に止めさせてもらうことにしよう。また、救命救急センターの項で説明した意識障害などは除くとしよう」

16.1 発熱

（1）高体温と発熱

発熱は最も多い症状の一つです。

体温は脳の視床下部にある体温調節中枢によって狭い範囲（深部体温では37℃前後、腋窩体温で36～37℃）に維持されています。体温が上昇するのには、高体温と発熱があり、機序が異なります。

高体温は熱中症にみられるごとく、熱産生に熱放散が追いつかずにバランスが崩れたときにみられます。一方、一般の発熱は原因疾患や発熱物質に対して免疫系が反応した結果、体温中枢のセットポイントが上昇したことにより、体温が上昇します。感染症にみられることが多いのですが、これは病原菌やウイルスが発熱物質だからです。外傷などの外科的侵襲が加わった場合にも、サイトカインなどの内因性発熱物質が増加して発熱をみるのです。

発熱が起きると代謝が亢進し、体表面からの熱放散も増加します。それに対する反応として末梢の血流が増加するため、心拍数や呼吸数も増加するのです。

発熱時には、発汗や不感蒸泄の増加により体液喪失が必発ですので、水分の補給に留意することが大切です。

（2）発熱の原因となる疾患は？

発熱を来す疾患は無数にあり、原因を追究していくにはいくつかの要点があります。

●**熱についての情報**；期間（いつから発熱が始まったか）、程度（何度程度の発熱か）、熱型（稽留熱―高熱が持続する、弛張熱―日内変動が1℃以

上ある発熱、回帰熱—マラリアのごとく無熱期と発熱期を繰り返す）など。
●**随伴症状**：頭痛（脳炎、髄膜炎など）、皮膚症状（麻疹、風疹、突発性発疹など）、呼吸器症状（インフルエンザ、肺炎など）、腹部症状（虫垂炎、胆嚢炎など）、四肢の異常所見（蜂窩織炎など）、口腔内所見（扁桃炎、歯根炎など）など。痛みの局在がおおいに参考となります。
●**その他の情報**：既往歴、海外渡航歴、予防接種の有無、薬剤アレルギーの有無、ペット飼育の有無など。

(3) 治療

治療は原因治療と対症療法に分かれます。原因治療は例えば、膿瘍（局所の感染で膿が溜った状態）では、切開排膿と抗菌薬投与などとなります。下熱薬投与、水分補給、安静、頭部冷却などは対症療法となります。

16.2 頭痛

(1) 頭痛の原因

頭痛は種々の疾患により引き起こされ、なかには生命に関わるものもあり、注意が必要です。頭痛の原因には、①髄膜刺激症状（くも膜下出血など）、②頭蓋内圧亢進（高血圧性脳内出血など）、③末梢神経由来（三叉神経痛、後頭神経痛など）、④血管由来（片頭痛など）、⑤筋肉由来（緊張型頭痛など）、⑥その他（緑内障、副鼻腔炎など）などがあります。

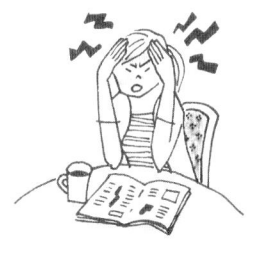

(2) 頭痛を来す疾患

頭痛を来す代表的な疾患とその特徴を表16.1に示します。

頭痛の鑑別に大切なのは問診です。痛みの発症様式では、突発性の激しい頭痛では、くも膜下出血を考えます。痛みの性質では、ズキズキする拍動性の頭痛は、片頭痛および発熱や高血圧に伴う頭痛にみられます。

随伴症状も大切です。意識障害や麻痺を伴う頭痛は頭蓋内病変によるもので、三次救急医療機関へ搬送される必要があります。髄膜刺激症状（項部硬直、ケルニッヒ徴候＊など）、眼痛、嘔気・嘔吐などにも注意します。しばしば重篤な疾患が隠れていることがあるためです。

＊[ケルニッヒ徴候]　股関節を屈曲し、膝関節を伸展しようとすると抵抗を感じることで、髄膜刺激症状のある徴候である。

表 16.1　頭痛を来す代表的疾患とその特徴

病名	頻度	生命の危険度	入院の必要性	観察のポイント
くも膜下出血	○	○	○	突発性の激しい頭痛
脳内出血	○	○	○	突発性意識障害、高血圧
髄膜脳炎	○	○	○	発熱、急性進行性の頭痛
慢性硬膜下血腫	○	△	○	中年以降の男性、転倒の既往歴
緑内障	△	×	○	視力低下、急激な眼痛
三叉神経痛	△	×	×	三叉神経領域、短い持続、一側性
緊張型頭痛	○	×	×	項・後頭部痛、肩凝り
片頭痛	○	×	×	時に家族性。前兆、羞明（しゅうめい、まぶしがる）、発汗、蒼白など
群発頭痛	△	×	×	男性に多い。数週間群発、流涙、鼻漏など

○：高い、△：低い、×：なし

16.3 めまい

「めまい」とは、体の平衡を保てなくなった状態をいいます。体の平衡は内耳にある三半規管と前庭器官が担い、その刺激が前庭神経を経て脳幹にある前庭神経核に伝えられ、小脳や脳幹などの中枢に伝えられます。したがって、内耳や前庭神経などの末梢器官の障害でも「めまい」を起こしますし、小脳梗塞などの中枢性の病変でも「めまい」がみられます。

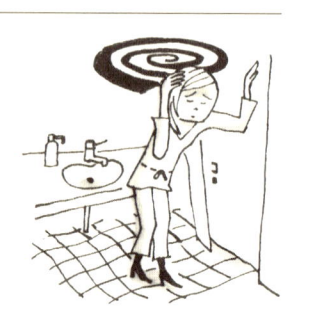

内耳の異常による「めまい」は、自分が回る、天井が回る、などと訴える回転性の「めまい」です。一方、小脳の異常による中枢性の「めまい」は、体がふらつく、ふわふわ浮いた感じがするなどと訴える非回転性の「めまい」となります。

表16.2　めまいをきたす代表的疾患とその特徴

代表的疾患	頻度	入院の必要性	特徴
良性発作性頭位めまい	◎	×	回転性
前庭神経炎	○	○	回転性
メニエール病	◎	○	回転性、突発的、反復性
突発性難聴	○	○	回転性、突発的、一過性
小脳梗塞・出血	○	○	ふわふわ感、悪心、嘔吐
起立性低血圧	○	×	失神、発汗

◎：とくに高い、○：高い、×：少ない

　その他に、目の前が真っ暗になる、あるいは失神発作を伴う「めまい」があります。これは良性の神経反射性失神、あるいは起立性低血圧によるものが多く、短時間で快復します。

　「めまい」では、回転性か非回転性かを確認することがまず大切です。「めまい」を来たす代表的な疾患とその特徴を表16.2に示します。

16.4 けいれん

(1) 全身性のけいれん

　「けいれん」とは、大脳からの異常放電によって生じる骨格筋の突発的な不随意の収縮です。全身性のけいれんと部分的なけいれんがありますが、救急領域では全身性のけいれんが問題となります。

　全身性けいれんには、大きく①強直性(きょうちょくせい)けいれん、②間代性(かんだいせい)けいれん、③強直性間代性けいれん、があります。

①**強直性けいれん**：体幹、四肢の強直を生じるもので、呼吸筋に起こると呼吸停止となります。破傷風、てんかんなどで見られます。

②**間代性けいれん**：全身とくに四肢の筋で収縮と弛緩を繰り返し、四肢をばたばたさせるけいれんです。

③**強直性間代性けいれん**：強直性けいれんで始まり、やがて間代性けいれんに移行するものです。

(2) けいれんを起こす原因疾患

　けいれんを起こす原因疾患は多いのですが、代表的なものは特発性(本態性)てんかんです。

● 特発性てんかん

　大脳の神経細胞が異常な放電を起こす原因不明の脳疾患です。多くは強直性間代性けいれんで、通常1～5分で消失します。意識消失を伴い、けいれん消退後もしばらく意識の混濁が続きます。10～20歳に初発することが多い病気です。

● 症候性（続発性）けいれん

　この原因疾患は3つのタイプに分類されます。

　①脳血管障害、頭部外傷、脳腫瘍などの脳の器質的病変に伴うもの。

　②電解質異常（低ナトリウム血症など）、代謝異常（低血糖など）、急性中毒（急性アルコール中毒など）、脳低酸素状態（心肺蘇生後など）の全身性疾患に伴うもの。

　③熱性けいれん（高熱を伴う乳幼児に見られ、頻度が高い）、ヒステリー（てんかん発作に似るが、人が見ていないところでは起きない）、子癇（妊娠中毒症による）など、けいれんを主症状とするもの。

　けいれんの患者では、初発年齢、既往歴、家族歴、薬物摂取歴（特に抗けいれん薬の使用状況など）などをよく聴取することが大切です。

16.5 胸痛

　胸痛とは、文字通り胸部に感じる痛みですが、原因は胸部にあるとは限りません。胸痛を起こす疾患には生命を左右する疾患が含まれており、正しい胸痛の把握が大切です。

　胸痛を分けると、①心筋の虚血による狭心痛、②大動脈の解離などによる血管痛、③胸膜の炎症、損傷などによる胸膜痛、④胸壁の損傷、炎症などによる胸壁痛、⑤腹腔臓器からの関連痛、などがあります。このうち最も頻度が高くて重要なのは、狭心痛です。

● 狭心痛

　狭心痛は心筋への酸素供給が減少して生じる胸痛です。心筋へのブドウ糖（グルコース）と酸素の供給は、冠状動脈により行われているため、冠状動脈の血流が減少あるいは途絶することにより生じます（図16.1）。突然発症する激しい胸痛で、患者は「胸が締め付けられる」、「圧迫される」、「胸が張り裂ける」、などいろいろな表現をします。狭心痛を起こす疾患に

図 16.1 狭心痛の病態

● 心筋の酸素需給

心筋の酸素需要増大の因子	心筋への酸素供給低下の因子
1. 心筋収縮性の増加 2. 心拍数の増加 3. 前負荷の増大 4. 後負荷の増大	1. 冠状動脈血流量の減少 2. 動脈血酸素飽和度の低下 3. 血色素（ヘモグロビン）量の減少

酸素供給の相対的低下

【増加】↑ 酸素需要 ―― 【不変】酸素供給

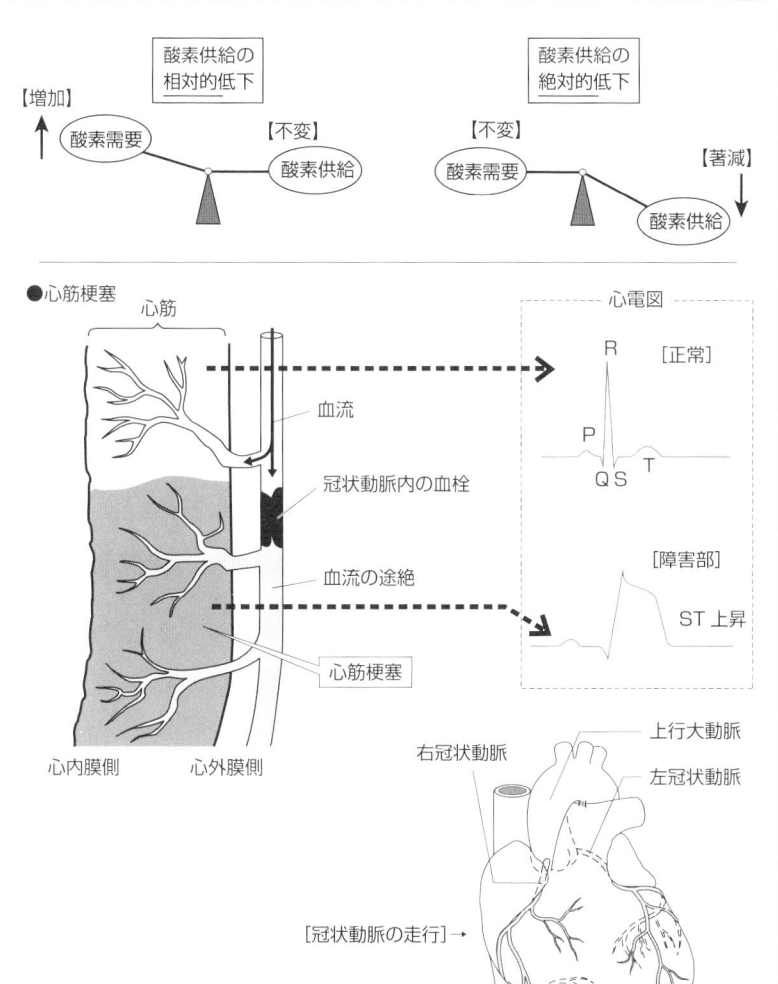

酸素供給の絶対的低下

【不変】酸素需要 ―― 酸素供給 ↓【著減】

● 心筋梗塞

心筋／血流／冠状動脈内の血栓／血流の途絶／心筋梗塞／心内膜側／心外膜側

心電図

[正常] P, Q, R, S, T

[障害部] ST上昇

上行大動脈／右冠状動脈／左冠状動脈

[冠状動脈の走行]

は、狭心症と心筋梗塞があります（column 参照）。

● 血管痛

　大動脈解離でみられ、腰背部の激痛を伴うことが多い胸痛です。高血圧の既往のある 60 ～ 70 歳の人に多く、しばしばショックを伴います。肺塞栓では、突然の呼吸困難、激しい胸痛、血痰などが見られます。

● 胸膜痛

　突然の胸部痛では、自然気胸を疑います。呼吸器感染症があれば肺炎や胸膜炎を考えなければなりません。

● 胸壁痛

　胸部打撲や肋骨骨折でしばしばみられます。

● 腹部関連痛

　特発性食道破裂、胆石発作などでも、胸痛をみることがあります。

---

column　**急性冠症候群（不安定狭心症と急性心筋梗塞）**

　急性冠症候群（acute coronary syndrome；ACS）とは、冠動脈が急速に狭窄・閉塞を来して心筋虚血を生じる病態の総称です。この症候群は心筋壊死の有無によって不安定狭心症と急性心筋梗塞に分けられます。

　狭心症は、一過性の心筋虚血による胸痛症候群をいいます。狭心症の胸痛は数分、長くとも 15 分以内には消失します。労作狭心症は運動、食後、ストレス時などに見られ、心筋の酸素受給バランスが相対的に低下したために起こり、安静により胸痛は消失します。異型狭心症は冠攣縮性狭心症とも言われ、夜間から早朝に見られます。喫煙、飲酒、ストレスなどが発作の誘因になります。これらの狭心痛にはニトログリセリン舌下錠が有効です。狭心痛発作の回数が増加したり、安静時にも頻回に出現する場合は不安定狭心症と呼ばれ、急性心筋梗塞への移行の危険性が高い狭心症です。

　一方、急性心筋梗塞は冠動脈の狭窄・閉塞により心筋壊死を伴うものです。狭心症発作が先行する場合もありますが、突然発症することのほうが多いのです。12 誘導心電図で、関連した部位の ST 上昇が見られることが多いですが（p. 201　図 16.1 参照）、ST 低下あるいは正常のこともあります。症状は狭心症よりも重篤な場合が多く、胸痛は 20 分以上持続します。冷汗、嘔気などを伴い、心原性ショックになることも珍しくありません。バイタルサインに異常が見られるときは重症度・緊急度が高いと判断し、酸素投与、

心電図やSpO₂のモニタリングを行います。

　不安定狭心症と急性心筋梗塞を合わせた急性冠症候群は、胸痛の中でも重症度・緊急度の高い病態であり、搬送に際してはAEDや蘇生器材をいつでも使えるように準備して循環器の専門的治療が可能な医療機関へ搬送することが大切です。

---

column　**肺血栓塞栓症とエコノミークラス症候群**

　心臓から肺へ血液が流れる道を肺動脈といいますが、ここに異物が詰まる状態を肺塞栓症といいます。塞栓物質のほとんどは下肢の深部静脈で生じた血栓（血液の塊）で、肺塞栓症の大部分は肺血栓塞栓症です。席をたったときに下肢の深部静脈にできた血栓が血流に乗って肺動脈に流れて行き、肺動脈の枝に詰まって発症するのです。突然に発症する胸痛、呼吸困難、頻呼吸が代表的な症状ですが、血痰を見ることもあります。血栓が小さいときには無症状で過ぎますが、肺動脈の大きな枝が血栓で詰まるとショックから短時間で死に至ることもあります。発症後早期であれば血栓溶解療法が奏功することがあります。

　肺血栓塞栓症の最も大切な治療法は血栓の予防と言えるかも知れません。近年、飛行機の大型化と長時間飛行のため、狭い座席で不動の姿勢を長時間強いられた乗客が肺血栓塞栓症を発症することが目立つようになり、「エコノミークラス症候群」と呼ばれています。しかし、これはエコノミークラスの乗客に限ったことではなく、ファーストクラスの乗客にも同じようなリスクがあります。飛行機のキャビンは非常に乾燥しており、脱水にならないよう水分補給も大切です。長時間同じ姿勢を続けないように、ときどき座席の周囲を歩くのも大切な予防策です。

ベル「頭と胸の話が済んだけど、まだお腹が残っているね。先生は外科の出身だからお腹の病気は専門だ」

先生「その通り、腹部は先生の専門領域だ。ベルちゃんは"急性腹症"という言葉を聞いたことがあるかな」

ベル「急性腹症って何？」

先生「急性腹症とは、緊急に対処が必要とされる激しい腹痛や消化管出血を来す疾患の総称だよ。だから、急性腹症は激しい腹痛を来す疾患群と、消化管出

血を来す疾患群に大別されることになる。それぞれについて解説してあげよう」

16.6 腹痛

腹痛は、腹腔内臓器に何らかの異常があることを知らせる徴候ですが、下壁心筋梗塞や呼吸器疾患でも起こることがあるので、その点に留意しなければなりません。

(1) 腹痛の種類

腹痛には、①内臓痛、②体性痛、③関連痛（放散痛ともいう）の3つがあります。

●内臓痛

臓器の伸展、拡張、異常運動、阻血、炎症などが、漿膜下にある神経を刺激することにより生じる痛みで、周期的な疝痛発作（さしこみ）、あるいは痛みの局在が不鮮明な鈍痛として感じます。腸閉塞による痛みは疝痛発作、しくしく痛む胃の痛みは内臓痛による鈍痛です。

●体性痛

壁側腹膜にある神経が刺激されて生じる痛みで、痛みの局在が明瞭であり、強い痛みとして感じます。腸管の炎症で初期には内臓痛であったものが、漿膜まで炎症が及んで壁側腹膜が刺激されると、体性痛となります。急性虫垂炎でよくみられる経過です。

●関連痛（放散痛）

病巣部から離れた部位で感じる痛みです。腹部臓器の異常による痛みを他の部位で感じることも多いのです。胃潰瘍や胆石の痛みを背部や肩に感じるのがこれにあたります。

(2) 腹痛の部位と代表的疾患

主たる腹痛の部位によって、代表的疾患を推測することができます。腹痛の部位と代表的腹部救急疾患を表16.3に示します。

(3) 腹痛に伴うその他の徴候

腹痛の評価で大切なことは、開腹手術が必要か否かの判断です。腹痛に伴うその他の徴候が、その判断の役に立ちます。

①腹部膨満：急性腹症では多くの場合腸管内にガスが充満するため、腹部

表 16.3　腹痛の鑑別診断

主たる腹痛の部位	代表的疾患
右上腹部	急性胆嚢炎、十二指腸潰瘍 急性膵炎、急性肝炎 肺炎、胸膜炎
左上腹部	胃潰瘍、脾破裂 急性膵炎 肺炎、胸膜炎 狭心症、心筋梗塞
右下腹部	虫垂炎、盲腸憩室炎 メッケル憩室炎、腸間膜リンパ節炎 子宮外妊娠、急性卵管炎 卵巣茎捻転、鼠径ヘルニア 尿管結石
左下腹部	S状結腸憩室炎、鼠径ヘルニア 子宮外妊娠、急性卵管炎 卵巣茎捻転、尿管結石
腹部全体	腸閉塞、急性膵炎 腸間膜血管血栓症 大動脈瘤破裂 腸管破裂・穿孔による腹膜炎 腹腔内大量出血

膨満がみられます。

②**腸雑音**：腸閉塞では腸雑音は亢進して金属音が聞こえます。これは腸管内のガスと腸液が混じり合うために生じるもので、コロンコロンという高い音です。一方、腹腔内の炎症（腹膜炎）では腸運動が停止するため、腸雑音は消失します。

③**腹膜刺激症状**：圧痛（腹部を押すと痛む）、反跳痛（押した手を離すときのほうが押したときよりも痛みが強い）、筋性防御（押すと腹筋が緊張して腹部が硬くなる）などを腹膜刺激症状といいます。腹膜刺激症状を呈する患者さんでは、手術が必要なことが多いのです。

(4) 腹痛を伴う代表的疾患

●**腹膜炎**

　腹膜炎とは、腹膜に炎症のある病態であり、炎症は化学的刺激によるも

の（胆汁や膵液などの漏出による）と細菌感染によるものとがあります。大部分の腹膜炎は細菌感染によるものであり、化学的刺激による腹膜炎も時間が経つと細菌感染を合併してきます。消化管は、口から肛門へと繋がる外界であり、腹腔内は体内です。体外の腸管には多数の細菌が常在しており、腸管の一部に炎症、壊死、穿孔をみると腹腔に細菌が漏れて腹膜炎を起こします。局所的な腹膜炎は、抗菌薬投与で軽快することもありますが、腹膜炎が広範囲に及ぶと（汎発性腹膜炎という）開腹手術が必要となります。

> **column　腹膜炎を起こす代表的な疾患**
>
> ●**急性虫垂炎**：盲腸にある小さな突起である虫垂の炎症です。最初は臍周囲や心窩部の鈍痛（内臓痛）を訴え、次第に右下腹に限局した痛み（体性痛）となります。治療が遅れると局所の腹膜炎となります。
> ●**胃・十二指腸潰瘍穿孔**：現在では抗潰瘍薬の進歩によって減少しましたが、消化管穿孔の代表です。突然の強い腹痛で発症します。最初は胃液や胆汁による化学的刺激による腹膜炎ですが、次第に細菌性腹膜炎となります。基本的に手術が必要となります。
> ●**急性膵炎**：膵臓は後腹膜にあるため、膵炎は基本的には後腹膜の炎症を起こしますが、炎症が腹膜、腹腔へと波及して腹膜炎となります。最初は膵液漏出による化学的炎症ですが、時間の経過とともに細菌感染を合併することがあります。原則として保存的に治療しますが、細菌感染を合併すると手術の適応となります。

16.7 吐血

（1）消化管出血

消化管出血は大量出血により出血性ショック（血液が不足して十分な血液を送れないため、重要臓器が酸素不足に陥る病態、p. 168 参照）となることがあります。

消化管のどこからでも出血する可能性がありますが、食道静脈瘤の破裂、胃・十二指腸潰瘍、マロリーワイス症候群（胃粘膜の裂傷）などか

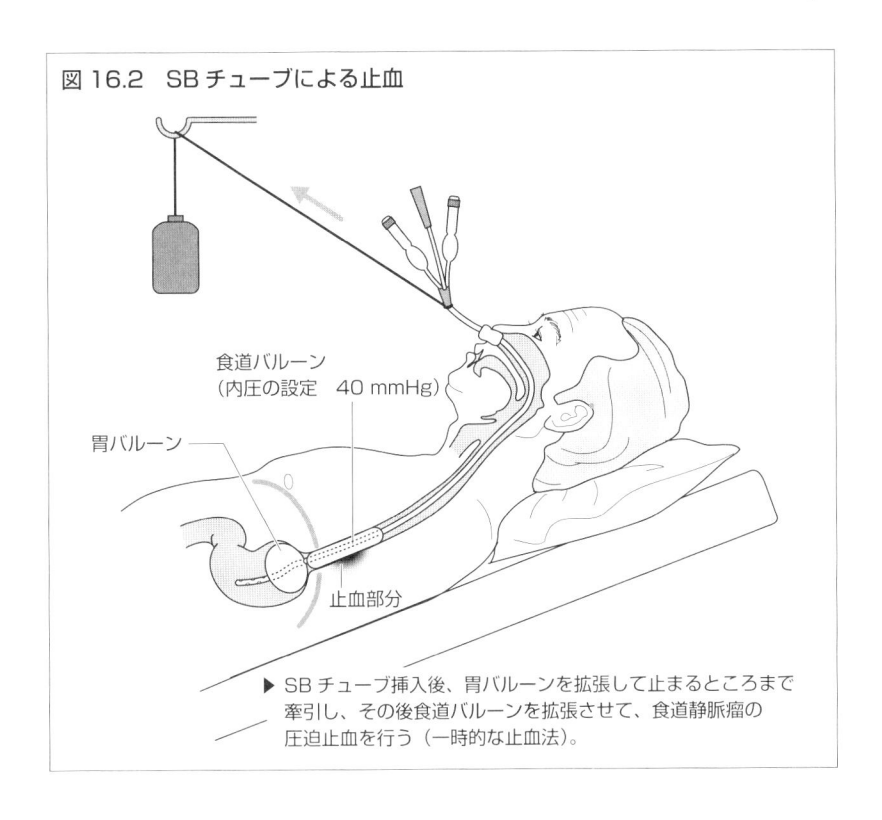

図 16.2　SB チューブによる止血

食道バルーン（内圧の設定　40 mmHg）
胃バルーン
止血部分

▶ SB チューブ挿入後、胃バルーンを拡張して止まるところまで牽引し、その後食道バルーンを拡張させて、食道静脈瘤の圧迫止血を行う（一時的な止血法）。

らの出血は大量出血となり、緊急の処置が必要となるため急性腹症に入れられています。

● 食道静脈瘤破裂

　肝硬変では、肝臓の中を門脈からの血液が流れにくくなり、門脈圧が上昇します。門脈の副血行路として発達するのが食道壁にある静脈で、静脈瘤を形成します。

　この静脈瘤が太くなると、食道粘膜を圧迫して内腔に突出します。食道静脈瘤が破裂すると、大量出血をして吐血をみるのです。ただちにバルーンの付いたチューブ（SB チューブ、図 16.2）を挿入して一時的に圧迫止血し、内視鏡によるクリッピングなどで治療します。

● 胃・十二指腸潰瘍

　潰瘍底に血管が露出して、大出血をみることがあります。緊急内視鏡による露出血管のクリッピングなどで、緊急止血を行います。

● マロリーワイス症候群

　激しい嘔吐に際して、食道に隣接する胃粘膜が長軸方向に裂けることがあり、その裂創が粘膜下層から筋層にまで及ぶと、大量出血を来します。この病態をマロリーワイス症候群といいます。鮮紅色の吐血をみることが多く、しばしば緊急手術の適応となります。

16.8 嘔吐・下痢

(1) 嘔吐

　嘔吐とは胃の内容物を一気に吐き出すことをいいます。そのためには、胃、幽門、噴門、食道、喉頭蓋、横隔膜などの収縮と弛緩が協調されて行われなければなりません。この複雑な調節を行うのが延髄にある嘔吐中枢です。嘔吐には、中枢性嘔吐と反射性嘔吐があります。

　①中枢性嘔吐：頭蓋内血腫や脳腫瘍などで頭蓋内圧（脳圧）が亢進すると、嘔吐中枢が刺激されて嘔吐を起こします。

　②反射性嘔吐：自律神経に支配されている内臓諸臓器からの刺激が嘔吐中枢に伝えられて反射的に嘔吐が誘発されるものです。視覚、嗅覚、味覚などの刺激も、それぞれの支配神経により嘔吐中枢に伝えられて嘔吐を引き起こします。

(2) 下痢

　下痢とは液状の便のことをいい、一般に排便回数も多くなります。下痢は、腸炎など腸管粘膜の炎症のある場合、下剤など高浸透圧の物質を摂取した場合、腸管運動が異常に亢進して水分が十分に吸収されないうちに排便する場合などで見られます。

　嘔吐と下痢が同時に見られる場合には、消化管の感染症を疑う必要があります。嘔吐・下痢では思いのほか、体液が喪失して脱水になりやすいので注意が必要です。また、消化管液には電解質が多く含まれているので、電解質の異常にも注意しなければなりません。

16.9 血尿

　血尿とは、尿中に赤血球が混在した状態をいい、肉眼的に明らかに混濁した赤色を呈するものを「肉眼的血尿」、検査で初めてわかるものを「顕

微鏡的血尿」と呼びます。

　健常時には尿に赤血球は混在していませんが、腎、尿管、膀胱、尿道の尿路のどこかで血液が混じると血尿となります。

　外傷によるものと疾病によるものがあり、外傷によるものでは尿路のどこかに損傷があれば血尿がみられます。疾病による血尿の原因は多いのですが、結石、腫瘍、炎症のどれかに分類されます。結石は尿管に多く、強い腰背部の疝痛をともないます。腫瘍は腎、前立腺、膀胱に、炎症は腎臓、前立腺、膀胱、尿道にしばしばみられます。

　血尿と紛らわしい尿に、ヘモグロビン尿とミオグロビン尿があります。ヘモグロビン尿は、体内で大量に溶血が起きたときに赤血球内のヘモグロビンが尿中に出るもので、透明な赤色尿を呈します。広範囲熱傷や溶血性貧血でみられます。ミオグロビン尿は、挫滅症候群など骨格筋が大量に損傷されたときにミオグロビンが尿中に出るもので、少し暗赤褐色の尿となります。

先生「これまで解説したのは、重要な症候の中のほんの一部だよ。例えば、出血だけでも吐血・下血、血尿以外にも、喀血、性器出血、鼻出血、耳出血などたくさんの症候があり、それぞれにいろいろな原因疾患がある」

ベル「そんなにたくさんある症候と病気を、一人の先生が診るのは難しいね」

先生「もちろん不可能なことだよ。でもね、ベルちゃん、いろいろな症候から命に関わる重大な疾患を見落とさないことと、どの診療科の先生に紹介すればよいかの判断ができればいいわけだ。いわば"**トリアージ**"だ」

ベル「先生、その"トリアージ"って何のこと？」

先生「"トリアージ"とは患者さんを選別することだよ。もともとは災害医療で用いられる用語だけど、病院でも使われているよ。先生のいる病院でも経験の豊富な看護師が患者さんの訴えを聞いて、「それではあなたは○○科で診てもらうといいですよ」とアドバイスをしている。これもトリアージの一つと言えるね」

ベル「災害医療といえば、最近の東日本大震災の被災地に先生の救命救急センターから医療チームを派遣したと聞いたけど本当なの？」

先生「もちろん本当さ。2011年3月11日の発災当日にDMAT（災害派遣医

療チーム）として現地入りして救護活動をした後、27チーム、70人のスタッフが80日にわたって被災地に入り病院の医療支援活動を行っているよ」
ベル「ベルも一緒に連れて行ってもらえばよかった。鼻が利くから役に立ったかも知れないよ」
先生「ダメダメ、ベルちゃん。そのためには、人も犬も特別の訓練が必要だ」
ベル「なーんだ。災害医療と救急医療は別なんだ」
先生「救急医療は、十分な医療資源を投入して救急患者を助ける医療だけど、災害医療は限られた医療資源でたくさんの傷病者の中から誰を助けるかを考える医療だよ。だから救急医療と災害医療はある意味では反対にある。このように災害医療と救急医療はまったく別の医療だけど、医療人の中で災害医療に最も近いところにいるのは救急医だろうね。最近は世界的に自然災害やテロなどの人為災害が多発しているので、災害医療の重要性が認識されてきている。救急医の中には災害医療に特に興味を持つ人も多く、災害医療も広い意味での救急医療の中に含まれていると考えてもいい。先生は災害医療の専門家ではないけれど、多少の知識はあるので、災害医療についても話してあげよう」

第16章のまとめ

● 救急症候学は、患者の訴えや所見から、生命にかかわる重大な疾病を見逃さないための救急医療における重要な分野である。
● 救急患者にしばしばみられる症候（訴えや症状）は、発熱、頭痛、めまい、けいれん、胸痛、腰痛など多彩である。
● それぞれの症候には、多数の原因となる疾病があり、生命にかかわるものも少なくない。
● 患者さんの訴えをよくきくことが最も大切である。

第17章

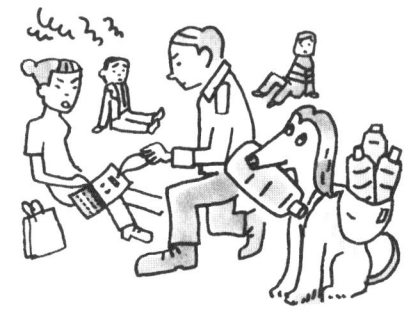

災害医療

先生「ベルちゃん、"災害は忘れた頃にやってくる"という諺を知っているかい？」

ベル「うん、知っているよ。だから備えを怠ってはいけないんだ。ところで先生、"災害"はよく使われる言葉だけど、いろいろな場合があるよね。災害の定義はどうなっているの？」

先生「災害の定義は必ずしも明確ではないけれども、"被災地域の人的・物的資源で対応できない生活環境の破壊をもたらす出来事"と考えられている」

ベル「災害医療は、被災者が必要とする医療と理解すればいいの？」

先生「その通りだ、ベルちゃん。災害医療は、災害時に被災地で必要とされる医療で、被災地の医療需要と医療供給とがアンバランスになって被災地外からの支援が必要となる医療と考えてもらえばいい。また、同時に多数（20名以上）の死傷者が発生し、平時の救急医療体制での対応の範囲を超える場合を"集団災害"と呼ぶことがある。それでは、災害の種類から話を始めよう」

17.1 災害の種類

災害は、自然災害、人為災害、特殊災害に分けられます（表17.1）。

自然災害は自然現象によるもので、地震、津波、台風、火山爆発などの短期型災害と干ばつのような長期型災害とがあります。**人為災害**には、都市の大火災、工場爆発、航空機事故、列車事故などが代表です。**特殊災害**には、放射線事故、生物・化学兵器によるテロなどがあります。

自然災害と人為災害（あるいは特殊災害）が重なって起きた場合には、複合災害と呼びます。地震、津波の自然災害と原発事故が重なって起きた今回

表17.1　災害の分類

災害	例
自然災害	地震、津波、台風、火山爆発（短期型） 洪水、干ばつ（長期型）など
人為災害	交通災害（航空機、列車など）、都市災害（地下街の火災など）、鉱山事故など
特殊災害	放射線事故、有毒化学物質汚染事故 NBC（核・生物・化学兵器）テロなど

の東日本大震災(2011年3月11日)は複合災害の典型的な例といえるでしょう。

わが国では、台風の季節に各地で風水害がみられます。また、1995年1月17日に「阪神・淡路大地震」、同年3月20日に「東京地下鉄サリン事件」、さらには2004年10月23日に「新潟中越地震」、2011年3月11日に「東日本大震災」が起こりました。「東京地下鉄サリン事件」や、1999年に発生した「東海村核燃料被爆」は特殊災害の例といえます。世界的に見れば、大規模な災害が各地で起きていますが、2004年12月26日に起きた「スマトラ島沖大地震・津波」は100年に1度の巨大地震で、15万人の死者、100万人の被災者と言われており、国連を主体とした世界規模での支援が行われています。また、ニューヨークの国際貿易センタービルが航空機で破壊された2001年の9.11事件以降、テロによる特殊災害が現実のものとして広く認識され、各国で災害やテロへの対応が考えられています。

先生「代表的な自然災害に①「関東大震災（1923年）。②阪神・淡路大震災（1995年）、③東日本大震災（2011年）が挙げられるけど、災害の内容はかなり違っているのだ」

ベル「3つの大災害は、いずれも地震による大災害だよね」

先生「その通りだよ、ベルちゃん。でも関東大震災では10万人余の死者の多くは火災による焼死だ。阪神・淡路では6千人余が死亡したが、多くは住宅倒壊による圧死だ。東日本大震災では1万4千人弱の死者を数えているが、ほとんどは津波による死亡だ」

ベル「同じ自然災害といっても被害の内容は随分と違うんだね」

先生「そう、災害はいろいろな形をとるからね」

17.2 災害医療とは？

　災害医療では人命救助が最大の目標ですが、通常の救急医療体制どおりの対応をするのが困難である点が、災害医療の特徴ともいえます。すなわち、被災地内の医療需要が著しく高くなる一方で、被災地内の人的・物的医療資源は著明に低下し、医療需給の極端なアンバランスが生じるからです。そのため被災地外から医療資源を投入しなければなりません。

　地震などの自然災害では、被災地内の電気、ガス、水道などのライフラインが損壊するため、被災地外から医療支援を行っても被災地内で行える医療には限界があります。そのため手術や血液透析などを必要とする傷病者は、被災地外へ移送することが必要となります。

　災害時には情報伝達が途絶するため、傷病者の需要と医療支援がうまくかみ合わないことが多いのが実際のところです。

　被災地で求められる医療の質が、時間の経過とともに変化するのも、災害医療の特徴です。初期には救出・救助が優先されるのはいうまでもありませんが、その後は外傷を中心とする救急医療が求められます。しかし、救急医療が求められる時期は長くはなく、せいぜい72時間であり、その後は内科的疾患、治療中の慢性疾患に対する対応、精神的サポートなどが中心となります。その意味で災害医療は、医療に関わる総力戦であるといえます。

17.3 災害医療体制

　大災害が起きたときに、災害医療は災害対応の一部でしかありません。国には総理大臣を長とする中央防災会議があり、防災基本計画を策定しています。都道府県および市町村でも、それぞれ地域防災会議があり、地域防災計画を策定しています。医療関係者も地域防災会議に参画して、地域防災計画の一翼を担っているわけです。

　「阪神・淡路大震災」では、災害医療に関わるいろいろな問題点が指摘されました。たとえば、医療機関の被害状況の情報収集が困難であった、ライフライン（水道、電気、ガスなど）が損壊されて診療機能が予想以上に低下した、初動期の被災地外からの医療支援が遅れた、トリアージ（p.

217）が有効に行われなかった、被災地外への患者搬送が円滑に行われなかった、防災訓練が不十分であった、メンタルヘルス対策が不十分であった、などなどです。これらの教訓を基に、わが国でも新しい災害医療対策の構築が始まっています。

(1) 災害時における応援協定の締結

「阪神・淡路大震災」では、応援要請がなかったことが初動の遅れに繋がったとされています。したがって、あらかじめ大規模災害が発生した場合に被災地外から医療支援部隊が被災地に入ることを、協定で定めておく必要があります。大規模災害とは、おおむね震度6以上の地震などが目安となります。どこに行けばよいかは、「広域災害救急医療情報システム」の情報によりますが、未整備の地域では、被災地内の保健所へ集合することになっているようです。

(2) 広域災害救急医療情報システム

従来、「広域救急医療情報システム」は都道府県単位で整備されていましたが、1996（平成8）年度より、県・市町の行政機関、消防機関、災害拠点病院などの情報ネットワークの拡充、および都道府県間の広域情報ネットワークとしてインターネットを利用した「広域災害・救急医療情報システム」の導入が始まりました。これは平時の救急医療情報システムを、災害時の救援・救助に迅速に活用することを目的としたものです。「日常で使用していないものは、災害時には使用できない」との考えのもとに、既存の救急医療情報システムを拡充して活用することになったものです。

(3) 災害拠点病院の整備

災害拠点病院とは、①災害時において重症傷病者の救命医療を行う高度な診療機能、②傷病者の受け入れ、搬出を行う広域搬送体制の対応機能、③医療救護チームの派遣、④災害時医療資器材の提供、⑤災害時の要員の教育・訓練、などの機能を備えた医療機関であり、都道府県が指定するものとされています。

各都道府県に1か所の「基幹災害拠点病院」と、各二次医療圏に1か所の「地域災害拠点病院」を指定することになっています。災害拠点病院では、広域搬送に対応するためヘリポートと搭乗医師の確保も要件の一つとされています。また、教育・訓練の機能は、基幹災害拠点病院にのみ求め

(4) 広域搬送システムと緊急消防援助隊

大規模災害では、都道府県内での対応が困難なことも多く、近隣都府県のブロックを越えた傷病者、医療救護班、医療資器材等の広域搬送システムが構築されてきています。また、消防機関としては、効率的な救助活動を行うため、1995（平成7）年から「緊急消防援助隊」を導入して全国的な救助活動ができる体制を構築しています。「緊急消防援助隊」は、指揮支援部隊、救助部隊、救急部隊、消火部隊、後方支援部隊から成り、被災地の市町村長の指揮下に入ることになっています。

(5) DMATとJMAT

DMATとは、Disaster Medical Assistance Teamの略で、災害派遣医療チームのことを指します。阪神・淡路大震災を教訓として2005（平成17）年に発足しました。医師、看護師、業務調整員で構成され、大規模災害や多数傷病者が発生した事故などの現場に、急性期（おおむね48時間以内）に活動できる機動性を持った、専門的な訓練を受けた医療チームです。災害拠点病院には1から数チームのDMATが編成され、災害時の医療に備えています（p. 219）。

JMATは、Japan Medical Assistance Teamの略で、日本医師会が統括する災害医療チームです。DMATの次に災害現場へ入り、現地の医療が回復するまでの間、地域医療を支えます。結成されて日が浅い組織ですが、東日本大震災では医師2,500人余と、看護師、薬剤師その他の医療職、事務など総計6,600人が被災地に入り、おおいに活躍しました。

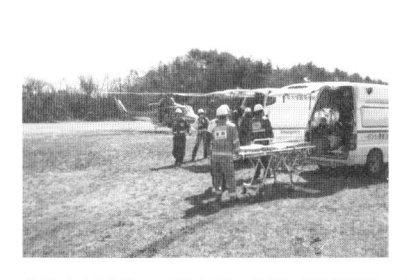

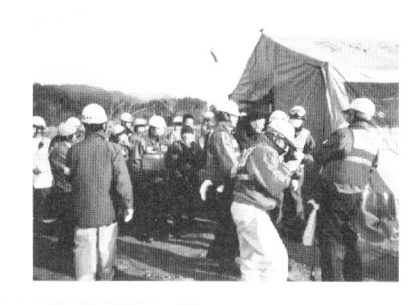

東日本大震災でのDMATの活動［写真提供：帝京大学医学部附属病院］

第17章 災害医療

ベル「先生、日本の災害医療対策はずいぶん充実しているんだね。日本に住んでいると安心だ」

先生「とんでもない、ベルちゃん。日本は先進国の中では災害医療が遅れている国だよ。まず、大きな災害があっても、すぐ忘れてしまう国民性がある。災害対応はいろいろな組織の総力戦だけど、日本は縦割り行政でまとまらない。たとえば、米国には「米国連邦緊急事態管理庁（FEMA; Federal Emergency Management Agency）」という強力な権限をもつ政府組織があって、災害時に活躍する。日本では行政主導で制度ができると、名実ともに完成したと思いがちだが、実態はお寒い現状だ。災害拠点病院にしても、財政支援がほとんどない中で、指定だけを受けている医療機関がほとんどだ。米国では病院の機能評価の中に災害医療対応機能も含まれているので、災害医療への対応は病院の死活問題だ。でも日本では機能評価自体が始まったばかりの段階にあって、災害医療対応は救急医療の一部として評価されているに過ぎない」

ベル「なーんだ、そうなんだ」

先生「災害拠点病院を指定するのは少しは前進だよ。災害に対する備えの意識が向上するからね。でも一般の医療機関に"災害医療は災害拠点病院に任せておけばよい"という考えが生まれると困るね。災害医療は総力戦なんだから」

ベル「2004年12月26日のスマトラ島沖巨大地震・津波では各国が救援に向かっているけど、かなり混乱していたようだね」

先生「あの地震と津波は100年に1度の大災害で被害が多数の国で起きていること、防災対策が進んでいない地域で発生したこと、さらには被災地域の行政機関も壊滅したため支援が来ても調整ができなかったことなどで混乱が長く続いたのではないかな。また、クリスマス休暇中の災害で、外国からの

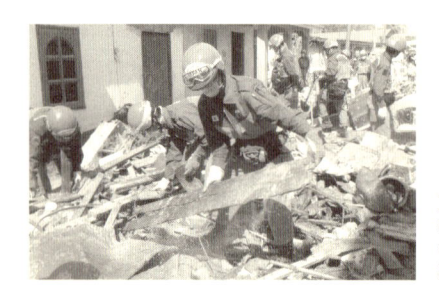

スマトラ沖巨大地震・津波の災害で、がれきを除去する日本救助隊の活動．（タイ南部バンナムケン村／2004年12月30日）［写真提供：共同通信］

旅行者が多数犠牲になったのも、これまでにない特徴だね。災害も1国だけの対応では困難で、世界規模で防災を考える時代になったようだ」

17.4 災害時の医療活動

　災害医療は、限られた人的・物的医療資源を有効活用して、最大多数の傷病者を助けるのが基本的な目的です。そのためには、「災害医療の3T」と言われる、トリアージ（Triage）、応急処置（Treatment）、搬送（Transportation）が円滑に行われることが大切です。

(1) トリアージ

　トリアージとは、もともと「選別」を意味するフランス語です。ナポレオン軍で、傷病者の中から前線へ復帰させる兵士を選別するのに用いられてから、災害時の傷病者選別に使用されるようになったとされています。すなわち、トリアージとは、傷病者の緊急度と重症度から治療の優先順位を決めることであり、救命不可能な傷病者に医療資源を投入しないことと、治療を必要としない軽症者を除外するのが原則です。

　トリアージが行われれば、トリアージタッグを傷病者に付けて誰にもわかるようにします。トリアージタッグは国際的に識別の色が決められているのです。軽症（治療なし）は緑、中等症（準緊急治療が必要）は黄、重症（緊急治療が必要）は赤、死亡（処置しない）は黒、と定められています。トリアージタッグは、医療機関では診療録の代用としても使用されています。従来わが国では、医師会、消防、日赤、自衛隊などで別の様式のトリアージタッグが使用されていましたが、阪神・淡路大震災を契機として統一が図られ、1996（平成8）年に標準化されました（図17.1）。

　トリアージは、災害医療に精通した医師が行うのが望ましいのですが、必ずしも適切な人が災害現場にいるわけではありません。そこである程度の訓練を受けた人であれば、誰でも簡単にトリアージができるような簡単な方法が提唱されて行われています。START（*S*imple *T*riage and *R*apid *T*reatment）方式と呼ばれるもので、歩行の可否、呼吸の有無、循環の良否、従命反応の有無で行うトリアージ方法です（図17.2）。

(2) 要配慮者（災害弱者）

　災害時に医療救護を優先して行うべき対象者として「要配慮者（災害弱

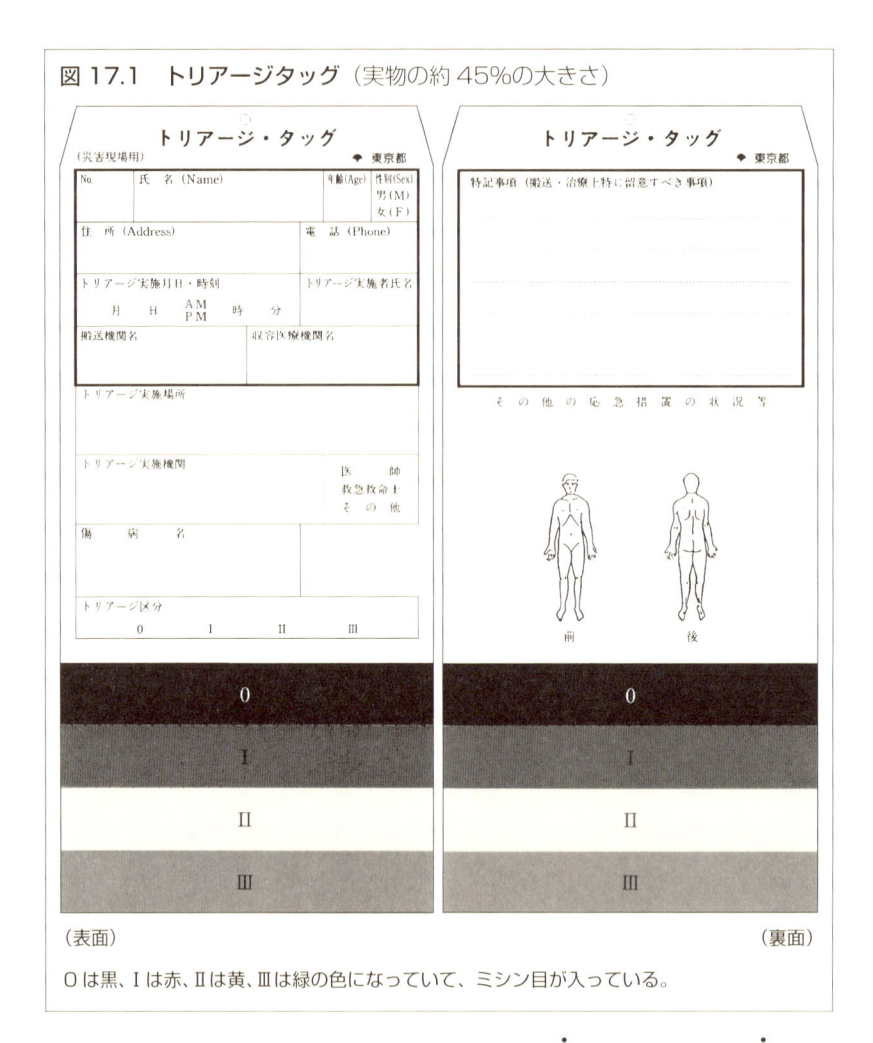

図17.1　トリアージタッグ（実物の約45%の大きさ）

○は黒、Ⅰは赤、Ⅱは黄、Ⅲは緑の色になっていて、ミシン目が入っている。

者）」という言葉があります。一般にCWAP（Children 子ども、Women 女性、Aged people 高齢者、Poor people 貧困者）とされてきましたが、最近ではCEHCT（Children 子ども、Elderly people 高齢者、Handicapped 障害者、Chronically ill 慢性疾患患者、Tourists 旅行者）と呼ばれるようになってきています。

（3）現場救護所と救護活動

　集団災害の場合には、現場に救護所が設置されます。現場から遠くなく、広くて安全な場所が選定されます。ここに傷病者をいったん集めて応急処

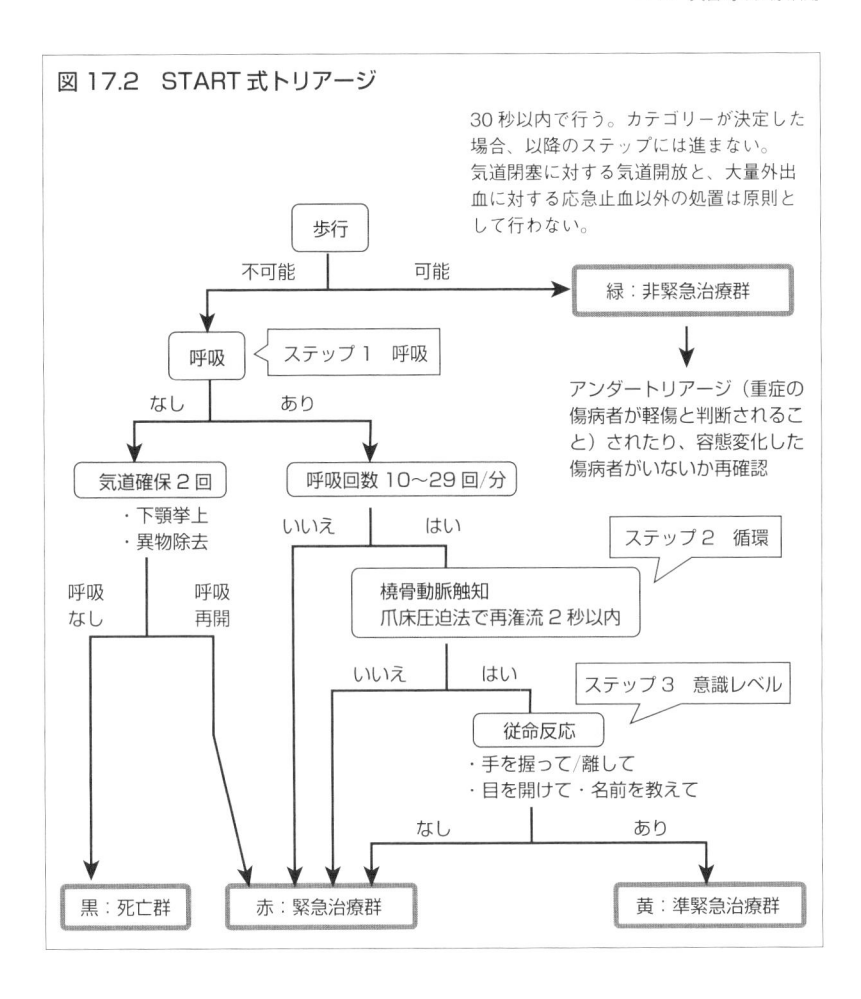

図 17.2　START式トリアージ

30秒以内で行う。カテゴリーが決定した場合、以降のステップには進まない。
気道閉塞に対する気道開放と、大量外出血に対する応急止血以外の処置は原則として行わない。

```
                    歩行
              不可能 ┃ 可能
              ┃     └──────→ 緑：非緊急治療群
              ▼                      ┃
             呼吸 ← ステップ1 呼吸    ▼
          なし ┃ あり          アンダートリアージ（重症の
              ┃ ┃              傷病者が軽傷と判断されるこ
              ▼ ▼              と）されたり、容態変化した
   気道確保2回  呼吸回数10〜29回/分  傷病者がいないか再認
   ・下顎挙上   いいえ ┃ はい
   ・異物除去         ▼
                橈骨動脈触知         ステップ2　循環
   呼吸 呼吸    爪床圧迫法で再灌流2秒以内
   なし 再開    いいえ ┃ はい
              ┃      ▼
              ┃   従命反応            ステップ3　意識レベル
              ┃   ・手を握って/離して
              ┃   ・目を開けて・名前を教えて
              ┃   なし ┃ あり
    ▼    ▼   ▼      ▼
   黒：死亡群  赤：緊急治療群    黄：準緊急治療群
```

置と再トリアージを行い、被災地内外の適切な医療機関に搬送するのです。

　大災害時には、避難所に仮設診療所が設けられ、医療救護班は被災地域の医療機能が回復するまでの間、避難所の仮設診療所や巡回診療で診療活動を行います。

(4) DMAT（Disaster Medical Assistance Team）

　大災害時の医療は、仮設診療所や巡回診療が中心に行われていますが、本来これだけでは十分ではありません。発災直後の初動期医療が、わが国の災害医療には欠けていました。

　前述したように阪神・淡路大地震の教訓をもとに、2000年の沖縄サミッ

トの頃からDMAT構想が具体化してきました。DMATとは、特殊な災害医療の訓練を受けた医療チームを各地域に養成しておき、必要に応じていつでも出動する体制を構築することです。初動期の災害医療は、絶えず訓練を行っている医療チームでないと実際の役に立たないため、日頃から定期的に訓練を重ねています。現在、東京では、東京DMATが都内20以上の医療機関が参画して稼動しています。

(5) 心的外傷後ストレス障害（PTSD；Post-traumatic Stress Disorder）

災害などで強い衝撃を受けた人は、長期にわたって種々の精神的障害を来すことが知られており、PTSDと呼ばれています。PTSDの症状には、フラッシュバック（再体験；体験した衝撃が本人の意思と関係なく思い浮かぶ）、過覚醒（睡眠障害、集中困難、過敏反応など）、回避（思い出させるような状況を避ける）などがあります。社会生活に支障を来す場合には、専門家による治療や支援が必要になります。

第17章のまとめ

- 災害時には、被災地の医療需要と医療供給体制がアンバランスとなる。そのため、被災地外から医療資源（人的および物的）の投入が必要である。
- 災害医療では、傷病者のトリアージが大切であり、簡便に行えるSTART方式が採用されている。
- 必要とされる医療の種類は、発災後の時間経過とともに変化する。
- 発災後の初動期の医療支援のためDMATが構築されている。
- DMATの次に災害現場に入り、現地の医療が回復するまでの間、地域医療を支えるJMATが組織されている。
- 被災者のPTSDに対する精神的支援も大切である。

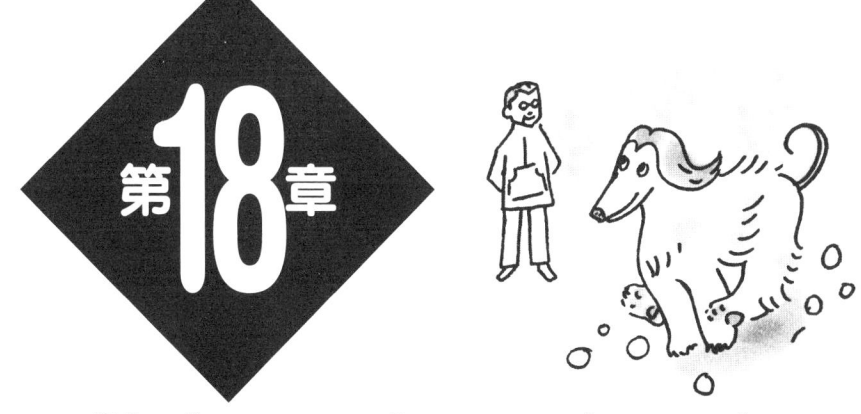

第18章
救急医療の流れと展望

ベル「先生、いろいろとありがとう。ベルも救急医療が少しは理解できた。今日は難しいことは忘れて、頭を空っぽにして遊びに行こう」

先生「救急医療に関わる重要なことについて概略を説明したつもりだけど、もう一つ救急医療の大きな流れについての話が残っている」

ベル「救急医療は社会のシステムだと先生も話していたよね。救急医療の具体的内容は理解できても、社会基盤としての救急医療システムについて、流れを正しく把握しておくことも大切だね」

先生「ベルちゃんの小さな頭に、まだスペースが残っているかな？」

ベル「ベルの頭は先生より小さいけど、先生のようにいろいろと考える必要がないから大丈夫さ」

先生「それでは仕上げの話をしてあげよう」

18.1 救急医療の3本柱

　救急医療は交通事故による外傷患者の多発を契機として体制整備が進み、それらの重症患者を治療する「重症患者管理学（critical care medicine）」が救急医療の中心になって発展してきたことは、すでに話した通りです（1章）。

　重症患者管理学が救急医療の大きな柱の一つであることには変わりはありませんが、救急医療は以前よりも多様性をもってきたように思われます。

救急医療の3本柱として、プレホスピタルケア（病院前救護）、救急患者のトリアージと初期治療、重症患者管理、の3つを挙げることができると思います。それぞれについて概要を解説してみましょう。

18.2 プレホスピタルケア（病院前救護）の向上

(1) 医師と救急救命士との相互理解の大切さ

プレホスピタルケアの基盤となる搬送業務は消防機関が全国をカバーしていますが、その流れを振り返ると表18.1のようになります。

表18.1 搬送業務と医療行為の流れ

年	ことがら
1963（昭和38）年	外傷傷病者の救急搬送が消防機関の業務として法制化
1986（昭和61）年	救急業務の対象が救急患者全般に拡大
1991（平成3）年	救急救命士制度の導入―心肺停止傷病者に対する特定行為
2003（平成15）年	包括的指示による自動体外式除細動器による除細動
2004（平成16）年	心肺停止傷病者に対する気管挿管
2005（平成17）年	非医療従事者によるAED（自動体外式除細動器）の使用
2006（平成18）年	心肺停止傷病者に対するアドレナリン（エピネフリン）投与
2009（平成21）年	自己注射が可能なアドレナリン製剤によるアドレナリンの投与
2014（平成26）年	心肺停止前傷病者に対する静脈路確保および輸液、血糖測定とブドウ糖投与

医療補助職としての救急救命士の誕生により、それまで単なる搬送専門であった救急隊に救急救命士が加わり、曲がりなりにもプレホスピタルケアが始まりました。しかし現実には、搬送中に医療行為はほとんど行われなかったと言ってよいでしょう。

これまでの医療提供側からの視点でなく、消費者すなわち患者の視点に立てば、発症現場から医療が開始されるのが理想であるのは当然です。特に心肺停止などのように数分を争う場合には、プレホスピタルケアの良否が直接生命を左右することが広く国民に認識されてきました。その結果、非医療従事者によるAED（自動体外式除細動器）の使用が、緊急避難行為として認められるようになりました。

このような流れの中で、救急救命士の処置範囲は少しずつ拡大の方向に

あります。救急救命士の数が増えるにつれて大きく変わったのは、救急隊員全般の医療関連知識の向上とプレホスピタルケアの重要性についての意識の変化でしょう。

　変わってきたのは救急隊員の意識ばかりではありません。最近では、救急医療に関わる多くの医師が救急隊員の著しいレベルアップに気づいています。看護師は医師と同じ職場で働いているため、絶えず近くで見える関係にありますが、救急隊員は医師との接点がきわめて乏しいといえます。しかし、メディカルコントロール体制の整備が進むにつれて、接点が広がりつつあります。救急救命士が病院での研修を通じて医療を理解し、医師が救急救命士をよく理解するようになれば、プレホスピタルケアは今後一層発展することが考えられます。多くの医学生も救急医学教育の一環として救急車同乗実習を行っています。プレホスピタルケアの重要性を学ぶとともに救急救命士たちの働きぶりや、患者の視点での救急医療を実体験しています。将来的には、医師と救急救命士との相互理解が進むものと期待しています。

(2) メディカルコントロール
●メディカルコントロール体制の構築

　プレホスピタルケアの主役は救急救命士ですので、プレホスピタルケアの発展にはメディカルコントロール体制の構築が必須の要件です。メディカルコントロール（MC）とは、「プレホスピタルケアで行われる救急救命処置などの医行為について、医学的見地からその質を保証する」ことであり、メディカルコントロールが適正に行われるための社会的な枠組みがメディカルコントロール体制です。本来、メディカルコントロールに関する議論は救急救命士制度の導入と合わせて行われるべきものであったと思われますが、最近の救急救命士処置範囲拡大の動きが出てきて初めてプレホスピタルケアの大きな課題として浮かび上がってきました。同じ医療補助職である看護師は医師と同じ職場で業務をするため、絶えずメディカルコントロールが行われていると考えてよいでしょう。医師と離れた場所で業務を行う救急救命士にはメディカルコントロール体制の構築が不可欠なわけです。メディカルコントロールが適正に行われるためには、地域の救急医療に関わる、行政、搬送機関、医療機関などが協力して作業するため

の枠組みを構築しておくことが必要です。その枠組がメディカルコントロール協議会であり、第2章で述べた通りです。

●**メディカルコントロール体制の内容**

メディカルコントロール体制の具体的内容は、①医師からの指示または指導・助言を受ける体制、②救急救命士等の行った救急救命処置の事後検証体制、③教育研修体制（マニュアル作成や研修会など）の3つから成ることは前に述べた通りです。

救急救命士に対する医師の指示内容は、恒久的なものではありません。例えば、除細動はかつて医師の直接指示が必要でしたが、今では包括的指示としてマニュアルに従って行えばよいことになっています。このように救急救命士のレベルが向上し、適正な活動基準のもとで安全な救急救命処置が行われるようになれば、医師による直接指示の対象は小さくなるでしょう。一方、救急救命士による処置範囲が今後拡大されれば、医師による直接指示の対象は拡大することが考えられます。

メディカルコントロールを担当する医師は、救急医療に精通していることはもちろんのこと、救急救命士の業務内容にも十分な理解をもっておくことが必要です。

また、傷病者の状況に応じた円滑な受入れ体制の構築を図るため2009（平成21）年に消防法が一部改正されました。都道府県の責任で協議会を設置するとともに傷病者の受入れを円滑に行うため、いろいろな基準（実施基準）を決めることになりました。医療と搬送の協働に向けた一歩として評価できると思います。

ベル「メディカルコントロール体制は、今後日本にも根付くかな、先生」

先生「そう願っているけど、難しいことも事実だね。そもそも救急搬送業務は消防庁、救急救命士は厚生労働省の所管だから、2つの省庁が協力しなければならない。しかし、わが国の行政機関は自分の領域が犯されることを嫌い、領域以外のことには責任も興味ももたない傾向がある。それで協議会という場を作ったのだが、責任の所在はあいまいのままだからね。形だけのメディカルコントロール協議会でなく、実効性のある協議会を作れるかどうかが、メディカルコントロール体制の成否を握っているといえる。わが国のプレホ

スピタルケアの成否はまた、メディカルコントロール体制の構築がうまく行くかどうかにかかっている。結局、地域の住民が、自分たちの生命を預ける救急医療体制に注意を怠らないことが大切だね」

ベル「うん、わかった。ベルも十分気をつけておこう」

(3) ドクターカーとドクターヘリ（第3章参照）

●ドクターカー

ドクターカー（医師が救急車に乗って患者のところへ向かい、患者を収容して治療しながら医療施設に戻ってくるシステム。医師を乗せた医療用救急車）の必要性は、救急救命士の導入に際しての議論の中で出されていましたが、救急救命士の誕生とともに終息した感があります。しかし、救急救命士制度とドクターカー制度は背反するものではなく、両者が相互に補完しながらプレホスピタルケアの充実に資するべきであると思います。ドクターカーの車両は全国の多くの救命救急センターに配置されていますが、病院間搬送に使用される程度で本来の機能を果たしているドクターカーは少ないのが現実です。それでもドクターカー制度を成功させている地域があります。札幌、船橋、奈良、大阪千里、西宮などですが、成功にはいくつか共通した要件があるようです。ドクターカー運用に積極的に取り組む中核医療機関があること、消防機関との協力体制があること、地域医師会の協力があること、などです。

ドクターカーの運用は、地域のプレホスピタルケアの向上に直接寄与することはいうまでもありませんが、医師と救急救命士が協働することにより、医師と看護師との関係と同じように業務を通じてメディカルコントロールを実践し、救急救命士の教育に役立つことであると思います。将来、民間救急搬送が導入される時代になれば、ドクターカーも普及するでしょう。しかし、その前提としてドクターカー出動の適応を決める調整、いわゆる medical regulation が必要となり、住民の理解も大切になると思われます。

●ドクターヘリ

わが国はヘリコプター大国です。消防防災ヘリが71機、警察のヘリを加えると100機以上あり、これに民間や会社のヘリを合わせるとかなりの

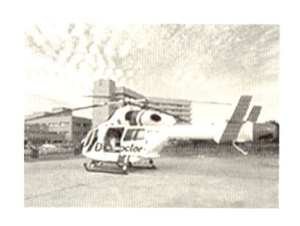

救急治療に必要な機器、材料を搭載
（マクドネルダグラス社製、MD-902）

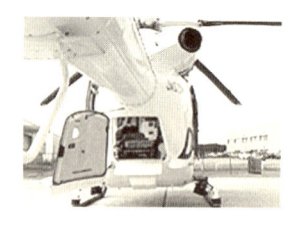

ヘリコプター後方より、
患者さんの搭乗ができる

[写真提供：日本医科大学付属千葉北総病院]

数になります。しかし、ヘリコプターをプレホスピタルケアに活用する機運は最近までなかったと言ってよいでしょう。ドクターヘリは医師、看護師が搭乗して医療活動をするわけであり、ヘリコプターにはそれなりの設備が求められ、消防機関などで所有する多目的ヘリがドクターヘリの役割を果たすのは困難です。

　厚生労働省では平成11年（1999年）から岡山県と静岡県でドクターヘリの試行運用をしてきました。平成13年（2001年）から「ドクターヘリ導入促進事業」が開始され、平成18年（2006年）6月には議員立法による「救急医療用ヘリコプターを用いた救急医療の確保に関する特別措置法」が成立しました。全国にドクターヘリを整備することが目標とされ、わが国でも本格的なドクターヘリの時代に入ったように見えます。平成23年度（2011年度）には27の道府県で32機、年間約12,900回の出動をしています（2015年8月現在では38道府県に46機が配備）。しかし、財政難に悩む地方自治体が相応の費用負担をしなければならないため、全国で救急医療用ヘリコプターが飛ぶ時代が来るのはまだ先のことになるかも知れません。

　わが国の医療資源は偏在しており、適切な医療機関まで救急車で1時間以上かかる地域は少なくありません。これまでの実績をみると、ヘリでなければ救命できなかった事例や、ヘリ搬送により機能予後が改善して社会への負担を軽減できた事例が多く報告されています。欧米諸国で行われているように、例えば高速道路から傷病者を救出して設備の整った外傷センターへ医療用ヘリコプターで搬送することは今でもときどき行われていますが、将来的には日常の救急搬送の一環として行われることが期待されま

す。しかし、航空機搬送の規制は複雑であり、関係省庁も多くなるため困難も予測されます。それでもプレホスピタルケアの向上という大きな流れは止められないだろうと考えます。

(4) プレホスピタルケアにおける標準化とJPTEC
（Japan Prehospital Trauma Evaluation & Care、外傷病院前救護）

●標準化とは

救急医療の大きな流れの一つは、EBM（Evidence Based Medicine、根拠に基く医療）によるガイドラインの作成と医療の標準化です。BLSやACLSがその代表的な例です。医師に比べて救急救命士には裁量権が大幅に制約されていますので、プレホスピタルケアには標準化されたガイドラインやマニュアルがより大切になります。経験則に頼るよりも科学的根拠に基づくほうが結果が良好であることが知られています。標準化は医療やプレホスピタルケアの質を向上させる手段といえます。プレホスピタルケアにおける標準化の一つがJPTECです。

● JPTECとは

外傷はいつ、どこで発生するかわかりません。癌のように患者が医師を選ぶことはできないのです。そうであれば、外傷傷病者がいつでも、どこでも水準以上の治療が受けられる体制を構築することは社会の責任であり、救急医療に関わる我々の責務でもあります。その中で、プレホスピタルケアにおける外傷傷病者の適切な処置は、生命を左右する重要な部分です。

JPTECは、重症外傷傷病者治療の一環として重要な位置を占める"外傷病院前救護"について、救急隊員と医師とが共通の認識をもつために作成されたガイドラインです。

【JPTECの研修・活用】このガイドラインに準じて標準的な観察・処置が迅速にかつ見落としなく行われるように、JPTEC研修コースが全国で開催されています。総務省消防庁（事務：救急振興財団）の「救急搬送における重症度・緊急度判断基準作成委員会報告書」（平成16年3月）においても、「外傷のプロトコールはJPTECに準拠している」との記載があり、JPTECが外傷病院前救護の基準として認知されたものと思われます。JPTECの目的は、外傷病院前救護の向上を通じて"防ぎ得た外傷死（preventable trauma death：PTD）"を減少させることにあります。JPTECが広

く活用されて、その目的を達成するのに役立つことが大いに期待されます。

【JPTECの普及】JPTECの普及を目指して、JPTEC協議会が平成15年（2003年）4月に設立されました。JPTECが行う研修を受け、認定されたJPTECプロバイダー、インストラクターなどの有資格者総数は、2015年3月現在3万7千人を越え、JPTECがわが国の外傷病院前救護のガイドラインとして定着してきたことを窺わせます。

一方、一般医師のための外傷初期診療ガイドラインであるJATEC（Japan Advanced Trauma Evaluation and Care、8.2節参照）も全国に浸透しつつあり、外傷治療システムはようやく総合的に整備される緒についたといえます。

【ゴールデンアワー】米国の代表的な外傷センターであるメリーランド州バルチモア市の"Shock Trauma Center"の創設者であるCowley教授は、受傷後1時間以内に手術が行われるか否かが傷病者の生命予後を決定するとして、"ゴールデンアワー（the golden hour）"と命名しました。これは銃創が重症外傷の約半数を占める米国の都会の状況を反映したものではありますが、鈍的外傷が大部分を占めるわが国の実情にも当てはまると考えられます。

ここでプレホスピタルケア（病院前救護）を担当する消防と、初期治療・手術を担当する医療機関の連携が大切となるのです。医療機関では、傷病者の到着から手術の開始まで30分以内を目標としており、プレホスピタルケアに掛ける時間は30分しかありません。現場までの時間、搬送時間を各10分とすると、現場での応急処置の時間は10分（プラチナタイムと呼ばれる）しかないわけです。この間に現場の状況を把握し、傷病者の重症度を判断し、適切な処置を行い、適切な医療機関を選定しなければなりません。救急隊員に十分な知識と技能の教育が必要なことは自明なことでしょう。JPTECによる教育・研修が重要である所以です。

● ロード・アンド・ゴー（L & G : load and go）の概念

心停止の傷病者は、現場での除細動が根本的治療となりますが、外傷の傷病者は医療機関でしか根本的治療を受けることができません。重症の傷病者では、受傷後1時間以内に止血手術など根本的治療が行われる必要があり、そのため受傷現場で救急隊員が使える時間は限られています。従来

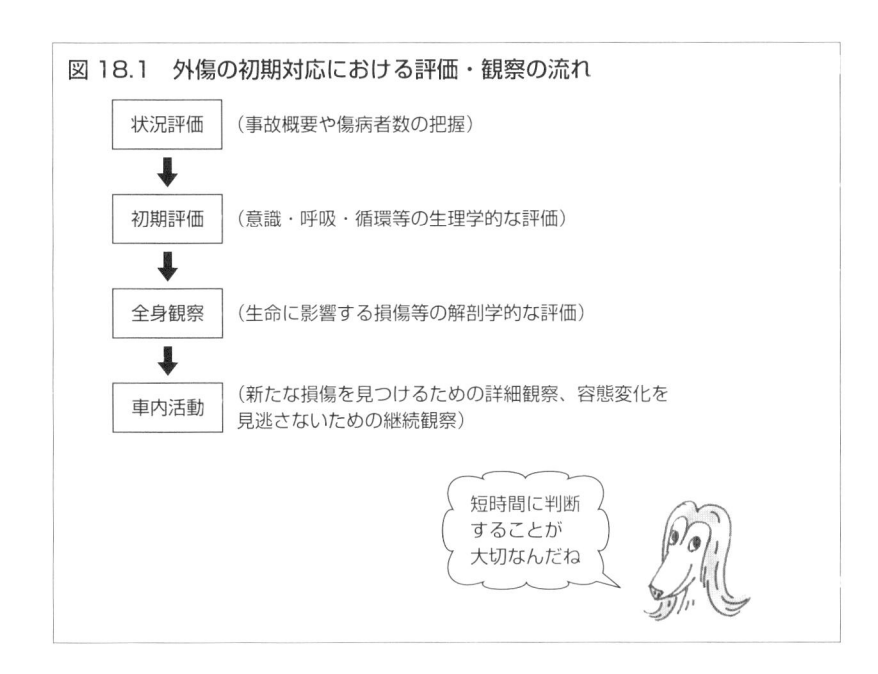

図 18.1 外傷の初期対応における評価・観察の流れ

- 状況評価 （事故概要や傷病者数の把握）
- ↓
- 初期評価 （意識・呼吸・循環等の生理学的な評価）
- ↓
- 全身観察 （生命に影響する損傷等の解剖学的な評価）
- ↓
- 車内活動 （新たな損傷を見つけるための詳細観察、容態変化を見逃さないための継続観察）

短時間に判断することが大切なんだね

はスクープ・アンド・ラン（scoop and run）といって、文字通り、傷病者を"すくって走る"搬送が行われ、ここには救命のための処置は含まれていませんでした。しかし、単に早く搬送すればよいというだけではありません。搬送中に生命を脅かす病態に対しては、それを回避する措置を講じなければなりません。そこでロード・アンド・ゴー（load and go、処置をしてから救急車に乗せて行く）の概念が生まれました。すなわちL＆Gとは、生命維持に関係のない部位の観察や処置を省略しつつ、生命維持に必要な救急救命処置を行って、早く外傷治療専門の医療機関（外傷センター）へ搬送するための判断と行為の総体についての概念だと考えられます。外傷センターのないわが国では、救命救急センターなどの三次救急医療施設がこれに相当するものと考えてよいでしょう。L＆Gは外傷病院前救護で最も大切な概念であり、JPTEC研修コースの根幹をなしているといえるでしょう（図18.1）。

L＆Gの適応となる傷病者は、時間が許せば外傷治療の専門施設に搬送されるのが望ましいのはいうまでもありません。米国ではパラメディックが搬送中に治療をつづけながら、近くの医療機関を素通りして外傷セン

ターに搬送することも珍しくなく、トラウマバイパス（trauma bypass）と呼ばれています。遠距離の場合にはヘリコプター搬送の適応となります。外傷救急医療システムが確立していないわが国でも、トラウマバイパスの概念はないものの、重症外傷傷病者は二次救急医療施設をバイパスして三次救急医療施設へ搬送するのが原則となっています。

プレホスピタルケアでのJPTECと受け入れ医療機関でのJATECとの連携によって、今後わが国の外傷治療が向上することが期待されます。

ベル「プレホスピタルケアはずいぶんと変わってきているね。国民にとっては大変ありがたい話だ。でも病院が変わらないと効果は半減するね、先生」

先生「その通りだよ、ベルちゃん。でも、病院も変わりつつあるんだよ。これは従来の医療サイドの視点から消費者、すなわち患者さんの視点に立った医療に変わりつつあることを示していると考えていいね。それでは次に、医療機関の状況を話してあげよう」

18.3 救急初期診療と救急医のあり方

(1) 医療機関の救急患者受け入れ態勢

プレホスピタルケアが変わりつつあるのと同様に大きく変化しているのが、医療機関の救急患者受け入れ態勢です。従来、「有名な医療機関が日中は一流の医療を提供するものの、夜間・休日は三流以下の医療しか提供できない状態」が広く認められていました。

しかし、このところ急性期医療と療養型の医療の区別が進み、新しい臨床研修医制度の発足の下で救急医療の研修が必須となったことから、有名な病院といえども院内の救急患者受け入れ態勢を整備することが死活問題となってきました。これまで救急医療にはまったく縁のなかった大病院が救急診療部門を新設しており、救急医はどこでも引っ張り凧の状態です。しかし、救急医を2〜3人採用すれば救急医療が実践できるわけではありません。救急医療は医師、看護師、放射線技師、臨床検査技師、臨床工学技士、事務部門など院内の総力を結集しないと円滑にできないのです。そのためには病院職員全体の意識改革が最も大切であり、かつ最も難しい課題でもあります。これを解決するには、院長の強力なリーダーシップが不

可欠です。いずれにしても、高度医療機能を持つ大病院が救急医療に参入することは、国民にとって歓迎すべき状況であるといえるでしょう。

(2) 専門医偏重の医師養成

最近、医療事故の報道がときどき目に付きますが、特に大きく取り上げられるのは手術のミスです。手術は人間のすることであり、一定の確率で起きるのは不可避であるものの、明らかに一般の水準より劣る手技によるものは許されることではないでしょう。高度な手術の成功率は年間の手術数と相関することがわかっています。国内での手術件数（例えば脳外科や心臓外科手術など）は決まっていますので、専門医が多すぎると十分な教育・研修ができなくなり、手術成績も下がるのです。欧米では、手術件数に見合う専門医を養成するように学会などが必要な専門医の数を推測し、年間の専門医養成数を意図的に制限していますが、わが国では野放しの状況です。

医師が本来の医療以外の雑用まで背負わされている日本の現状では、各診療科にとって人手は多いほどいいはずです。したがって、これまでの医師は卒業とともに各診療科に所属して専門医の研修を受けてきました。外科の専門医になっても開業するときは手術を捨てて、外科・胃腸科などの看板を出します。社会全体からみると、無駄の多い教育をしていることになります。それぞれの専門医がどれほど必要なのかはわかりませんが、現状よりかなり少なくてよいのは明らかだと思われます。

(3) ER型救急医の養成が急務

救急専門医は重症患者管理の専門家が多く、救急外来の多様な患者に対応できる救急医は少ないのが実態です。今後は、新設される救急部門でいろいろな救急患者に対応できる救急医が求められてくるでしょう。これまで専門医に流れていた若い医師が、今後は総合診療や家庭医の方面にも進むのではないでしょうか。日本には、残念ながら救急外来での診療を指導できる救急医がまだ少ないものの、指導者が少しずつ増えており、今後は国内での救急医の育成に期待がもてると思われます。救急外来を担当するER型（Emergency Room；救急処置室）の救急医は、基本的には時間制であり、若い医師の生活スタイルに合っているとも考えられます（6.3節参照）。今後は救急外来での救急医療も、大きな救急医療の枠内の柱の一

つになることは間違いないでしょう。ここはまだ学問体系が確立していない未開の分野でありますが、それだけに若いエネルギーのある救急医にチャレンジしてもらいたいものです。

18.4 重症救急患者の管理で大切なこと

(1) 木も見るし森も見る総合医療

　救急医療の大黒柱は、重症患者管理学（critical care medicine）です。救急医学が、三次救急医療を担っている私立大学の救命救急センターを中心にして発展してきた歴史を考えると、当然であると言えます。重症救急患者を治療するときの心構えは、「木も見るし、森も見る、総合医療」ではないかと思います。重症患者の診療は、絶えず全身状態を把握した上で進めないと落とし穴に落ちてしまいます。その上で、部分的な異常にも注意して治療しなければなりません。

　重症患者管理学は、内科学、外科学などと同じようにほぼ体系としては確立されたものになっていると思われます。もちろん個々の治療手段には技術の進歩に伴う変化があるのは言うまでもありません。木にはいろいろな木（臓器、組織の病変）があるし、森にもいろいろな自然（病態）があります。木と森と両方を見ながらの診療は、救急医学の醍醐味でしょう。

(2) チームプレーの大切さ

　もう一つ、重症患者管理学で大切なことはチームプレーです。重症救急患者の治療には、外科、脳外科、整形外科、内科（特に循環器）などとの協働は一般的ですし、放射線科やリハビリ科、精神科などの協力も得なければなりません。重症患者を絶えず観察するのは、主として看護師の仕事です。十分な教育とともに、お互いの信頼関係の下でのチームプレーが不可欠です。臨床工学技士の存在も大きいといえます。重症患者管理に必要な人工呼吸器や血液浄化装置などの高度な医療機器の準備や保守点検がなければ円滑な治療は行えません。

ベル「先生のお話を聞いて、救急医療の全体像がよく理解できたように思うよ。でも先生、患者さんは良くなって自宅へ退院する人ばかりではないでしょう？　治療したあと、患者さんはどうなるの？」

先生「なかなか大事な点に気が付いたね、ベルちゃん。快復して自宅に帰る患者さんもいれば、残念ながら亡くなってしまう患者さんもいるね。救命救急センターに入院した患者さんは、状態が落ち着けば一般病棟に移ってもらい、センターでは次の救急患者に備えるのだよ。問題は障害を残して長期間病院から退院できない患者さんがいることだ。行政の行う救急医療体制の整備は、入り口の整備にはお金を出すけれども、後方医療とでもいうべきリハビリや障害者のための受け入れ施設が、わが国ではとても貧弱だ。救急医療体制の最も遅れているところは、その点だ。今後の大きな課題だね」

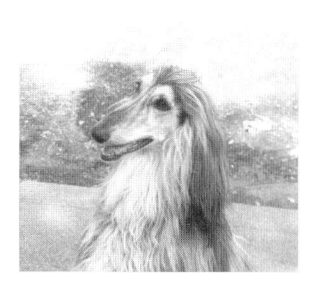

ベル「うん、わかった。ベルでもよくわかったから、読者の皆様にもわかってもらえると自信をもって言えるよ」

先生「どうもありがとう」

第18章のまとめ

- 救急医療の3本柱は、プレホスピタルケア、初期診療とトリアージ、重症患者管理である。
- プレホスピタルケアは、救急救命士の処置範囲拡大とともに大きく前進している。
- 医療の標準化は救急医療でも進んでおり、JPTEC（外傷病院前救護）は、その代表的なものである。
- 日本の医師養成はこれまで専門医に偏重していたが、今後はER型救急医の養成が急務である。
- 重症患者管理学では、各科、各職種のチームプレーが大切である。

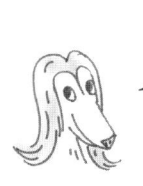

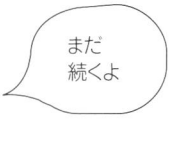

まだ続くよ

知っておきたい略語

ACLS	:	advanced cardiac life support 日本医師会が研修を行っている二次救命処置
ACLS	:	advanced cardiovascular life support AHA が普及を進める国際的な二次救命処置
ACS	:	acute coronary syndrome　急性冠症候群
AED	:	automated external defibrillator　自動体外式除細動器
AHA	:	American Heart Association　アメリカ心臓協会
ARDS	:	acute respiratory distress syndrome　急性呼吸促迫症候群
ATP	:	adenosine triphosphate　アデノシン三リン酸
BI	:	burn index　熱傷指数
BLS	:	basic life support　一次救命処置
CPA	:	cardiopulmonary arrest　心肺停止
CPAOA	:	cardiopulmonary arrest on arrival　来院時心肺停止
CPR	:	cardiopulmonary resuscitation　心肺蘇生法
CT	:	computed tomography　コンピュータ断層撮影
CVP	:	central venous pressure　中心静脈圧
DMAT	:	Disaster Medical Assistance Team　災害派遣医療チーム
DNR	:	do not resuscitate　蘇生拒否 （DNAR：do not attempt resuscitation）
$ETCO_2$	:	end-tidal CO_2　呼気終末二酸化炭素分圧
GCS	:	Glasgow Coma Scale　グラスゴー・コーマ・スケール
ICD	:	implantable cardioverter defibrillator　植込み型除細動器
ICLS	:	immediate cardiac life support　日本救急医学会が主催する医療従事者のための蘇生トレーニングコース（従来の ACLS 基礎コース）
ICU	:	intensive care unit　集中治療室
ILCOR	:	International Liaison Committee on Resuscitation 国際蘇生法連絡協議会
JCS	:	Japan Coma Scale　ジャパン・コーマ・スケール/3-3-9度分類
JPTEC	:	Japan prehospital trauma evaluation and care 外傷病院前救護ガイドライン
MOF	:	multiple organ failure　多臓器不全

PAD	:	public access defibrillation　市民による除細動
PCPS	:	percutaneous cardiopulmonary support　経皮的心肺補助装置
PEA	:	pulseless electrical activity　無脈性電気活動
PTSD	:	post-traumatic stress disorder　心的外傷後ストレス障害
SCU	:	stroke care unit　脳卒中ケアユニット
SCU	:	staging care unit　航空搬送拠点臨時医療施設
SIRS	:	systemic inflammatory response syndrome　全身性炎症反応症候群
TAE	:	trans catheter arterial embolization　（経皮的）動脈塞栓術
VF	:	ventricular fibrillation　心室細動
VT	:	ventricular tachycardia　心室頻拍

appendix

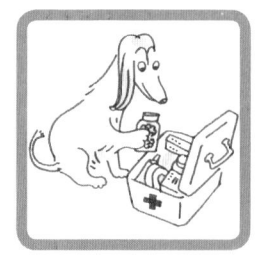

家庭での応急手当

ベル「先生、いろいろと救急医学の話を聞かせてくれてありがとう。おかげでベルにも救急医学の全体像がつかめたように思うよ」

先生「それはよかった。先生は、ベルちゃんと話しているだけで嬉しくなるよ」

ベル「でも家庭でよく見るけがや、やけどについては、何も話がなかったよ。ちょっとした応急手当についても教えてよ、先生」

先生「よし、わかった。知っておくと役に立つ応急手当についても、少し話しておこう」

1. けがに対する応急手当

家庭では、転倒したり手指を挟んだり、ナイフで手を切ったりといろいろなけがが見られます。けが(創傷という)は大きく分けると、皮膚が切れて血がでている場合(創という)と、皮膚が切れてない打撲のような場合(傷という)とがあり、手当ての方法が異なります。

切り創など出血のある場合

①止血法

●圧迫止血法

出血がある場合は、止血が最も大切です。

応急手当による止血では、直接圧迫止血法を行います。ガーゼ、タオル、ハンカチなど手近にある布で、創を直接圧迫します(図1)。脱脂綿やティッシュは創面に付着するので望ましくありません。小さな創からの出血では、5〜10分圧迫するだけで止血します。

図1　直接圧迫止血法

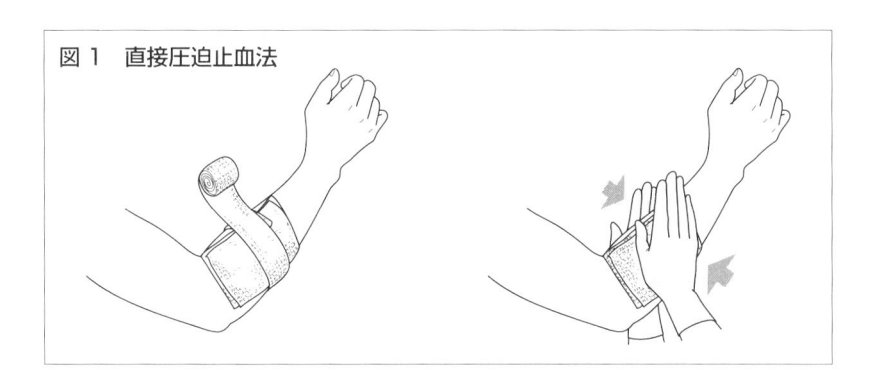

　止血に成功しても、創が開くようであれば、医療機関で縫合やテープによる創閉鎖が必要になります。開放創は受傷から時間が経過すると、感染の危険が高くなるため縫合処置ができなくなります。なるべく早く救急外来を受診することが大切です。圧迫止血を5分以上しても止血しない場合は、ただちに医療機関での処置が必要です。

　四肢など包帯の巻ける部位では、医療機関へ行くまでの間、圧迫した布の上から包帯やネクタイなどを巻いてさらに圧迫してもよいでしょう。

　止血の際には、救助者が傷病者の血液で感染する危険性があります。圧迫止血を行うときには、ビニール手袋やビニール袋などを使用するとよいでしょう。

●止血帯止血法

　従来、直接圧迫止血法のほかに止血帯止血法が推奨されていました。四肢の出血の場合、出血部位の中枢側(心臓に近い側)をスカーフ、ネクタイ、包帯などで強く緊縛するものです。しかし、この止血帯止血法は近年では推奨されなくなりました。市民が細い紐などで緊縛することにより、神経や筋肉が障害を受けることが報告されるようになったためです。

　直接圧迫止血法は効果的で安全な方法ですので、この方法をぜひ覚えておきましょう。

②こんなとき、どうする？

●包丁で指の先をけがしたら

　包丁で指の先を削ぐことがあります。指は血行の良いところですので、

かなりの出血を見ます。直接圧迫止血をして医療機関へ行かなければなりません。切れた皮膚や指の一部は、ガーゼなどに包んで持って行きましょう。しかしながら、必ずしも接着できるとは限りませんし、接着を試みても黒く壊死に陥ってしまうこともあることは、了解しておかなければなりません。

● 指を挟んで、皮膚が裂けた

指を挟んだり、重たい物を足に落としたりして皮膚が裂けることがあります。挫創(ざそう)といって、組織の損傷が思いのほか強い場合があります。感染の危険が高い創ですので、早めに医療機関を受診するのがいいでしょう。この場合も、直接圧迫止血が必要です。

打撲など外出血のない場合

転倒などにより身体のいろいろな部位を打撲したり、足首を捻挫することがあります。皮下に出血がないこともありますが、必ず打った部位が腫れてきます。応急手当は冷やすことです。腫れを抑えて痛みを和らげます。

急性期には局所の安静を図り、下肢では静脈のうっ滞を来さないように、下肢を挙上するなども心がけます(椅子の上に脚をのせたり、寝ているときは、足の下に枕をおくなど)。

腫れや痛みが強い場合、皮膚が紫色に変色している場合(骨折の可能性がある)などでは、医師の診察を受ける必要があります。

犬などに咬まれた場合

近年のペットブームで、犬などに咬まれる人も増えています。これを咬傷(こうしょう)(開放創ですが慣例的に傷が使われます)といいます。

動物の口腔内には雑菌が多く、唾液などの消化液もあるため、咬傷は予想以上に汚い創になります。そのため感染を合併する危険性が高いのです。また、傷口は小さくても歯の先は深いところまで届いているものです。手に受傷することが多く、感染すると手が大きく腫れて治療に難渋することがあります。

応急手当では創部を冷やし、心配ないと思っても、医師の診察を受けることが大切です。

先生「ベルちゃんはどきどき甘えて先生の手を咬むけど、本気で咬むのはごめんだよ。そのおおきな口で咬まれたら、先生の大事な外科医の手も台無しだ」

ベル「本気で咬むことはないから、心配ないよ。でも先生、犬に咬まれて狂犬病になる危険はないの？」

先生「咬傷といえば狂犬病が頭に浮かぶよね。狂犬病は狂犬病ウイルスによる人畜共通の恐ろしい病気だ。でも予防接種のお陰で、日本では1957年以来発生がない。だから日本では狂犬病のことを心配する必要はないよ。でもアジア諸国では狂犬病ウイルスが蔓延している地域もあるから、海外旅行のときは気をつけないとね」

ベル「どうもありがとう、先生。そうだ、やけどの話がまだだよね」

先生「やけどの一般的なことは、第9章で十分述べてあるから、ここでは家庭でよく見る小さなやけどの応急手当について話してあげよう」

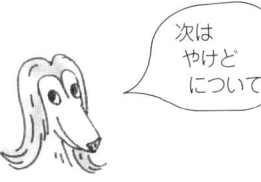

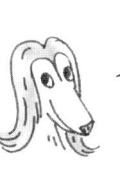

2. やけどに対する応急手当

　やけど（熱傷）は、誰もが経験したことのある、よく見る損傷です。熱い物に触れたり、コーヒーや味噌汁をこぼしたりして受傷します。一般に浅いⅡ度熱傷（p. 124参照）になりますので、水疱ができてその周りが発赤し、ヒリヒリとても痛みます。

　応急手当は冷やすことです。早く冷やすことが大切ですので、まず水道水で冷やすのがよいでしょう。氷水の準備ができれば、氷水で冷やしたタオルなどで冷やすのもいいでしょう。最低でも10分以上冷やすことが必要です。やけどの部位をきれいなガーゼなどで覆い、冷却を続けながら医療機関へ行きましょう。冷やすことにより、痛みを和らげるとともに、周囲への損傷の拡大を抑えます。水疱は、壊さないようにします。また、民間療法で使用される軟膏類を使ってはいけません。

先生「以上で先生の話は終了だ。ベルちゃんはよく辛抱して聞いてくれたね、感謝するよ」
ベル「とってもありがとう、先生！　今度は、ベルが先生を喜ばす番だ。さあ、今から公園へ散歩に出よう」
先生「よし、出かけよう。今日も気分爽快だ！」

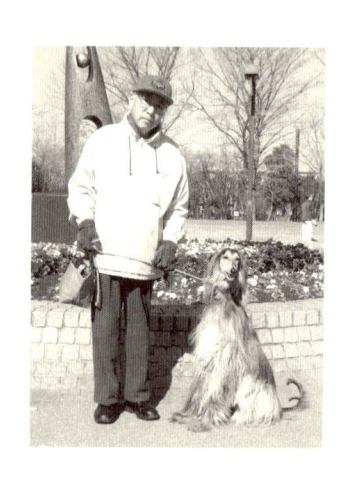

参考図書　もっと知識を深めるために

●一般向け
『救急医療と市民生活―阪神大震災とサリン事件に学ぶ』杉本侃著、へるす出版（1996年）
『救急救命士への長い道―草創期から高度化をめざしての歩み』井田三郎著、近代消防社（2004年）
『改訂4版　救急蘇生法の指針2010（市民用）』日本救急医療財団心肺蘇生法委員会監修、へるす出版（2011年）（JRC蘇生ガイドライン2015に対応した改訂5版は、出版準備中（2016年2月現在））

●医療従事者向け
「JRC蘇生ガイドライン2015オンライン版」（http://jrc.umin.ac.jp/）
『JRC蘇生ガイドライン2015』日本蘇生協議会監修、医学書院（2016年）

●救急救命士向け
『救急救命士標準テキスト　改訂第9版』救急救命士標準テキスト編集委員会編集、へるす出版（2015年）
『JPTECガイドブック』JPTEC協議会編著、へるす出版（2010年）
『病院前救急医学』小濱啓次著、へるす出版（2014年）

●看護師向け
『[決定版]救急ケアマニュアル（エキスパートナースMOOK 7）』小林國男責任編集、照林社（2004年）

●医師向け
『標準救急医学　第5版』、日本救急医学会監修、医学書院（2013年）
『外傷初期診療ガイドライン―JATEC改訂第4版』日本外傷学会、日本救急医学会監修、へるす出版（2012年）

索 引

数字・欧文

119番通報　8, 46
1回心拍出量（SV）　168
3-3-9度分類　99, 156
5％ブドウ糖液　189
5の法則／9の法則　123
#7119／#8000　7

ABCDEアプローチ　92
ACLS（advanced cardiovascular/cardiac life support）　84
AED（automated external defibrillator）　10, 45, 56, 59, 223
 ──の手配　46, 56
AHA（American Heart Association）　55, 78
air way　45, 49, 78
ALI（acute lung injury）→急性肺障害
ALS（advanced life support）　45, 77
ARDS（acute respiratory distress syndrome）→急性呼吸促迫症候群
Asystole→心静止
ATP（adenosine triphosphate）　38, 172
BI（burn index）→熱傷指数
BLS（basic life support）　45, 64, 67
breathing　45, 51
CCU（coronary care unit）　183
Chest Compression→胸骨圧迫
circulation　45, 78, 80
CO→心拍出量
CO_2 ナルコーシス　186
COPD（chronic obstructive pulmonary disease）→慢性閉塞性肺疾患
CPA（cardiopulmonary arrest）→心肺停止
CPAOA（cardiopulmonary arrest on arrival, 来院時心肺停止）　76
CPR（cardiopulmonary resuscitation）→心肺蘇生法
CT検査　94
CVP（central venous pressure）→中心静脈圧
CWAP　218
damage control surgery　108
DIC（disseminated intravascular coagulation）→播種性血管内凝固症候群
DMAT（Disaster Medical Assistance Team）　215, 219

EBM（evidence based medicine）　227
ER（emergency room）　74
ER型救急医　65, 231
FAST（focused assessment with sonography for trauma）　99
GCS→グラスゴー・コーマ・スケール
ICLS（immediate cardiac life support）　84
ICU（intensive care unit）　70, 183
JATEC（Japan Advanced Trauma Evaluation & Care）　91, 121
JCS→ジャパン・コーマ・スケール
JMAT（Japan Medical Assistance Team）　215
JPTEC（Japan Prehospital Trauma Evaluation & Care）　91, 227
LMA→ラリンゲアルマスクエアウエイ
MC→メディカルコントロール
ME（medical engineer）臨床工学技士　70
MOF（multiple organ failure）→多臓器不全
N95マスク　10
$PaCO_2$→動脈血二酸化炭素分圧
PAD（public access defibrillation）　55
PaO_2→動脈血酸素分圧
PBLS（pediatric basic life support）
PEA（pulseless electrical activity）→無脈性電気活動
PEEP（positive end-expiratory pressure）→呼気終末陽圧
pulselessVT→無脈性心室頻拍
preventable trauma death　91
primary survey　92
PTSD（post-traumatic stress disorder）→心の外傷後ストレス障害
SAMU　34
secondary survey　92
SIRS（systemic inflammatory response syndrome）→全身性炎症反応症候群
ST　160
START（simple triage and rapid treatment）　217
SV→1回心拍出量
TAE（trans catheter arterial embolization）→（経皮的）動脈塞栓術
TCAサイクル　172
VAP（ventilator associated pneumonia）→人工呼吸器関連肺炎
VF（ventricular fibrillation）→心室細動

索引

《和文》

《あ》
あえぎ呼吸　41
アスピリン中毒　139
アセトアミノフェン中毒
　　139
圧痛（腹部）　205
アデノシン三リン酸→ATP
アドレナリン
　　12, 18, 32, 81, 173
アナフィラキシーショック
　　173, 177
アメリカ心臓協会→AHA
アルツ（Altz）の基準　126
安定型骨折（骨盤）　114

《い・う》
易感染性　128, 191
胃・十二指腸潰瘍　207
胃・十二指腸潰瘍穿孔　206
維持液　191
意識障害　153
　　——の原因　157
　　——の評価　156
意識清明期　98
縊首　153
異常死体　83
胃洗浄　136
胃損傷　109
一次救命処置　45
一次性ショック　176
一次性脳損傷　97
一次性脳病変　157
一酸化炭素（CO）中毒　141
一酸化窒素（NO）　174
異物　150
　　——除去　62
医薬品中毒　139
医療救護班　219
医療需給のアンバランス
　　213
医療人　23
医療の標準化　227
院内感染　192

《え》
鋭的外傷　86, 106

栄養管理　191
エコノミークラス症候群
　　203
エネルギー代謝の亢進　127
エピネフリン　18, 77
エピペン　173

《お》
横隔膜損傷　105
応急処置　27, 30
応急処置基準（救急隊員の）
　　28
応急手当　27, 236
嘔吐　208
オフラインメディカルコント
ロール　21
オンラインメディカルコント
ロール　21

《か》
回帰熱　197
外傷　85
　　——の合併症　118
　　胸部——　101
　　骨盤・四肢——　114
　　脊椎・脊髄——　112
　　頭部——　96
　　腹部——　105
外傷初期診療ガイドライン
　　→JATEC
外傷性ショック　167
外傷性窒息　105
外傷病院前救護→JPTEC
下顎挙上法　50
下大静脈　102, 110
拡散障害　164
片麻痺　99, 157
活動記録（救命救急士の）
　　20
カプノグラム　79
換気　162
換気障害　163
観血的動脈圧測定　187
観察事項　29
感染　118
感染性ショック　174
感染性合併症　118
感染対策　191
肝損傷　108

間代性けいれん　199
寒冷反応　147
関連痛　204

《き》
奇異呼吸　103
器官　37
気管挿管　18, 77, 78
気管（内）チューブ　10, 78
気胸　101
起坐位　31, 158
起坐呼吸　158
拮抗剤　137
気道異物　151
気道確保　45, 49
気道熱傷　131
気道の清浄化　186
気道閉塞　49, 62
救急医薬品（心肺蘇生法で使
用する）　80
救急医療情報キット　7
救急医療体制　3, 5
救急外来　196
救急看護認定看護師　194
救急救命士　14, 222
　　——の業務　17
　　——制度　15, 32
救急救命処置　17, 27, 30, 32
救急告示病院・診療所　4
救急車　2
救急症候学　195
救急処置　27
救急蘇生室　70
救急蘇生法　84
　　——の指針　47, 55
救急隊員　14
救急病院　4
救助隊　28
急性冠症候群（ACS）　202
急性硬膜下血腫　98
急性硬膜外血腫　98
急性呼吸促進症候群（ARDS）
　　119, 167
急性呼吸不全　162
急性心不全　158
　　——の原因／治療　159
急性腎不全　119, 167
急性膵炎　206
急性虫垂炎　206
急性中毒　134

243

急性肺障害（ALI） 119
急性腹症 203
救命救急センター 6, 68
救命の連鎖 46
狂犬病 239
胸骨 48
胸骨圧迫 48, 55
狭心症 202
狭心痛 200
強制利尿 137
強直性けいれん 199
胸痛 200
胸部外傷 101
胸部突き上げ法 62
業務範囲（救急救命士の）
　　　　　　　　　19
　——の拡大 18, 32
虚脱 177
緊急消防援助隊 215
緊急通報システム 9
筋性防御（腹部） 205
緊張性気胸 101

《く》

偶発的低体温症 146
くも膜下出血 157, 197
グラスゴー・コーマ・スケー
　ル（GCS） 99, 156
グルコース→ブドウ糖
クロスマッチ 178

《け》

経口エアウエイ 50
経静脈栄養 191
頸静脈の怒張 102
経腸栄養 192
頸動脈 47, 64
経鼻エアウエイ 50
経皮的心肺補助 146, 188
稽留熱 196
けいれん 199
外科的気道確保 80
血圧低下 177
血液吸着 192
血液浄化法 137, 192
血液透析 192
血液濾過 192
血管造影 95
血管壁透過性の亢進 126

血胸 101
血漿 188
血漿交換 193
血漿増量剤 189
血栓溶解療法 158
血糖測定 12, 18, 32
血糖測定器 10, 12
血尿 208
血流障害 164
解毒剤 137
下痢 208
ケルニッヒ徴候 197
減圧症 147
検証医 22
減張切開 127
現場救護所 218

《こ》

高圧酸素治療装置 147
広域救急医療情報センター
　　　　　　　　　6
広域災害・救急医療情報シス
　テム 214
広域搬送システム 215
高カロリー輸液 191
高サイトカイン血症 180
高山病 148
膠質液 129
咬傷 238
高心拍出量状態 174
高体温 196
強直性間代性けいれん 199
交通外傷 86
交通事故 3
交通戦争 5
喉頭鏡 10
喉頭展開 79
高度救命救急センター 69
後負荷 188
後腹膜 105
項部硬直 157, 197
硬膜外麻酔 103
ゴールデンアワー（外傷治療）
　　　　　　　89, 228
呼気終末陽圧（PEEP） 178
呼気吹き込み人工呼吸法 52
呼吸 36
　——管理 184
　——困難 162
　——中枢 39

　——停止 40
　——不全 119
　——不全の治療 164
骨折（四肢） 114
骨盤骨折 114
コンパートメント症候群
　　　　　　　　　115
コンビチューブ 50
コンプロマイズドホスト
　　　　　　　　　192

《さ》

災害 211
災害医療 210, 211
　——の3T 217
災害拠点病院 214
災害弱者 217
サイトカイン 174, 180
細胞間液 188
細胞外液 188
　——補充液 191
細胞内液 188
挫滅症候群 209
三次救急医療 6
酸素 38, 80
酸素化 162
酸素欠乏症 148
酸素投与 160, 186

《し》

止血 207, 236
子癇 200
資器材（救急車に搭載） 10
刺激伝導系 59
止血法 236
事後検証 21
自然気胸 202
自然災害 211
持続的血液濾過過透析 193
弛張熱 196
失神発作 199
自動体外式除細動器→AED
死の三徴 40
シバリング 147
ジャパン・コーマ・スケール
　（JCS） 99, 156
従圧式人工呼吸器 185
重症患者管理学（critical care
　medecine） 232

索引

集中治療室 → ICU
十二指腸損傷　109
従量式人工呼吸器　185
出血性ショック　168
守秘義務（救急救命士の）
　　　　　　　　　　20
循環　36
　　──管理　187
　　──の役目　38
循環血液量　167, 169
　　──減少性ショック　178
消化管異物　151
消化管出血　206
晶質液　129
小腸損傷　109
小児の心肺蘇生法　63
消防組織　2
消防法　3, 24, 224
静脈確保（静脈路の確保）
　　　　　　　18, 77, 80
初期救急医療　5
初期輸液療法　129
食道静脈瘤破裂　207
食道閉鎖式エアウエイ
　　　　　　　　10, 50
植皮　129
除細動　42, 59
　救急救命士の業務としての
　　──　18
ショック　166
　　──スコア　177
　　──体位　31
　　──の症状　177
　　──の治療　178
　　──の分類　176
人為災害　211
心筋梗塞　171, 201, 202
心筋細胞　59
人工肛門　110
人工呼吸　45, 52
人工呼吸器　70, 184
　　──関連肺炎　192
心室細動（VF）　42, 59
心静止（Asystole）　43, 59
心臓マッサージ　45
腎損傷　109
深達性Ⅱ度熱傷（DDB）
　　　　　　　　　　125
診断的腹腔洗浄法　107
心タンポナーデ　104
心停止　40, 42, 59

──の判断　47
心的外傷後ストレス障害
　（PTSD）　220
心電図　42, 160
シンナー中毒　140
心肺蘇生法（CPR）
　　　　　45, 48, 63, 84
　　──のABC　48
　　──のアルゴリズム　57
　　──のプロトコル　56
心肺停止（CPA）　15, 40, 43
　　──の判断　46
心拍出量（CO）　168
深部体温　146, 196

《す》
膵損傷　109
髄膜刺激症状　197
スクープストレッチャー　10
スターリングの法則　169
頭痛　197
スワン・ガンツカテーテル
　　　　　　　　　　188

《せ》
生存退院率　60
脊髄損傷　112
脊椎骨折　112
舌根沈下　49
全身性炎症反応症候群
　（SIRS）　180
浅達性Ⅱ度熱傷（SDB）　124
前負荷　188

《そ》
創外固定　114
臓器不全　118
創傷　236
爪床refilling遅延　177
爪床圧迫テスト　177
即時型Ⅰ型アレルギー反応
　　　　　　　　　　173
組織灌流圧　168

《た》
体位管理　29
体液　188

体液管理　188
体温調節中枢　145, 196
代謝性アシドーシス　169
体循環　38
体性痛　204
大腸損傷　110
大動脈解離　202
体表冷却　146
多臓器不全（MOF）
　　　　　　89, 179, 181
脱臼（四肢）　114
タバコ誤食　140
多発外傷　116
打撲　238
ダメージコントロールサー
　ジェリー　108
たらい回し事件　5
炭酸水素ナトリウム　81
単純X線検査　94
短腸症候群　111
蛋白代謝の亢進　127

《ち・つ》
チアノーゼ　148
チーム医療　182
チームプレー　232
窒息　151
中心静脈圧（CVP）
　　　　　169, 170, 187
中心性脊髄損傷　112
中毒物質　136
超音波検査　94
腸雑音　205
チョークサイン　63
直撃損傷　97

《て》
低温熱傷　123
低心拍出量状態　174
低張性脱水　144
溺水　152
テグロービング損傷　114
デブリドマン（壊死組織除去）
　　　　　　　　　　129
電解質異常　189
電解質液　129, 189
てんかん　199
電気ショック　42
電気的除細動　42

245

電撃症　132

《と》

動悸　161
東京ER　74
洞結節　59，160
瞳孔　99
橈骨動脈　47
頭部外傷　96
頭部後屈あご先挙上法　49
動脈血ガス分析　187
動脈血酸素分圧（PaO$_2$）
　　　148，162
動脈血酸素飽和度（SaO$_2$）
　162
動脈血酸素飽和度（経皮的）
　（SpO$_2$）　81
動脈血二酸化炭素分圧
　（PaCO$_2$）　163
動脈塞栓術　95
当面とるべき救急医療対策に
　ついて　5
毒キノコ中毒　141
特殊災害　211
ドクターカー　33，34，225
ドクターヘリ　33，34，227
特発性てんかん　200
吐血　206
トラウマバイパス（trauma
　bypas）　229
トリアージ　73，209，217
トリアージタッグ　217
ドレナージ　118
鈍的外傷　86，106

《な・に・ぬ》

内臓痛　204
難治性ショック　177
二次医療圏　23
二次救急医療　5
二次救命処置　45，77
二次性ショック　176
二次性脳損傷　97
二次性脳病変　157
日射病　143
ニトログリセリン舌下錠
　　　202
日本中毒情報センター　135

乳酸リンゲル液
　　　12，80，178，190

《ね》

熱けいれん　144
熱失神　144
熱射病　145
熱傷　122，240
　——指数（BI）　125
　——ショック　126
　——深度　124
　——面積　123
　——予後指数　126
熱性けいれん　200
熱中症　143
熱疲労　145
捻挫　238

《の》

脳幹網様体　156
脳血栓　158
脳梗塞　158
脳挫傷　99
脳死　40
脳出血　157
脳塞栓　158

《は》

ハートモニタ　187
肺炎　186
敗血症　107，118，128，179
肺血栓塞栓症　203
肺循環　38
肺水腫　127，158，171
肺塞栓　202
バイタルサイン　29
背部叩打法　62，151
肺胞虚脱　186
ハイムリック法　62，151
バクスター（Baxter）の公式
　　　129
バクテリアル・トランスロ
　ケーション　192
播種性血管内凝固症候群
　（DIC）　120
バソプレシン　81
バッグ・バルブ・マスク
　　　10，52

バックボード　10，29
発熱　196
バトル徴候　98
パラコート中毒　139
パラメディック　34
パルスオキシメータ　187
半起坐位　160
反衝損傷　97
反跳痛（腹部）　205

《ひ》

皮下気腫　102
ヒステリー　200
脾損傷　108
ビデオ喉頭鏡　12
皮膚蒼白　177
びまん性脳損傷　99
病院前救護　15，27，222
頻呼吸　177
頻脈　177

《ふ》

ファウラー位　160
不安定型骨折（骨盤）　114
フェイスシールド　52
不感蒸泄　191
腹腔　105
腹腔内出血　106
腹腔内遊離ガス　109
フグ中毒　141
腹痛　204
腹部外傷　105
腹部大動脈　110
腹部突き上げ法　62，151
腹部膨満　204
腹膜炎　106，110，205
腹膜刺激症状　205
不整脈　160
防ぎ得た外傷死（preventable
　trauma death）　91，227
ブドウ糖　38
　——溶液　12，32
ブラウン－セカール症候群
　　　112
ブラックアイ　98
フレイルチェスト　103
プレホスピタルケア
　　　16，21，27，222

《へ・ほ》

平均血圧　168
ベックの三徴　104
ヘモグロビン尿　209
変死体　83
放散痛　204
乏尿　177
保温　29
ポケットマスク　52
ホットライン　76

《ま行》

マギール鉗子　10, 63, 151
マルゲーン骨折　114
マロリーワイス症候群　208
慢性閉塞性肺疾患（COPD）
　　　186
ミオグロビン尿　132, 209
ミトコンドリア　172
脈圧の狭小化　177
民間救急搬送　9

無気肺　186
無尿　177
無脈性心室頻拍（pulseless VT）　43, 59
無脈性電気活動（PEA）　43, 59
メインストレッチャー　10
メディカルコントロール（MC）　21, 225
メディカルコントロール協議会　23, 224
めまい　198
門脈　108, 110

《や行》

やけど　240
有機リン中毒　140
輸液　10, 80
　──の公式　129
輸液療法　189
輸血　178
陽圧人工呼吸器　185

要配慮者　217
よきサマリア人法　67

《ら行》

ラクナ梗塞　158
ラリンゲアルマスク　10
ラリンゲアルマスク エアウエイ　50
リドカイン　81
硫酸アトロピン　81
臨床工学技士（ME技士）　17, 70, 230
輪状甲状間膜の切開　80
倫理的問題（心肺蘇生法に関わる）　83
轢断　114
ロード・アンド・ゴー（L&G：load and go）　228
ログリフト　29
ログロール　29
肋骨骨折　101

著者紹介

小林　國男（こばやし　くにお）
　1966年　京都大学医学部医学科卒業
　現　在　帝京大学医学部　名誉教授
　　　　　帝京平成大学健康メディカル学部　教授，医学博士

NDC491　255p　21cm

好（す）きになるシリーズ

好きになる救急医学（きゅうきゅういがく）　第3版（だいはん）

2016年 3月23日　第1刷発行

著　者	小林　國男（こばやし　くにお）
発行者	鈴木　哲
発行所	株式会社　講談社

〒112-8001　東京都文京区音羽2-12-21
　　　販　売　(03)5395-4415
　　　業　務　(03)5395-3615

編　集　株式会社　講談社サイエンティフィク
　　　　代表　矢吹俊吉
〒162-0825　東京都新宿区神楽坂2-14　ノービィビル
　　　編　集　(03)3235-3701

印刷所　株式会社　双文社印刷
製本所　株式会社　国宝社

落丁本・乱丁本は，購入書店名を明記のうえ，講談社業務宛にお送り下さい．送料小社負担にてお取替えします．
なお，この本の内容についてのお問い合わせは講談社サイエンティフィク宛にお願いいたします．
定価はカバーに表示してあります．
© Kunio Kobayashi, 2016

本書のコピー，スキャン，デジタル化等の無断複製は著作権法上での例外を除き禁じられています．本書を代行業者等の第三者に依頼してスキャンやデジタル化することはたとえ個人や家庭内の利用でも著作権法違反です．

JCOPY　〈（社）出版者著作権管理機構　委託出版物〉
複写される場合は，その都度事前に（社）出版者著作権管理機構（電話03-3513-6969，FAX 03-3513-6979，e-mail : info@jcopy.or.jp）の許諾を得て下さい．

Printed in Japan

ISBN978-4-06-154184-9